医院高质量发展管理手册

主编　厉玉杰　徐秀军

U0340015

上海科学普及出版社

图书在版编目（ＣＩＰ）数据

医院高质量发展管理手册 / 厉玉杰，徐秀军主编 .
上海：上海科学普及出版社，2024.8. -- ISBN 978-7
-5427-8833-7

Ⅰ．R197.32-62

中国国家版本馆 CIP 数据核字第 2024A3T703 号

统　　筹　张善涛
责任编辑　张善涛

医院高质量发展管理手册
主编　厉玉杰　徐秀军
上海科学普及出版社出版发行
（上海中山北路 832 号　邮政编码 200070）
http://www.pspsh.com

各地新华书店经销　　廊坊市海涛印刷有限公司
开本 787×1092　1/16　印张 27.25　字数 470 000
2024 年 8 月第 1 版　2024 年 8 月第 1 次印刷

ISBN 978-7-5427-8833-7　　定价：189.00 元
本书如有缺页、错装或坏损等严重质量问题
请向工厂联系调换
联系电话：0769-85252189

医院高质量发展管理手册
编委会

主　编

厉玉杰　深圳市宝安区人民医院

徐秀军　深圳市保健委员会办公室

副主编

程荣锋　深圳市妇幼保健院

黄丽婷　深圳市宝安区人民医院

编　委

（按拼音顺序排列）

毕建强　深圳市精神卫生中心（深圳市康宁医院）

陈建社　深圳市卫生健康能力建设和继续教育中心

孙中礼　深圳市南山区医疗集团总部

叶　科　深圳市大鹏新区医疗健康集团

赵俊皓　中国医学科学院阜外医院深圳医院

朱荣辉　深圳市南山区医疗集团总部

郑　涛　深圳市卫生健康能力建设和继续教育中心

李祥桑　深圳市深汕特别合作区鹅埠卫生院

王睿哲　深圳市龙岗区第三人民医院

主编介绍

厉玉杰，毕业于皖南医学院临床医学专业，现就职于深圳市宝安区人民医院办公室副主任。2006年开始在深圳市宝安区人民医院骨科工作。2016年调入医务科，2018年任医院办公室副主任。2020年1月借调到宝安区卫生健康局，任应急部负责人，负责全区新冠疫情期间的医疗救治和卫生处置工作。2023年6月返回宝安区人民医院，继续担任办公室副主任。现任深圳市医院管理者协会医事法务专业委员会常委。作为项目第一负责人承担宝安区科技局课题"椎间盘突出症微创治疗术后脊柱稳定性的观察"。

徐秀军，主治医师/经济师，毕业于华中科技大学社会医学与卫生事业管理专业。曾任深圳市保健办人事科科员、副科长，计划财务部副主任（人事科科长），综合部副主任（行政办公室主任），现任保健一部主任。

副主编介绍

程荣锋，主治医师，现任广东省深圳市妇幼保健院医务科副科长。毕业于福建医科大学口腔医学系，毕业后在深圳市妇幼保健院工作至今。2013年9月从医院口腔科到医务科工作。2016年9月至2018年6月到深圳市公立医院管理中心挂职锻炼，负责处理医疗纠纷、信访、安全生产、综治维稳等工作。工作期间多次受到医管中心和医院的表扬、嘉奖，特别是在抓医院伤医暴力事件的安全问题上具有亮点。2022年3月15日开始，参加中央援建香港应急医院和落马洲方舱设施的筹建工作，作为医务部负责人，从无到有，勇于拼搏，努力奋斗，圆满地完成了党中央的支援香港抗疫的光荣任务。2023年9月起挂职深圳市坪山区妇幼保健院，任副院长，负责全面提升医院现代化管理水平。

黄丽婷，主治医师，就职于深圳市宝安区人民医院。2006 年中山大学毕业后到深圳市宝安区人民医院产科工作。2019 年开始在宝安区人民医院"三名办"工作，负责医院的"三名工程"和医学伦理工作。长期从事基层医疗工作，经历了临床一线、行政干事、医学伦理等多岗位历练，积累了丰富的医院管理和医学伦理管理经验。

前　言

　　医院高质量发展管理是当前医疗行业的重点，不仅是国家卫生政策的贯彻落实，也是提高医院风险防治管理水平的重要举措，对健康中国建设具有重要意义。现代医院已不仅仅是单纯为患者提供疾病的诊断、治疗服务的医疗机构，而是一个为患者提供整体医疗服务的机构。

　　随着社会的发展和人民对健康的关注，人们对医院和医务人员提供服务的要求也日益提高，当前医院的发展重点逐步从传统的以重视医疗技术为主的模式向"以患者为中心"的服务模式转变。

　　2021 年 6 月，《国务院办公厅关于推动公立医院高质量发展的意见》（国办发〔2021〕18 号）明确提出，强化体系创新、技术创新、模式创新和管理创新，这是确保"存量改革优化、增量发展高质量"的医院转型发展的重要文件与指导方向。为此，我们组织编写了本书。

　　本书围绕着医院运营管理各项工作进行编写，详细介绍了医院运营管理的各个方面，包括工具与方法、医疗业务管理、感染管理、质量管理、医疗安全管理、护理管理、药事管理、科教管理、人力管理、信息管理、病案管理、后勤管理、文化管理等诸多内容。本书旨在于对医院运营管理的多个方面进行详细阐述，提供了丰富的实践方法和工具，通过阅读本书，可以更好地了解医院运营管理的各个方面，掌握更多的实践方法和工具，提高医院的管理水平和效率。

　　在本书编写过程中，得到了多位同道的支持与帮助，在此予以诚挚感谢！同时笔者专业水平有限，书中存在的不妥和纰漏之处，敬请各位专家、同行批评指正。

《医院高质量发展管理手册》编委会

2024 年 4 月

目　录

上篇　总论

下篇 各论

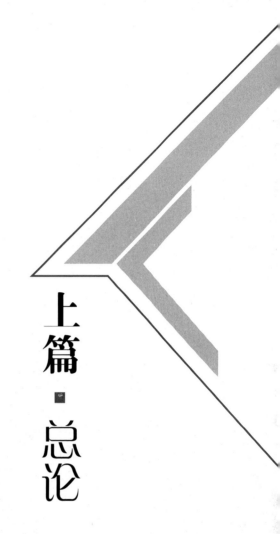

上篇 · 总论

第一章 医院概述

医院是医务人员向患者提供医疗、预防等卫生服务的场所，以满足人们对健康的需求。

现代医院已不仅仅是单纯为患者提供疾病的诊断、治疗服务的医疗机构，而是一个为患者提供整体医疗服务的机构。随着社会的发展，人们对医院和医务人员提供服务的要求也日益提高，多数患者已不满足于仅仅得到及时、科学的诊断和治疗，人们在就医时也希望医务人员有良好的服务态度，温馨、整洁的就医环境，良好的医患沟通，合理的医疗服务价格。因此，现代化的医院除了必须具备良好的医疗设备、设施及医术高超的医务人员，还必须具备良好的就诊环境，优化的流程，高效、便捷的服务，合理的收费以及优秀的医院文化和医院经营理念，现代医院服务的着眼点正在逐步从传统的以重视医疗技术为主的模式转变为"以患者为中心"的服务模式。

第一节 医院的性质、功能和发展趋势

一、医院的性质

医院是带有一定福利性质的社会公益事业单位，其基本性质体现在公益性、生产性和经营性三个方面。医院的主要任务是治病防病、保障人民健康，通过医务人员的集体协作，对住院或门诊患者实施诊疗与防病工作。卫生事业的社会公益性规

定了医院的公益性。医院应以治病救人为宗旨，不能以盈利为主要目的。国家对非营利医院予以财政补贴并免除税务。营利性的医院，亦必须贯彻救死扶伤，实行人道主义。由于医院是一个经济实体，因而具有经营性质。

1. 公益性　不同制度和不同经济发展水平的国家，不同性质的医院，其性质有所不同。在我国，医疗卫生服务应是公益事业，尤其在我国目前医疗保障体系仍不健全、全民基本医疗保障仍不完善的情况下，医疗机构的定位更应保证其公益性质，特别是要满足大量低收入群体的基本医疗需求，维护其生命健康权。

2. 生产性　医院通过医疗、预防及康复服务，使患者恢复健康，增强体质，保障社会劳动力的健康，防病、治病，保护和修复劳动力，促进生产力的发展，从而为社会创造效益。作为社会生产的保障系统，医院是整个社会中不可缺少的生产性服务行业。

3. 经营性　医疗活动需要人力、物力、财力的投入，必须讲究投入与产出的关系，根据所消耗的劳动资料和劳动力，获得相应的经济补偿。医疗服务活动中存在着社会供求的关系，因而是具有经济性质的经营单位，受着商品经济价值规律的制约，存在着医疗服务市场的一些规律与特点。社会主义市场经济体制日益完善，而我国还不富裕，大多数医院得不到足够的财政支持，医院必须讲究经营管理，才能维持其正常发展。

二、医院的功能

医院以尊重生命、救死扶伤、维护和保证公民健康为宗旨，要以患者为中心。一般来说，综合医院的基本任务是医疗、教学、科研和预防四大任务。随着医学科技发展、医学模式的转变以及人们对疾病与健康概念的变化，医院已从单纯地诊治疾病和照顾患者，向疾病的预防和康复，增进身心健康方向发展。

1. 医疗是医院的主要功能和根本目的　诊治和护理是医院医疗工作的两大业务主体，同医院的其他辅助业务密切配合形成医疗整体。医疗是医院工作的核心，其他各项工作必须紧紧围绕这一中心任务，保证医疗工作的正常开展。医院医疗一般分为门诊医疗、住院医疗、康复医疗和急救医疗。门诊、急诊诊疗是第一线，住院患者的诊疗是重点，是对较复杂或疑难危重患者进行诊疗的重要方式。

2. 教育培训医务人员及其他人员　医疗科学技术现代化建设和经常性医疗任务

的完成，需要大量合格的卫生科技人才。医院应在保证医疗质量，完成医疗任务的基础上，根据各自的技术条件与业务能力，承担一定的教学任务，培养训练医务人员。临床医学是实践医学，医院必须对医学院校的不同层次、不同专业的学生进行临床教学，提供专业实习的条件，或对院内、外医务人员进行继续医学教育，保证医务人员的知识更新，提高医务人员的技术水平。不同层次的医务人员有不同的需求，初级技术人员需要实践，掌握基本技能，医院要做好基本技能的规范化培训，中级技术人员要扩大知识领域，逐渐提高到高级的程度。对高级医务人员，要充分发挥其培养、指导下级医务人员的作用，并加快知识更新。医院抓好卫生技术人员的培训，才能有效提高医疗水平，保证医院的发展。

3. 开展科学研究　医院是医疗实践的场所，是医疗卫生技术人才从事医疗活动，将医疗技术应用于临床的地方，也是医疗技术进步的源头。医院的医疗实践活动是医学科学研究的基础，也是科研工作的重要场所。开展新业务、新疗法，都要经过医院临床的实践检验，临床工作也是科研课题建立的根据。医院开展科学研究是提高业务水平的需要，科学研究往往能对医学发展作出贡献，提高医疗质量和医疗水平。科研也是培养卫生技术人才的重要途径，通过科学研究活动的带动，提高医疗技术人员的理论水平和技术水平。医院的广大卫生技术人员，是医学科学研究工作的主要力量之一，对医学科学进步起着不可替代的作用。

县级以上的各级综合性医院，都应该大力开展临床科学研究和技术革新活动，努力创造条件进行医学科学研究。医院的科研以结合临床的研究为主，努力将研究成果应用于临床，指导临床工作。有条件的情况下也可开展基础医学理论的研究，综合性医院、教学医院应承担技术创新的任务。

4. 指导基层医疗单位　县（区）级以上的医院，有责任对指定的下级医疗单位进行业务指导，对其进行必要的扶持，以保障其医疗工作顺利进行，充分发挥基层单位的人员、床位、设备的作用，促进其医疗质量和管理水平的提高，最大程度地满足人民群众对医疗的要求。要为基层医疗单位的卫生技术人员提供培训，选派经验丰富的医务人员和医技骨干到基层医疗单位指导工作，帮助基层单位开展新技术项目。接受基层医疗单位转诊的疑难危重患者，使其得到及时诊治。对基层医疗单位的疑难病例，医院应派出有临床经验的技术人员前往会诊，帮助基层单位制订治疗方案，弥补其医疗水平的不足。

5. 完成应急抢救任务　在完成平时医疗任务的前提下，医院也要为突发的卫生事件等紧急情况，做好医疗救护的准备工作。包括抢救的物资准备和人员的训练，应急预案的制定与演练，保证在紧急情况下的救护能力。在遇到突发卫生事件时，要按照上级部门的要求，做好相应的急救、应急工作。

6. 预防和保健服务　医院在治疗患者的同时，必须进行预防保健工作和社会医疗服务活动，为人民群众提供健康服务。医院预防保健和社会医疗服务的工作范围随着社会居民医疗需求的变化而变化，并在一定程度上受医学社会化程度的影响。要扩大预防，指导基层，开展计划生育的技术工作，同时还要开展健康咨询、门诊和住院体格检查、社区医疗预防和卫生保健、疾病普查普治、妇幼保健指导、卫生宣教等业务。

7. 康复功能　医院的康复功能，是指以医疗工作为核心，使患者在生理上完全康复，在心理上完全摆脱创伤，早日回归社会，能正常的充当以前的角色，而尽量减少或不留下疾病带来的不利影响，并预防再患同一伤病而住院。

三、医院的工作特点

医院是以患者和一定社会人群为主要服务对象，是以医学技术为基本服务手段，服务目标是保证医疗质量和医疗效果，促进人民健康。医院工作特点反映医院工作规律性，把握医院工作特点是办好医院的前提。以患者为主要工作对象，组织医务人员以医学技术为患者诊治与预防疾病，使其康复。医院的工作特点为：

1. 医院必须以患者为中心　保证医疗质量和医疗安全是医院生存的根本，是医疗管理的核心内容和永恒的主题。医院的所有部门都要以患者为中心，发扬救死扶伤、人道主义精神，强调医疗效果。

2. 医院应以质量为核心　医院的各项工作关系到患者的安危，必须十分重视医疗质量。要有严格的质量要求，以优质创品牌。

3. 医院工作的科学性和技术性　医学科学技术是医院诊治患者的手段，而人体又是极其复杂的机体，这就决定了医务人员必须具有全面的理论知识、熟练的技术操作能力和丰富的临床经验。医院工作兼有知识密集型和劳动密集型的双重特点。

4. 医院工作的整体性和协作性　医院必须遵循生物－心理－社会医学模式去开展工作，既要科学分工又要强调科学协作，成为有机的整体。

5. 医院工作的风险性与规范性　医院工作关系到人的生命安全与健康，由于疾病种类繁多，病情千变万化，个体差异很大，疾病过程不尽相同，医学对许多疾病的认识还是有限的。所以，医疗活动中有诸多不确定因素，这就要求要严肃认真执行技术操作规程与要求，务必严格执行各项规范。将随机性与规范性有机统一起来。

6. 医院工作的时间性和连续性　时间就是生命，医院在诊断、治疗与抢救患者过程中要分秒必争；同时接受患者就诊、病情观察与治疗要求要连续不间断，各种工作安排都应适应医疗工作连续性要求。人文服务是基础，患者既是生物属性的人，更是社会属性的人。总之他们首先是人，而且是机体或精神患病的人，更需要关爱和呵护。只有做好人文服务才能赢得患者的信赖，提升信誉。因此，转变服务观念、加强职业道德、树立高尚的医德医风十分重要。

7. 医院工作的社会性与群众性　医疗服务面广——四面八方、各行各业、男女老少，医院应尽量满足社会医疗要求。同时医院工作受到社会各种条件与环境的制约，也离不开社会各方面的支持，必须做好公关工作，相互沟通。

8. 医院注重"两个效果"　即社会效果与经济效果。医院以社会效果为最高准则，把医疗效果放在第一位，对患者要发扬救死扶伤的人道主义精神，要按医疗规律办事。在注重社会效果的前提下，同时也要注重经济效果，既要为患者节约，也要为医院节约，以优异的医疗服务质量来赢得两个效果。

四、医院的发展趋势

1. 医院功能和服务范围不断扩展　医疗、教学、科研、预防四项任务是现代医院生存和自身发展不可缺少的基本功能，四者相辅相成，随着现代化医学发展，特别是当前疾病谱的变化，医院功能呈整体化发展趋势。心血管疾病、肿瘤及意外伤害等疾病，仅依靠控制生物、物理和化学因素是远远不够的，遗传、行为、心理因素和生活方式、社会环境等因素在疾病的发生、发展和转归中的作用不容忽视。因此，医院必须在应用传统的医疗手段的同时，重视预防医学、社会医学，注意对社会、心理因素的干预。这就要求医院从治疗服务扩大到预防服务，从技术服务扩大到社会服务，从生理服务扩大到心理服务，从院内服务扩大到院外服务，如家庭医疗服务、家庭保健服务等。医疗服务理念的不断变化以及先进的科学技术应用到医疗领域，也使医院服务范围不断扩展，现代医院已经成为集保健、医疗、康复疗养、科研教学的综合体。

2. 专科向专业化、整体化方向发展　现代医学的发展，医院的专业分科越来越细，不断形成新分支，并具有各自的特色。在新的市场环境中，能突出特色，掌握新的专科技术的医院，才能在激烈的市场竞争中脱颖而出。人体是有机整体，在疾病的诊治过程中，要求我们不能分割地去考虑，必须整体考虑，才能正确地认识疾病，作出准确的诊断，进行全面有效的治疗。医院的专科也在高度专业化的基础上趋向整体化，不断出现各种诊治中心，如癌症治疗中心、心血管疾病治疗中心、器官移植中心等。

3. 新技术广泛应用于临床和管理　不断涌现的高科技成果和医疗技术将会不断引入医院的诊疗过程。尤其是生命科学的发展，使人们对人体健康、生命机制、疾病规律和生命质量有了更深刻的认识，以基因、干细胞技术为代表的生命科学技术给医院诊疗工作不断增添新的手段。新技术层出不穷，更新的周期越来越短，使医院不断推出更多高科技含量的服务。

随着计算机技术的飞速发展，信息技术的运用大大提高了医院的运行效率。医院可通过信息化提高医院内部信息流动的速度和共享效率，合并部分环节，并提高各个环节的工作效率。通过建立医院的内部信息系统和医生工作站，建立电子病历系统、药品管理系统、电子计费系统，实现医技结果网络共享。医院之间联网合作可明显缩小城乡医院之间的差距，更加简化患者的就医程序，提高医院工作的效率。随着远程会诊系统等国内甚至国际医院之间的医疗网络的进一步加强，国内、国际间医院的合作将有空前的发展，对疑难杂症的诊断、治疗水平将有很大的提高。

4. 设备与医院建筑现代化　医院的技术水平的提高离不开仪器设备。医疗设备是医院现代化的物质基础，是医院技术水平的重要体现，也是现代化的一个重要标志。科学技术发展并不断应用到医学领域，使医疗设备不断更新换代。医疗设备正向数字化、精密化、细微化、高效化、无创伤方向发展。将来会有更多的精密、准确、微量、自动、无创、高效、快速的诊疗仪器，大大提升医院的诊疗水平。

城市医院由于中心区域用地紧张，地价昂贵，许多位于中心区域的老医院的发展改造受到严重制约，在医院建筑上，大多采取集中式高层建筑，建筑标准高，普遍使用自动门、室内空调、无线传呼系统、无菌层流手术间等。随着医院医疗流程的改进，服务功能的扩展，医院的建筑也会相应发生改变，不断会有新的设计理念产生。在规划设计现代化医院时，医院会充分考虑到将来的发展，为医院留有今后发展和改造的空间。

5. 服务模式不断创新　　随着医疗体制改革的不断深入，医院都需要开拓医疗服务领域，不断为社会提供新的服务，实现医院功能和结构的调整，在满足人民群众日益增长的医疗保健需求中实现自身的良性发展。医院更加重视患者的感受和社会评价，注重分析患者的就医心态，主动收集患者及其社会对医院的意见、建议和要求，在向患者提供优质高效便捷的医疗服务的同时，突出对患者及其家属的人文关怀，努力改善患者的就医环境，以提高患者的满意度和医院的社会美誉度，吸引患者，拓展服务市场。

医疗市场的不断成熟，竞争的日益激烈，医院发展必然离不开适应新形势的服务理念。传统的医院流程是多年沿袭下来的自然流程，由于其出发点是方便科室的内部管理，缺乏从患者角度考虑安排就诊程序，造成环节复杂、手续繁琐，从而带给患者诸多不便。为解决"看病难""看病贵"问题，现代医院纷纷借鉴流程再造（BPR）这一先进管理思想，进行医院流程再造，减少患者不必要的等待时间，提高患者有效就诊时间，提高医疗服务质量。就诊流程的不断优化，大大缩短了候诊时间，简化了流程，进一步体现以患者为中心的理念。逐步改变患者上下来回走动甚至多次排队等候的旧就诊模式，不再需要患者花费大量时间去完成一系列挂号、交费、化验、检查、治疗、取药等繁琐的医疗过程。

为满足群众多层次的医疗服务需求，医院开展各种特色服务，如住院部采用宾馆式服务，为病房制造家庭气氛，开设家庭式病房或家庭产房等。

6. 医院管理模式科学化　　医院科学管理首先应强调标准化管理，将 ISO 等管理方法引入医院，强化医院质量评估，提升医院规章制度、技术质量标准。在工作中严格按标准程序办事，强调医院整体功能，达到医院整体功能与系统层次的优化组合，以提高工作效率与效能。医院信息化建设，能帮助管理者及时准确地收集分析处理各种信息，保持医院内、外环境信息的畅通，使医院管理手段高效化、智能化。

医院管理逐步走上"依法治院"的轨道。医疗活动是由医护人员和患者在特定的环境和条件下的互动活动，由于服务对象的特殊性和服务内容的复杂性，决定了其必须遵守严格的规范，这种规范包括两个方面的内容：一是医疗行业的服务程序和标准；二是相关的法律法规。医疗和管理活动必须遵守国家法律法规，在法律法规和规章制度允许的范围之内进行，依法行医是医院生存和创新发展的必然选择。随着社会发展和进步，公众的法律意识逐渐增强，患者的权益保障更规范，患者的权利意识及维权手段更强。建立和谐的医患关系，是医院持续健康发展必须具备的条件，在这种情况下医院必须主动改善医患关系，医患之间服务、被服务的关系既要重视道德规范，又要重视法制约束。医务人员和患者的行为得到规范，医患双方的责任义务和医院的法制建设要重视。

经营管理追求高效、优质、低耗。随着医疗机构之间的竞争日趋激烈，医院要在竞争中得以生存和发展，首先必须强化经营管理。在医疗管理体制、药品流通体制和医疗保障体制改革的新形势下，医院面临加强医院内部管理体制，改善运行机制，加强成本管理，努力实现高效、优质、低耗。医院要在激烈市场竞争中求生存、求发展，就必须将医院效益放在医院经营的中心位置。提高医院的技术效益、社会效益和经济效益，以及效益最大化始终是医院追求的目的，也是医院现代化和医院可持续发展的关键。医院要协调好成本、质量、效益三者之间的关系，将控制成本、保证质量、提高效益作为医院经营的目标。

7. 医院的社会化程度越来越高　医院对社会的卫生保障作用，使医院由社会的医疗中心向社会保障中心方向发展。除了为社会提供必要的医疗服务外，还要与社会上的医疗点形成多渠道、多层次的医疗预防网络。医院为开拓市场，与保险公司、企事业单位的联系越来越密切。随着社会分工越来越细，医院对管理效率的要求越来越高，医院的物资设备供应、器械用具的消毒、生活服务等也将逐步实现社会化。有些城市已经建立了消毒供应中心。在国外，甚至出现了独立的医学实验室。医院后勤社会化改革已经成为医院管理体制改革的重要内容。医院的社会化程度的提高，促进医院管理水平的提高，进而提高服务质量，提升医院服务品质。

8. 对人才队伍的要求越来越高　现代高新科技手段的大量应用对现代医学科学技术专业队伍的素质和培养提出更高、更新的要求。信息技术的进步和国际间交流合作的加强，使得新的医疗技术冲破国界和距离的障碍，临床医学与基础医学研究结合得更加密切，新的研究成果很快转化成产品和技术应用于临床，医学的进步更加明显，人们对疾病的认识不断加深，诊疗手段和技术不断更新，要求医务人员在知识结构上要掌握现代医学知识，具备现代科学技术能力。实验医学与临床医学结合得越来越紧密，医院不仅开展临床研究，许多还建立实验室、成立实验学科、配备实验人员，部分医务人员要同时从事临床和实验研究工作。医院对医务人员的培训和继续教育将越来越规范化、科学化，医务人员的素质将不断提高。

随着医院管理要求的不断提高，经验管理将不再适应现代医院的要求，越来越多的医院管理者参加医院管理专业的专门学习与培训，并有越来越多的专门从事医院管理的工作人员，使医院管理队伍逐步走向职业化。

（厉玉杰）

第二节　医院的服务特点与服务类型

一、医院的服务特点

医院是接受公众或特定人群治病和预防疾病的场所；是以诊治疾病、护理患者为其主要目的的医疗机构；医院通过运用医学科学和技术、医务人员的集体协作和必要的医学设备，达到对疾病的预防、治疗、康复的结果。医院必须具备如下条件：

（1）必须设有门诊部和急诊部，以接待就诊患者和急诊患者。

（2）必须有一定数量的病房和相应设施，对患者可以提供诊断、治疗、护理、康复、就餐、营养饮食等服务项目和过程。

（3）必须配备有相应的医护人员、行政人员、后勤人员，以保证医院的正常运行。

（4）为保证医院的正常运行，必须具备基本的工作制度、医疗制度和护理制度。

（5）医院必须具备相应的医疗设备，如B超、检验、放射、手术、消毒等。

根据医院的发展历程，大致可分为古代医院时期、近代医院时期和现代医院时期3个阶段。

古代医院时期大致始于公元前7世纪，这个时期的医院仅仅是雏形，与其的真正含义还相差甚远，其特征主要是一个收容患者的场所，不论是医疗技术还是医疗条件都很差，而且数量也特别少；具有社会慈善救济的性质；另外，古代传染病流行，传染病的收容所也是医院起源的原因之一；古代医院还有一个特点：它还是应皇宫或宫廷医疗和军事医疗的需要而产生的，而且带有浓厚的宗教色彩。

近代医院时期大致始于19世纪，终于20世纪中期。近代医院的发展与医学科学技术和社会经济的发展是密切相关的，此时的医院，专科分工尚不明确，医护分工也不十分明确。这个时期的医院也是从教会医院的基础上改进并发展的，并开始逐渐脱离了宗教色彩和慈善性质，向着治疗疾病的方向发展。

现代医院的发展始于 20 世纪 70 年代，是伴随着现代工业和科学技术的不断发展而形成的。现代化医院的出现是必然的结果。从目前的情况来看，现代化的医院发展离不开社会经济、文化科学和其他的相关因素。现代医院在功能上呈现多样化，包括诊断、治疗及预防功能，并且把医疗、教学和科研结合在一起。而且现代医院还向大型化、现代化转变。各个专业的细致化的分工以及多个科室的协作化是现代化医院的特点之一；其二是医疗设备的自动化、小型化和先进性，而且医学科学和其他领域的科学是紧密相连的；其三是医院的设施越来越先进，病房配套越来越完善；医院的规模越来越大，特别是国内的综合性医院，床位已由原来的 500 ~ 1000 张发展至现在的 3000 ~ 5000 张，甚至更多；其四是伴随着现代医院的发展，现代医院管理的理念也逐渐替代了以往的医院管理理论，考虑到社会医疗服务的供需矛盾和医患纠纷日益突出，使得现代医院不得不对现代医院的管理方面更加深化、提高，以跟上时代的需求。

医院管理学涉及一个很重要的部分就是医院服务管理，医院服务管理实际是将服务管理学和医院管理学融合在一起对医院这个特定目标进行管理，因此，必须了解医院服务管理的相关问题。

对服务概念的正确理解，有助于进一步学习和掌握服务企业管理的理论和方法，有助于指导未来的服务管理实践。对于服务管理的研究从 20 世纪 60 年代就已经开始了。《企鹅经济学词典》认为：服务主要是不可捉摸的，往往在生产的同时就被消费的消费品或生产品。菲茨·西蒙斯（Fitz Simons，2000）提出：服务是一种易逝性的无形体验过程，消费者在这一过程中充当共同生产者的角色。美国营销协会提出：服务是可独立出售或与物品共同出售的一些行为、利益和满足。上述定义反映了现代管理学、市场营销学的一些先进理念，但是难以产生一个被大家公认的统一概念。这里反映出大家对于服务的本质缺乏统一的认识。服务行为是一种存在于服务提供者和服务消费者之间的一种经济活动，必须起始于消费者的需求，只有当被服务者自身不能完成或不愿意完成时，必须要服务者提供服务，服务过程完成后，才能产生所谓的服务。

医院服务的目标和质量：按照联合国标准产业分类（SIC），服务生产部门分为四类，医院服务被分为第四类：社会服务类。随着现代科学的不断发展和卫生改革的不断深入，医院的服务目标也发生了巨大的改变。最早是"以疾病为中心"，后来发展至"以患者为中心"的服务观念已成为现代医院服务管理研究的主要宗旨。医院服务业属于第三产业，它的特殊性就在于是专门满足人的精神需求和身体恢复需要的服务。随着其他行业服务模式的改变，以及社会大众的要求，医院服务模式的转变是必然的。医院在为就医顾客提供高水平的物质性服务时，还必须提供精神方面的服务。因此，无论从适应现实的竞争环境，还是满足就医顾客的医疗需求，都要求医院必须树立起全新的服务理念。

医院服务管理的最终目标不是简单地取决于服务质量的技术和功能这两个方面，而是取决于患者对医院服务的实践体验和期望质量两个方面。患者的实践体验是指患者通过对服务的技术质量和功能质量的经验和享受而得到的印象；患者对服务的期望质量就是患者在头脑中所想象的或期待的服务质量水平。

医院服务的质量可以分为两个方面：一是技术质量，它与服务的产出有关，是在生产过程和医患双方的接触过程结束之后患者所得到的客观结果；二是功能质量，它是在医疗过程之中，通过医患双方的接触，患者所经历和所感受到的东西。

医院服务的技术质量可以客观地评估，而功能质量则颇具主观色彩，一般很难客观地评定。技术质量表示患者得到的是什么，而功能质量则表明患者是如何得到这些服务结果的。

医院服务的技术质量和功能质量取决于更为基础的四个方面的质量水平，分别是医疗服务过程的设计质量、医疗服务的过程质量、医疗服务的结果质量和医生与患者的关系质量。服务的设计质量将主要影响服务的技术质量，因为患者一般不参加服务的设计工作。医疗过程是质量的重要来源，服务的技术质量是全部生产过程的结果。另外，患者一般是参与服务的全部医疗过程的，双方的一系列接触和相互影响是发生在医疗过程之中的，因此，医疗服务过程质量对服务的功能质量也有极为重要的影响。医务人员与患者之间的关系主要会对服务的功能质量产生影响，医患双方越是互相理解和合作，服务质量就越好。

医院服务的特点：医院服务的最大主体是患者（客户），医院服务就是在坚持医疗原则的情况下，通过医疗手段和其他措施，消除或减轻疾病过程和损害，尽可能让患者尽早恢复到正常状态或接近正常状态，尽量减少疾病留下的后遗症状。因此，医院要努力使服务的目标达到如下标准。

1. 中心性　一切以患者为中心，整个诊疗过程都应该人性化，在医疗原则的框架内，既治疗好疾病，又要尊重患者的选择；理解并尽可能多地满足其需求。

2. 安全性　尽量避免诊疗过程中所带来的不必要的医源性损伤，避免由于诊疗的不及时而贻误最佳的诊疗时机。严格按照医疗操作规程进行治疗，以保证诊断、治疗、护理、康复过程的安全有效性。尽量避免医疗纠纷和事故的发生。

3. 实用性　医院提供的各项服务，包括各种检查、诊断手段、治疗和护理过程、药品的使用等都必须有明确的科学理论依据，不能为了医院或个人的利益在检查、用药、护理、治疗过程中随意增加或减少项目。

4. 及时性　医院应尽量减少患者的候诊时间或术前等待时间，特别是急诊患者。

5. 平等性　无论患者的性别、年龄、经济状况、民族、肤色和社会地位如何，医院都要提供一视同仁的服务。

6. 服务性　医院服务业属于第三产业，对于患者的需求应该尽量满足，要体现出现代医院服务的特点，包括非医疗需要的要求。在诊疗和服务过程中尊重患者的选择，理解其需求，在所有的临床诊疗过程中，以患者的生命价值导向为工作导向。

7. 保密性　包括对患者负责，尊重患者，对于患者的病情和隐私，除了治疗需要外，不能随意扩散或告诉非亲友及其他人。

8. 有效性　对于患者的病情和症状，应该及时有效地进行治疗，尽快缓解、治愈疾病或有效地控制疾病的发展和复发。

9. 合理性　在诊疗和收费过程中，既按照医疗规程办事（如按照医疗路径进行），又能够按时治疗疾病，绝不拖延；收费方面，不能有滥收费和多收费的情况。

10. 品牌性　医院的发展和提高依赖于医院整体的技术和服务的提高以及在服务者身上所产生的效益和结果，从而带动医院的品牌效应的产生和保持。

11. 先进性　现代医学的发展与现代科学的发展紧密相连，有很多先进的技术和理论首先应用于医学科学，同时医学科学的发展也促进了现代科学的发展。因此，现代医院不仅要在理念上现代化，在医疗设备上也要不断更新，体现出现代医院特色。

12. 风险性　医院主要服务的对象是患者，特别是在诊断和治疗过程中会出现一些意想不到的结局和后果，再加上有些疾病的结局是因为目前医疗技术有限，不能达到预期的治疗效果所导致的等。这些都会使医院服务工作充满风险性。

二、医院的服务类型

考虑到医患之间接触时间和深度这两种相互影响的因素，可以将医院服务类型分为下列几种。

1. 一般性服务 主要是指一些附属的服务过程，包括医院的外部环境是否优美；停车场是否宽敞和方便；医疗设备是否先进和完善；看病过程如挂号、收费、检验及其他检查过程、取药等是否便捷；是否有导医引导；操纵电梯的人员是否周到细致；整个就诊的过程是否便利、通畅；医院的信息系统是否能满足患者的要求等。为患者提供一般性服务的人员并不需要复杂的脑力劳动和丰富的医学知识，对于患者的影响是暂时的，但是需要具备一定的技能。

2. 一条龙服务 医院要做好一条龙服务并非易事。患者从进院开始一直到就诊结束都要获得满意效果。如门诊患者从挂号、就诊、检查、再就诊、缴费到治疗、取药、注射等；如果是住院患者，还要包括整个住院过程和出院过程。上述过程需要各类医务人员具备良好的服务态度，而且这种服务态度在不同场合及不同时间要有连贯性，也就是说，要像接力一样把患者从入院到出院整个过程连接起来。所有的医务人员包括非医务人员对本院的概况都应非常了解。而且熟知本院的服务宗旨、服务承诺以及有哪些医院特色专科等，对于患者的提问要求能即时满意答复或及时给予帮助。实际上这个过程体现出一所医院的医疗服务品质，也是患者可以感觉得到的，对于患者的影响非常大。

3. 特性服务 在患者和医务人员有限的沟通和接触中，医务人员对患者的焦虑紧张情绪应能感同身受，倾听患者的诉说，并要具备一定的沟通能力，以一些宽慰的话语来消除患者的焦虑情绪，给一些指导和建议，解决患者的问题。

4. 深度服务 是为患者提供一种高品质的医疗服务。要让患者了解治疗方案的每一个细节，包括每一项检查的必要性、目的性以及每一种药品的疗效，大概所需的费用，是否属于医疗保险报销范围，付款方式等。在这样的协商和答疑过程中，患者、家属和医生、护士之间会多一分亲近感。医务人员能从患者所处的环境和身体语言来推测患者的想法，从而主动满足患者的需求。这就需要医务人员具有丰富的临床经验和强烈的服务意识，真正想患者所想，急患者所急，让患者能处处感受到医务人员的关爱。

5．随访追踪服务　也称后续或跟踪服务，患者特别是慢性疾病或是老年性疾病治愈出院后回家，根据病情的需要，医院不定期地进行随访和跟踪服务，可以电话联系，有条件的还可以登门拜访，了解患者出院后或病愈后的病情变化，嘱其需要注意的事项，或长期服药者是否需要更改医嘱，商定下次复诊的日期等。

6．远程服务　随着现代科学技术的发展，计算机技术以及通讯事业突飞猛进，医院的远程服务由此诞生。它可以综合优质医疗资源，通过通讯联系的形式，将诊断、治疗信息传达到遥远的地方，以满足患者的需要。

7．预约服务　对于部分优质的医疗资源，可以通过网络或电话的形式进行预约服务，这既可以避免患者必须亲自到医院挂号，同时还满足了患者享受优质医疗资源的需要。

8．咨询服务　随着整个社会节奏的加快，为了工作的需要，部分人群无暇顾及去医院就诊，特别是白领阶层。因此，咨询服务也形成一种风气，通过发达的通讯工具，再加上一些科普知识，将原本需要花时间上医院的过程，通过一个电话联系就解决了。

9．上门服务　现代社会的发展也导致了一些社会现象的存在，如空巢老人的增多以及交通的繁忙也给急诊患者就医带来了不便，且某些疾病需要就地抢救，以免造成危险。为了满足不断增长的患者的需求，现在各大城市都已经建立起了医疗急救系统，可以提供上门急救服务和医疗服务。

10．家庭式服务　随着生活水平的提高和医疗服务质量的改善，医院就诊条件和医疗条件也不断提高，从而产生了家庭式的病房和家庭式的治疗方式等。

（厉玉杰）

第二章　医院运营管理的工具与方法

医院管理学是运用现代管理科学的理论与方法，按照客观事物的发展规律，研究医院要素、运行环境和运行过程中出现的问题，以提高医院运营效率的一门应用科学。医院管理学是管理学的一门分支学科，属于应用科学的范畴，医院管理学融合了医学、社会科学、自然科学的理论与方法。

医院管理学的研究对象为医疗机构涉及的要素，医院整体系统及其子系统的运动规律，各系统之间的关系、定位、作用和制约机制，医疗机构运行的过程，以及影响医疗机构运行的内外环境，以探索医院管理的最佳效率。

第一节　医院管理研究的主要内容

一、医院服务质量管理

医院服务质量包括两种情况：一种是特异性的服务；另一种是非特异性的服务。前者包括医院提供的医疗、诊断、护理、康复、心理、保健、随访、预防等服务项目，后者则包括营养、生活服务等后勤服务项目。

加强医院服务质量管理是医院管理的核心内容，医院服务的质量关系到患者的生命安全和身心健康。因此，医院服务管理的各项工作都应该而且必须服从医院质量管理的要求。医院服务质量管理主要包括以下内容。

（1）制定一个适合本单位切实可行的医院服务质量管理方案。

（2）建立质量标准信息系统，开展质量检测和质量评价。

（3）对本单位工作人员进行常规的或经常性的服务质量教育。

（4）建立健全本单位的服务质量管理体系，并在医院发展的工作中不断完善。

（5）强化以患者为中心的观念，树立"质量第一、服务第一、患者第一"的理念，并把它真正落实到医院优质服务的过程中去。

二、医院人力资源管理

医院人力资源管理涉及医院人力资源的开发、配置、利用等过程。医院人力资源的管理需要有战略性、前瞻性、全面性和创新性。医院人力资源管理包括：①人力资源，合理配置；②不同层次，任人唯贤；③协调配合，优势互补；④不断发展，和谐持续。

三、医院文化及品牌管理

医院文化包括制度文化、物质文化以及精神文化等。制度文化通过医院的规章制度、管理过程、医院工作人员的行为准则体现出来。物质文化则通过医院的环境、医院的交通、医疗设备的完善程度、生活设施的齐全、各种档案资料保存情况等体现。精神文化则包括医院工作人员的心理状况、精神面貌、价值观念、传统习惯、经营理念、工作状态及技术等。医院文化的形成需要时间的积累，文化底蕴的沉淀，以及一所医院优势力量的对外展现。一所医院的品牌效应和医院的文化是不可分割的。

1. 医疗及护理管理　医院的医疗是医院服务管理的最重要部分，主要在医院服务质量中阐述。护理管理经过长时间的实践过程，已经形成了一门比较系统、比较完善的管理学分支。它主要研究如何体现医院护理的科学性、规律性以及其特点，通过科学的管理方法，执行护理职责并完成护理任务。护理管理和医疗管理是密不可分的。

2. 医院经营管理　为适应市场经济的要求，适应医疗的新环境，医院必须搞好经营管理。医院的经营管理包括经济管理、财务管理等。不管是营利性还是非营利性医院的经营管理首先要把社会效益放在首位，其次才是经济效益。医院要最大限度地满足广大人民群众的医疗保健的需求，提高人民群众的健康水平。医院经营管理包含医院收益的合理分配、医疗资源及医疗生产的经营活动、医疗及护理过程的消耗以及医疗产出的经营活动等。

3. 医学影像管理　1895 年，德国的物理学家伦琴发现了 X 线，不久即被用于人体的疾病检查，并由此形成了放射诊断学。近 30 年来，CT、MRI、超声和核素显像设备在不断地改进和完善，检查技术和方法也在不断地创新，影像诊断已从单一依靠形态变化进行诊断发展成为集形态、功能、代谢改变为一体的综合诊断体系。与此同时，一些新的技术如心脏和脑的核磁共振成像和新的学科分支如分子影像学在不断涌现，影像诊断学的范畴仍在不断发展和扩大之中。

医学影像诊断主要包括透视、放射线片、CT、MRI、超声、数字减影、血管造影等。医学影像治疗主要应用在介入治疗、放疗方面。虽然医学影像学在医学诊断领域是一门新兴的学科，但目前在临床的应用是非常广泛的，对疾病的诊断提供了科学且直观的依据，可以更好地配合临床的症状、化验等，为最终准确诊断疾病起到不可替代的作用，同时也很好地应用在治疗方面。

医学影像学可以作为一种医疗辅助手段用于诊断和治疗，也可以作为一种科研手段用于生命科学的研究中。医学影像学中的许多技术已经在科学研究的工业中获得了广泛的应用。医学影像学的发展受益于现代计算机技术的突飞猛进，其与图像处理、计算机视觉、模式识别技术的结合产生了一个新的计算机技术分支——医学图像处理。医学影像是近代医学领域中发展最快的分支之一，应该说医学影像方面的技术集中了当代科学技术发展的尖端发明和创造，如 CT 的发明者亨斯菲尔德（Godfrey N.Hounsfield）和核磁共振的发明者保罗·劳特布尔（Paul C.Lauterbur）和彼得·曼斯菲尔德（Peter Mansfield），都获得了诺贝尔奖。

4. 信息管理和病案管理　医院的信息管理过程就是信息的收集、加工与决策过程，包括非医疗管理和临床医疗信息管理两个部分，现代化的诊断和治疗过程就是信息的收集、加工与决策过程。随着时代的发展，计算机在医院管理的各个领域获得了越来越广泛的应用，在现代化医院的管理中，计算机化的信息系统已经是不可缺少的一部分。首先，信息的收集和完善过程主要由医院基层来完成；其次，信息的处理与分析过程主要由医院中层来完成；最后，信息的决策和统筹过程是由医院高层来完成的。病案管理属于临床信息管理的一部分，主要包括患者的健康情况、病情的描述、客观检查、病情的分析、诊断、治疗过程、治疗结局、相关的具有法律意义的文件等。可以是纸张文字记录、缩微胶片、图表、图像、光盘等形式。目前，随着信息管理的不断发展，病案管理已经归类于卫生信息管理。

5. 药事管理　医院的药事管理涵盖了临床药学基础、临床科学和合理用药、药学的技术服务、药学管理等方面。药事管理所包括的内容就是对医院药学的工作过程及质量实施管理，如药品采购、验收、保管、制剂、供应、信息提供、咨询服务等。

6. 临床实验室管理　医院临床实验室管理主要是指对临床实验室资源的有效整合，包括实验室技术人员、检验设备、财力投入和检验信息的共享等，并对临床实验室的工作进行评估、完善和改进。

7. 医学装备管理　医院的医学装备管理是指整个医学装备的运行过程的管理，它是一个系统工程。医学装备包括对患者进行诊断和治疗的仪器、设备、器械、器具、材料，以及其他物品等。这些医学装备的购买、使用、维修以及在使用过程中所产生的经济效益和效果评价等都属于医学装备管理的范畴。

8. 临床教学科研管理　教学医院可分为直属和非直属的教学医院。作为教学医院，一定是三级甲等医院的规模和水平。医院开展教学工作，既有利于医疗水平的提高，也有利于服务质量的提高。教学可以促进医疗，医疗可以辅助教学，临床教学已经成为医学教育的重要部分，为此，教学医院的医师身兼两职，既是临床医师也是临床教师。为了更好地教学，临床医疗工作就必须规范化、正规化、标准化、完整化；医院学科要不断地建设，设备要不断地更新，新技术要不断地引进，这样才能满足临床的教学需要。医学科学研究是医学发展的需要，科研成果以及科研水平的高低是衡量一所医院的重要标准。因此，教学、科研管理的优劣，决定着一所医院的教学和医疗水平。

9. 后勤管理和医院建筑　医院后勤的重要性在于它承担着医疗、教学、科研、预防的服务保障任务，包括医院的财务、房产、物资设备、环保、临床医疗所需的供给、后勤人力资源的管理等。

医院建筑具有其特殊性，必须有其前期策划与远期规划。由于医院各个科室的服务对象和工作环境不同，因此其建筑设施也不一样。医院室内外环境的设计可以体现出以人为本的理念，现代的医院设计越来越人性化，环境越来越漂亮，特别是病房环境，越来越宾馆化。此外，中央空调系统的广泛应用，"三废"的处理，现代电子信息技术的广泛使用都给现代化医院建筑的设计方面带来全新的理念。

（程荣锋）

第二节　战略管理

医院战略是一个战略体系，是从医院的发展全局视角出发，所做的短期、中期和长期的决策，具备指导性、全局性、长远性、竞争性、系统性和风险性的特点。医院战略管理是医院管理的重要组成部分，其核心是制定医院长远发展目标和计划，并以此指导医院的运营和发展。中国医院迫切需要进行战略的自我审视、定位和反思。

一、医院战略管理的基本要素

从狭义的角度出发，医院战略管理可以理解为从若干可能的达到目标的路径中筛选出来的最优路径，其最基本的三个要素，即目标、路径和成本。战略管理就是对目标、路径和成本三个要素进行不同的组合，并选出最优路径。

1. 战略目标，管理者心中方向　目标的设定是一门科学，既要在理性的量化指标上分析，同时也要有感性的理想追求，既要考虑过去的情况，也要面向未来的发展。

目标的设定要回归事物的本质，抓住问题的要害。

2. 战略路径，管理者脚下之路　要实现目标，走什么线路？用什么方法？有哪些关键节点？都是路径选择中的关键要素。路径是到达目标的路线图、方法论、里程碑。

3. 战略成本，管理者手中之剑　成本是组织为达成某项目标、开展工作所投入的所有资源。战略在执行的过程中都会涉及资源或成本的约束，众所周知，资源始终是有限的，对于组织而言，其所能动用的资源也总是有限的，最典型的成本是时间成本和资金成本。同一个目标，是用最短的时间、最少的资金完成和用最长的时间、最高的资金完成是有本质区别的。

在成本的计算中，时间是一个非常重要的因素，但经常被忽视。如果在成本投入中，把时间因素单独计算，效率就是单位时间的投入产出比，因此，战略离开时间的维度，是无意义且无法落地的。

二、医院战略管理的步骤

1. 制定战略目标　医院战略管理的第一步是制定长远的战略目标，包括经济目标、社会效益目标和管理目标等。这些目标应该与医院的使命、愿景和价值观相一致，既要满足医院的内部要求，又要适应外部环境的变化。

2. 分析内外部环境　医院战略管理的第二步是分析内外部环境。这包括对医院内部环境的分析，如人员组织结构、管理体系、技术设施等；以及对医院外部环境的分析，如政策法规、经济形势、市场竞争、患者需求等。通过环境分析，可以深入了解医院的优势和劣势、机会和威胁，从而为制定战略提供依据。

3. 制定战略计划　医院战略管理的第三步是制定战略计划。这包括确定战略方向、策略选择、资源配置和绩效指标等。在制定战略计划时，需要考虑医院的内外部环境，明确医院的定位和差异化竞争策略，制定具体的发展计划和行动方案，合理配置医院资源，确保实现战略目标。

4. 实施战略计划　医院战略管理的第四步是实施战略计划。这包括对战略计划的全面实施和监控，确保计划的执行效果和进度。在实施战略计划时，需要考虑内部管理和外部环境的变化，及时调整战略方向和策略选择，保证战略计划的有效实施。

5. 评价战略效果　医院战略管理的最后一步是评价战略效果。这包括对战略实施效果的评估和反馈，以及对战略计划的调整和优化。评价战略效果的指标应该具有科学性、客观性和实用性，同时要考虑内外部环境的变化。在评价战略效果时，可以采用各种指标和方法，如财务指标、市场占有率、患者满意度、员工满意度等，从不同角度评价战略效果，为后续战略管理提供参考。

三、医院战略管理的主要内容

1. 医院使命、愿景和价值观　医院的使命、愿景和价值观是制定战略的基础和出发点。医院使命是指医院的宗旨和存在理由；医院愿景是指医院未来发展的方向和目标；医院价值观是指医院的核心价值和行为准则。医院战略应该与医院使命、愿景和价值观相一致，具有可行性和可操作性。

2. 内外部环境分析　医院内外部环境分析是医院战略制定的基础和依据。内部环境包括医院的人员组织结构、管理体系、技术设施等方面；外部环境包括政策法规、经济形势、市场竞争、患者需求等方面。通过对内外部环境的分析，可以深入了解医院的优势和劣势、机会和威胁，为制定战略提供依据。

3. 战略目标和计划　战略目标和计划是医院战略管理的核心要素。战略目标包括经济目标、社会效益目标和管理目标等，要与医院的使命、愿景和价值观相一致；战略计划包括确定战略方向、策略选择、资源配置和绩效指标等，要具有可操作性和可实现性。战略目标和计划的制订应该考虑医院内外部环境的变化，具有灵活性和可调整性。

4. 资源配置和实施　医院战略管理的另一个重要要素是资源配置和实施。资源配置包括人力资源、物质资源和财务资源等，要根据战略目标和计划合理配置。实施包括对战略计划的全面实施和监控，确保计划的执行效果和进度。在资源配置和实施中，需要注意医院内外部环境的变化，及时调整战略方向，确保战略实施的有效性和可持续性。

5. 战略评价和调整　战略评价和调整是医院战略管理的最后一个要素。战略评价是对战略目标和计划实施效果的定期评估和分析，可以采用不同的指标和方法，如财务指标、市场占有率、患者满意度、员工满意度等，以评估战略的有效性和可持续性。战略调整是对战略计划的修正和调整，根据评价结果和内外部环境变化的情况，及时调整战略方向和策略选择，以保证战略的持续发展。

四、医院战略管理的要点

医院战略管理过程是战略分析、战略制订与选择、战略实施与战略评价的系统循环过程，因此战略管理可划分为四个要点，即战略分析、战略制订与选择、战略实施、战略控制与反馈。

1. 战略分析　战略分析是战略管理的第一阶段，首先需要确定组织发展的愿景和目标，要把外部环境如政治因素、经济因素、社会文化因素、科学因素和内部条件等各个方面结合起来，进行全面、详细、准确的分析，从而为制订正确的战略奠定良好的基础。

2. 战略制订与选择　战略制订与选择是战略管理的第二阶段，事实上它是战略的决策阶段，即通过分析，需要针对性地制订和选择发展目标和战略措施，目标和措施肯定是多样化的，这里就需要组织的领导者进行战略选择，并将选定的方案转化为实际行动。

3. 战略实施　战略实施是战略管理的第三阶段，战略实施的主要任务是根据战略的要求，调整组织结构，分配管理任务，配置资源，并通过计划、预算等措施实施选定的战略计划。

4. 战略控制与反馈　战略控制与反馈是战略管理的第四个阶段，在战略实施的过程中，及时地对进行开展效果评估，有助于校准战略实施的方向是否与既定的方向相偏离，是否是成本效益的最大化，通过反馈还能够帮助组织了解阶段性战略实施的效果，动态调整，最优化战略实施的路径。

五、医院战略管理实施的关键成功因素

医院战略管理实施的关键成功因素包括以下几个方面：

1. 领导层的决策支持　医院战略管理需要领导层的全力支持和决策承诺，领导层要明确战略目标和计划，并确立战略执行的责任和权力机构，建立有效的战略执行机制。

2. 充分的内外部环境分析　医院战略管理需要对内外部环境进行充分分析和评估，明确医院的优势和劣势、机会和威胁，以制定切实可行的战略目标和计划。

3. 科学的战略选择和资源配置　医院战略管理需要科学选择战略方向和策略，合理配置人力、物质和财务资源，确保战略的可行性和可持续性。

4. 有效的战略执行和绩效管理　医院战略管理需要建立有效的战略执行和绩效管理机制，明确战略执行的责任和权力，建立绩效指标和考核机制，确保战略的实施效果和进度。

5. 不断的战略评价和调整　医院战略管理需要定期进行战略评价和调整，及时发现和解决问题，确保战略的持续发展和适应环境变化的需要。

六、医院战略管理的挑战和对策

医院战略管理面临着许多挑战,如内外部环境变化、资源有限、人才短缺、竞争激烈等。针对这些挑战,医院战略管理需要采取以下对策:

1. 加强内外部环境分析和评估 加强对内外部环境的分析和评估,及时掌握市场动态和竞争状况,发现机会和威胁,制定切实可行的战略目标和计划。

2. 科学选择战略方向和策略 科学选择战略方向和策略,制定长远的发展战略,优化资源配置,提高效益和效率。

3. 建立有效的战略执行和绩效管理机制 建立有效的战略执行和绩效管理机制,明确战略执行的责任和权力,建立绩效指标和考核机制,加强内部管理和控制。

4. 培养和引进高素质人才 加强人才管理和培养,提高医院员工的素质和能力,引进高水平人才,建立专业化的管理团队。

5. 加强品牌建设和营销推广 加强品牌建设和营销推广,提高医院的知名度和美誉度,增强竞争力和市场占有率。

总之,医院战略管理是医院发展的关键之一,能够有效指导医院的长期发展,提高医院的竞争力和市场占有率。医院战略管理需要全面分析和评估内外部环境,科学选择战略方向和策略,建立有效的战略执行和绩效管理机制,不断进行战略评价和调整。医院战略管理的关键成功因素包括领导层的决策支持、充分的内外部环境分析、科学的战略选择和资源配置、有效的战略执行和绩效管理、不断的战略评价和调整。医院战略管理面临许多挑战,需要采取相应的对策,加强内外部环境分析和评估、科学选择战略方向和策略、建立有效的战略执行和绩效管理机制、培养和引进高素质人才、加强品牌建设和营销推广等。

(黄丽婷)

第三节　精益管理

精益管理是现代医院面对支付与时代变革的重要工具！近年来，国家规划、公立医院绩效"国考""经济管理年""DRG/DIP 支付改革"等一系列政策、措施的出台，对医院运营管理产生了巨大且深远的影响。新形势、新医改倒逼，医院必然要从粗放型发展模式走向质量效益型精益发展。"向管理要效益、凭管理求生存"成为新的价值导向，精益化管理成为医院管理的必然选项。

一、医院精益管理定义

精益管理（Lean Management）是一种管理哲学和方法论，旨在通过消除浪费、提高效率和质量，实现组织的持续改进和价值创造，核心原则包括价值导向、流程优化、拉动式生产、尊重和培养员工等方面。它最初起源于丰田汽车公司的生产系统（Toyota Production System），后来扩展到其他行业和领域，后来被引入到医疗领域。

医院精益管理在今天已经成为医疗行业中广泛采用的管理方法之一。它的核心理念是通过精确的流程分析和改进来提高患者护理的质量和效率。

二、医院精益管理关键特征和应用

医院精益管理的关键特征和应用包括：

1. 流程改进　医院精益管理关注流程中的价值流，通过消除浪费、标准化工作流程和优化资源利用，提高效率和质量。例如，改进预约流程、手术室排程和药物管理等。

2. 患者导向　医院精益管理将患者视为价值的源泉，强调提供安全、高质量和及时的医疗服务。通过减少等待时间、改善沟通和个性化护理，提高患者满意度。

3. 团队协作　医院精益管理鼓励跨职能团队的合作和沟通，以促进问题解决和流程改进。通过设立改善小组、定期会议和持续培训，激发员工参与和创新精神。

4. 持续改进 医院精益管理是一个不断迭代的过程，强调持续改进和学习。通过收集和分析数据，识别问题，并实施改进措施，不断优化流程和服务质量。

5. 应用领域 医院精益管理可以应用于各个医疗服务环节，包括门诊、急诊、手术室、住院护理等。它也可以用于管理医疗设备、药物。

三、医院精益管理的必要性

医院采用精益管理的主要目的是改善医疗服务的质量、效率和患者体验。

1. 提供优质医疗服务 精益管理通过优化流程、减少浪费和提高效率，帮助医院提供更加高质量和安全的医疗服务。它强调持续改进和质量管理，有助于降低医疗错误率、改善护理质量，并增强患者的治疗效果。

2. 减少患者等待时间 患者等待时间的长短直接影响到患者的满意度和医院的运营效率。通过精益管理的方法，医院可以分析和优化就诊流程、排队系统和资源利用，减少患者等待时间，提高患者的就医体验。

3. 提高资源利用效率 医院拥有有限的资源，包括医生、护士、手术室等。精益管理可以帮助医院优化资源利用，通过流程改进和数据分析，合理安排资源的分配和使用，提高资源的利用效率，降低成本。

4. 降低医疗成本 医疗行业的成本压力日益增大，精益管理可以帮助医院降低不必要的浪费和成本。通过去除流程中的冗余步骤、减少物料浪费和优化库存管理等措施，医院可以实现成本的降低和资源的合理利用。

5. 增强员工参与和改进意识 精益管理注重员工参与和改进意识的培养。它鼓励员工提供改进建议、参与问题解决，并为员工提供培训和发展机会，增强员工的责任心和专业能力。

6. 适应竞争环境 医疗行业竞争激烈，患者对医疗服务的期望也在不断提高。精益管理可以帮助医院提升竞争力，满足患者需求，提供高质量、高效率和个性化的医疗服务。

综上所述，医院采用精益管理可以改善医疗服务的质量、效率和患者体验，降低成本、提高资源利用效率，并增强员工参与。

四、医院开展精益管理的具体路径

（一）步骤和方针

医院进行精益管理需要采取一系列的步骤和方法。下面是医院实施精益管理的一般指导方针：

1. 建立精益管理意识　医院管理层需要理解精益管理的理念和原则，并传达给全体员工。组织内部应该达成共识，认识到精益管理对提升医疗质量和效率的重要性。

2. 建立改进团队　设立专门的改进团队或委员会，由跨部门的成员组成，负责推动精益管理的实施和改进项目的推进。

3. 识别价值流和流程分析　对医疗服务的价值流程进行分析，识别出主要价值流和非价值流，并制作价值流图。通过分析流程中的浪费和瓶颈，确定改进的重点和目标。

4. 消除浪费和优化流程　基于流程分析的结果，通过消除浪费、减少非价值活动、优化流程等方法，改进医疗服务的交付流程。可以采用精益工具，如5S整理、标准化工作、快速换模、单项流水线等，提高效率和质量。

5. 建立标准化工作流程　制定标准化工作流程和操作规范，确保每个环节的工作都能按照规范进行，降低变异性，提高工作质量和一致性。

6. 促进员工参与和培训　鼓励员工参与改进活动，提供培训和发展机会，增强员工的改进意识和能力。培养团队合作精神，建立持续改进的文化。

7. 应用数据分析和绩效评估　收集和分析相关数据，以衡量改进项目的效果和绩效。利用数据分析来发现问题、制定决策，并持续监测改进结果。

8. 持续改进和知识分享　建立持续改进的机制和反馈循环，将改进的成果和经验分享给全体员工，推广成功的实践，促进知识和经验的积累。

需要注意的是，医院精益管理的实施是一个长期的过程，需要全员的参与和持续的努力。医院管理层应提供支持和资源，鼓励员工积极参与，不断推动精益管理的实施和持续改进。

（二）工具和方法

医院精益管理采用了多种工具和方法，以提高效率、降低成本、优化流程和改善质量。以下是一些常用的医院精益管理工具：

1. 价值流图（Value Stream Mapping）　用于识别医疗服务的价值流程，描绘从患者就诊到就医完成的整个流程。它帮助识别出主要价值流和非价值流，并为改进提供方向。

2. 6S 整理　通过整理、整顿、清洁、规范、素养和安全的步骤，改善工作环境，提高工作效率和质量。这可以应用于医疗设施的工作区域、手术室、药房等。

3. 标准化工作流程　制定标准操作程序（Standard Operating Procedures，SOP）和工作指导书，确保每个环节的工作都按照规范进行，降低变异性和错误发生率。

4. 快速换模（Quick Changeover）　在手术室或医疗设备使用过程中，通过优化换模过程，减少设备停机时间，提高生产效率。

5. 单项流水线（One-Piece Flow）　将患者或物品在医院内的流动过程进行优化，使其像流水线一样顺畅进行，减少等待时间和拖延，提高效率。

6. 问题解决工具　如鱼骨图（因果图）、5W1H 分析（谁、何时、何地、为什么、如何、多少）、PDCA 循环（计划、执行、检查、调整）等，用于识别问题的根本原因，并提出解决方案。

7. 连续改进（Kaizen）活动　通过小组会议、改进活动和改善建议制度等手段，鼓励员工提出改进建议，并促进小规模改进的持续进行。

8. 价值流分析工具　如时间研究、运动分析、瓶颈分析、浪费识别等，用于分析流程中的浪费和瓶颈，并提出改进措施。

9. 数据分析工具　如流程控制图、直方图、散点图、趋势图等，用于收集和分析数据，以监测绩效和改进效果。

以上只是一些常见的医院精益管理工具，具体的工具选择和应用会根据医院的实际情况和改进目标进行调整和确定。重要的是选择适合的工具，并结合实际情况组合运用。

五、医院精益管理的发展趋势

医院精益管理的发展和创新正在不断进行。随着科技的不断进步和医疗行业的变革，新的方法和工具正在被引入和应用于医院精益管理中。以下是医院精益管理未来发展的一些趋势和创新方向：

1. 数字化转型　医院精益管理将越来越多地与数字化转型相结合。例如，引入数字化技术和信息系统来跟踪和分析数据，以便更好地监测患者流程、资源利用和绩效指标。还有一些创新的工具，如人工智能（AI）、机器学习和大数据分析等，可以实现数据的实时监测和分析，帮助医院发现隐藏的模式和改进机会，从而更准确地识别问题、改进流程，并优化资源利用。

2. 智能化和自动化　智能技术和自动化系统的应用将进一步推动医院精益管理的发展。例如，机器人手术、自动化药物分发系统和智能排班系统等，可以提高手术室效率、减少药物错误和优化人员调度。

3. 数据驱动决策　随着数据分析和人工智能的发展，医院将更多地依靠数据来指导决策和改进。大数据分析和预测模型可以帮助医院预测需求、优化资源分配，并改进患者护理的质量和安全。

4. 系统集成和协同合作　医院精益管理将与其他医疗机构、供应商和保险公司等各方进行更紧密的合作和协同。通过建立信息共享平台、跨界协作和共同优化流程，可以实现医疗资源的最佳配置和整体效益的提升。例如，与信息技术公司合作开发智能医疗解决方案，与工业工程师合作优化医疗设施布局，与管理咨询公司合作制定改进策略等。这种跨领域合作可以带来新的思路和创新方法，推动医院精益管理的进一步发展。

5. 患者参与和个性化护理　未来的医院精益管理将更加强调患者参与和个性化护理。通过提供更多的信息透明度、患者参与决策和个性化的医疗方案，可以提高患者满意度和护理结果。

医院精益管理的发展和创新是一个不断演进的过程，旨在不断提升医院的效率、质量和患者体验。随着技术和方法的不断推陈出新，医疗机构将能够更好地应对挑战，提供更优质的医疗服务。

（黄丽婷）

第四节 风 险 管 理

随着医疗行业的快速发展，医院面临着越来越多的风险和挑战。如何有效地进行医院风险管理，确保医疗安全和质量，成为医院管理者必须关注的重要问题。

近年来，医疗纠纷争议一直受到社会各界的广泛关注，国家也出台了《民法典》《侵权责任法》《医师法》《医疗事故处理条例》《最高人民法院关于审理医疗损害责任纠纷案件适用法律若干问题的解释》等法律、行政法规，对医疗纠纷争议及监管等方面进行了规范。作为医疗机构，更需要对经营过程中的风险及合规管理给予重视。

一、医院风险管理的关键环节

1. 医疗质量安全　医疗质量安全是医院风险管理的核心环节。医院应建立完善的医疗质量安全管理体系，确保医疗服务的规范、安全和有效。同时，加强医疗质量的监督和评估，及时发现和纠正医疗过程中的问题，防止医疗事故的发生。

2. 患者安全　患者安全是医院风险管理的重要环节。医院应关注患者的就医体验和安全，加强患者安全教育和管理，减少患者不良事件的发生。同时，建立患者安全报告和改进机制，及时发现和处理患者安全问题，确保患者安全得到保障。

3. 财务管理与运营　医院的财务管理与运营也是风险管理的关键环节。医院应建立健全的财务管理制度，规范财务行为，防止财务违规和舞弊行为的发生。同时，加强医院的运营管理，提高资源利用效率，降低运营成本，确保医院的稳定发展。

4. 法律与合规　法律与合规是医院风险管理的重要环节。医院应遵守国家法律法规和行业规定，加强法律意识和合规意识的培养，确保医院的经营行为合法合规。同时，建立法律风险防范机制，及时发现和处理法律风险问题，避免因法律纠纷给医院带来损失。

二、医院风险管理的应对策略

1. 建立完善的风险管理机制　医院应建立完善的风险管理机制，明确风险管理目标和职责，制定风险管理策略和措施。同时，建立风险识别、评估、监控和报告的流程，确保风险管理的有效实施。

2. 加强风险意识培训和教育　医院应加强医护人员和管理人员的风险意识培训和教育，增强他们的风险意识和应对能力。通过培训和教育，使医护人员和管理人员了解风险管理的意义和重要性，掌握风险识别、评估和应对的方法和技巧。

3. 建立风险防范和应对机制　医院应建立风险防范和应对机制，包括风险预警、应急预案、危机管理等。通过建立风险防范和应对机制，及时发现和处理风险问题，减少风险对医院的影响和损失。

4. 加强内部监督和审计　医院应加强内部监督和审计，对医院的经营行为和管理活动进行监督和审计。通过内部监督和审计，及时发现和纠正存在的问题和漏洞，确保医院的经营行为和管理活动合法合规。

5. 建立信息共享和沟通机制　医院应建立信息共享和沟通机制，加强部门之间的信息交流和协作。通过信息共享和沟通机制的建立，及时传递和处理风险信息和管理问题，提高风险管理的效率和效果。

三、医疗损害风险及合规管理

（一）民事责任风险

1. 风险分析　医疗机构在经营过程中发生的民事责任主要是医疗损害责任，对于医疗损害责任的归责原则和责任承担主体，我国《医疗事故处理条例》第二条规定："本条例所称医疗事故，是指医疗机构及其医务人员在医疗活动中，违反医疗卫生管理法律、行政法规、部门规章和诊疗护理规范、常规，过失造成患者人身损害的事故。"

《民法典》第一千二百一十八条规定："患者在诊疗活动中受到损害，医疗机构或者其他医务人员有过错的，由医疗机构承担赔偿责任。"即，医疗损害责任的承担需要满足以下构成要件：

首先，有错误的医疗行为。

其次，造成患者损害后果。损害后果是指错误的医疗行为给患者造成损害的客观事实。

再次，错误的医疗行为与损害后果之间存在因果关系。

最后，加害人的主观过错。

若符合上述构成要件，医疗机构很难免责。

2. 合规管理

第一，医疗机构必须依法取得《医疗机构执业许可证》。医疗机构在经营过程中还应当将《医疗机构执业许可证》、诊疗科目和收费标准等悬挂于明显处，以供患者对照查看。

第二，医生和护士依法必须具备相应的执业资格。同时，执业范围只限于《医生执业证》上所记载的医疗工作。

第三，每个医疗机构能开展的诊疗科目均需经过卫生行政部门核定，并记载于《医疗机构执业许可证》上。医疗机构在开展医疗活动时必须符合上述经核定的诊疗科目，不得超出上述诊疗科目范围执业。

第四，在机构日常运营中，形成规范的诊疗流程，并建立起符合自身管理需要的病历管理制度。

（二）刑事责任

1. 风险分析　医疗机构雇佣没有资质的医生从事医疗工作，一旦发生医疗事故将涉嫌构成非法行医罪，医疗机构明知医生没有资质还要聘请其从事医疗工作，也要承担相应责任。

附：《中华人民共和国刑法》

第三百三十五条【医疗事故罪】医务人员由于严重不负责任，造成就诊人死亡或者严重损害就诊人身体健康的，处三年以下有期徒刑或者拘役。

2. 合规管理

第一，聘请有资质的医师和医护人员从事医疗工作。

第二，医疗机构在核准范围内从事医疗活动，严格禁止在核准范围外实施相关医疗活动。

第三，建立规范的诊疗流程，建立医护人员严重违规的追责制度。

四、劳动人事风险及合规管理

1. 风险分析 医疗机构在经营过程中，主要涉及3类人员的劳动问题：医护人员、事务性人员、多点执业人员。在实际经营过程中，主要劳动争议点为：劳动争议、工伤争议。

其中，劳动争议中，最常见的是劳动合同、报酬、培训、竞业禁止、商业秘密等方面；而工伤争议常见的是工伤认定、工伤等级鉴定，工伤保险赔偿。

出现劳动争议的原因，主要是：由于人员流动率高，导致机构对人事制度管理不够重视；用"合伙人"形式奖励核心员工，导致其离职时，会影响机构的运营，且无法有效保障机构的权益。

2. 合规管理 人事管理制度的设计，需以"劳动制度"为核心，对人员的招聘、试用、管理、离职等各环节进行管理，获得人事任用的主动权，实现人力资源的优化。另外，对核心人员，设置相关的保密等制度，避免因人员离职，对机构的经营产生重大影响。

对于工伤争议的处理，建议为员工或雇佣人员缴纳工伤保险，根据《工伤保险条例》规定，若发生工伤，如果没有缴纳工伤保险的，全部由单位承担，应当引起医疗机构足够的重视。

五、广告宣传风险及合规管理

1. 风险分析 随着大数据、人工智能时代的到来，医疗机构为降低宣传成本或达到更好的营销效果，往往会通过夸大效果等方式提升广告的效果。但是随着广告领域监管力度的加强及《民法典》中对公民人格权保护的细化，在广告宣传中如果不能注意进行合规审查，可能会给机构带来不必要的法律风险。包括但不限于：擅自提高医疗美容项目类别等级、擅自拼凑外籍专家作为对外宣传噱头、擅自虚构荣誉提升知名度与影响力、擅自使用他人的肖像权等。

2. 合规管理 首先，广告宣传符合法律及行政规定。医疗机构在进行广告宣传时，须向食品药品监督管理部门等主管部门提出申请，并取得相关部门颁发的《医疗广告审查证明》《互联网药品信息服务资格证书》等文件后再进行宣传。

其次，宣传用语合法合规。我国《广告法》对于广告宣传的内容也有着详细规定，医疗机构须注意规范广告宣传内容。

最后，随着《民法典》的推行，对于肖像权的保护也越来越严格，在宣传推广文章、信息中未经他人许可使用其肖像，一旦被起诉进入诉讼程序后，基本上都会被判令承担相应的民事责任，故涉及肖像权的广告应当着重进行合规审核，避免侵犯他人肖像权。医疗机构如果要使用他人的照片或使用明星人物进行宣传，可以通过签订《肖像权使用协议》《明星代言合同》等文件，既能规范自身宣传行为，达到宣传效果，更不会侵犯肖像权，避免承担法律责任。

六、医院风险管理相关规定

在医疗行为的全过程中，医疗风险无处不在。医务人员、患者、医院管理人员、患者家属、涉及医疗行为的各类人员都可能成为医疗风险的责任人或受害者。为了避免医疗风险的发生，提高医疗质量，减少医疗纠纷，改善医院管理，特制订医疗风险管理相关规定。

（一）指导原则

医务人员是医疗风险防范的重要责任人，要对可能发生的风险具有预见性，注意发现医疗流程管理中的漏洞和缺陷，关注高风险环节，力求控制。对于不可控风险，要权衡利弊，降低风险。难以避免的风险，一定要向患者交代清楚，征得患者同意后方可实施。

（二）医疗风险管理制度

（1）院长是全院医疗风险管理工作的第一责任者，院长承担主管业务的风险管理责任，各科室主任承担所属科室的医疗风险管理责任。

（2）医院各科室员工均有权，也有义务提出全院、科室和岗位工作中的各种医疗风险隐患，规避、控制、上报风险，提出改进措施，保证医疗工作的安全和质量。

（3）医院医疗质量与安全管理委员会、科级质量与安全管理小组负责医疗风险管理工作，通过院科两级管理，定期对医疗风险现状调查、选题、设立目标、原因分析、制定对策、组织实施、效果检查和持续改进措施八大步骤开展日常风险管理工作。

（4）院科两级各质量与安全管理组织认真开展医疗风险管理专项整治活动，每月结合实际工作，对风险因素从发生概率及导致后果的严重性方面进行讨论、分析，并记录在案。

（5）科级质量与安全管理小组每月进行现有的操作规章、流程指南的学习，避免可预测的医疗风险。

（6）科级质量与安全管理小组每月一次或一旦发现新的医疗风险因素，及时召开专题会，查找、研讨、分析并寻找有效解决方法。各科可自行解决者自行解决，若需医院协调，则上报至医务科。在每月活动中，查找出的风险、隐患，科内首先提出处理意见，并在科内或病区内尽可能广泛地征求员工的意见，选择最优方案落实，并将所采取的措施通报科内。

（7）院长每半年对医疗质量与安全管理委员会活动记录进行检查，医疗质量与安全管理委员会每季度对科级质量与安全小组活动记录进行检查，并以询问方式了解科室员工对所记录的已施行的改进措施的知晓情况。检查各种管理措施的落实情况，对其有效性、实际性及便捷性进行评估。对于不完善的措施进一步进行分析、整改，直至完善。协助科内进行医疗风险管理工作，及时将有关情况上报医院。

（8）医疗质量与安全管理委员会每半年对检查结果进行汇总、整理、分析，上报主管院长，年终将全年情况进行汇总、分析，提出下一年度的医疗风险管理重点并制定年度工作方案。

（三）医疗风险预警标准

（1）危重患者抢救及高风险患者。

（2）急、重、危患者应做特殊检查和处理的，转诊患者具有一定风险的。

（3）输液、药物使用异常反应的。

（4）介于多学科之间、又一时难以确诊的重症患者，在执行首诊负责制后，存在一定风险的。

（5）对于自知或他人的提示下，有违反规章或操作规程，可能发生医疗风险的。

（6）对诊疗效果不满意，可能引起医疗争议的院内感染以及操作较复杂，有可能发生严重并发症或并发症发生率较高以及治疗效果难以准确判断的。

（7）对相关检查不健全，各项指征与相关检查不一致、报告单不准确、可能带来不良后果的。

（8）对新技术、新开展的诊疗项目以及临床实验性治疗，在做好技术保障的前提下，仍可能存在医疗风险的。

（9）对一次性用品、药品材料、仪器设备使用前和使用中发现存在隐患的。

（10）因玩忽职守、无故拖延急诊、会诊及抢救或因操作失当（粗暴），不负责任，擅自做主，可能造成风险的。

（11）对患方认为服务态度不好，使用刺激性语言或不恰当解释病情等引发激烈争议的。

（四）医疗风险识别方法

1. 医疗风险分类

（1）管理风险。①诊疗衔接管理制度不完善。如患者并发症无应对措施或相应专家会诊，职能不清；专家停诊未通知门诊挂号室对外公示等。②执行新政策法规不熟悉，门诊医生不够熟悉地方相关法规政策，如医保、公费医疗报销范围，开药天数。③开展新技术（项目）风险。

（2）诊疗风险。诊疗风险表现在如下几个方面：①错误诊断；②延误诊断；③遗漏诊断；④颠倒主次诊断；⑤以症状体征代替诊断或不写诊断。

（3）检查治疗风险。①选择的治疗方案或药物种类、剂量、用法失误。（导致治疗失败或肝、肾、造血功能损害，心律失常，胃肠道反应等）；②并发症；③输液反应。（热原反应、配伍禁忌、液体污染、滴速过快、药物反应）；④过敏反应。（过敏性休克、喉头水肿等）；⑤滥施辅助检查。（不必要、昂贵、重复的仪器检查不能报销或引发不满，孕妇行 X 线检查等）

（4）医护人员自身风险。①超常门诊量；②三级检诊少。门诊普遍存在三级检诊不落实，业务工作缺乏上级医生把关；③助理医师或未经授权医师承担诊疗活动；④知识更新；⑤人身安全保障。

2. 规避风险的措施

（1）增强风险意识，立足防范为主。①岗位培训及安全教育。所有医务人员无论职务高低、年龄大小均需进行带教并经考核合格后上岗；②落实医患沟通制度。特殊患者、特殊病情、特殊检查、特殊治疗情况下特别要交代清楚病情、病程、药物治疗影响及预后；③会诊及专科诊治制度。凡三次门诊不能确诊者转门诊办公室联系会诊，凡住院患者有疑问需转科、转院治疗需向医政科上报。④医疗文件书写规定。要求内容详实，字迹清楚、书写及时、保存证据。凡特殊治疗均需签署知情同意书。

（2）监控环节质量，侧重风险点。①风险监控组织完整。由各科主任、护士长、医生、护士组成质量与安全管理小组；②坚持风险点跟班。诊疗重点在疾病的诊断、治疗、输液、过敏试验；③及时处理纠纷。对患者不满及投诉，迅速作出反应，及时协调处理，常可免除诉讼并收到事半功倍的效果；④急救药品齐备，人员设备在位，状态良好

3．环节质量监控　抽查病历，注意应用医院管理部门考评结果和调查数据以弥补监控人力不足。

（五）医疗风险预警程序

对于可能发生的一般医疗风险，由科内医疗风险管理人员、科主任预先收集信息，对可能发生的较高医疗风险，科内医疗风险管理人员、科主任通过书面或电话报医务科备案，必要时报院长。

对因医疗风险可能发生的医疗纠纷，相关科室及时报医务科。

（六）医疗风险预警响应

对于可能发生的风险，科内质量与安全管理小组必须给予足够重视，适时做出适当的评估。必要时，由医政科组织医疗质量与安全管理委员会分析，确定可能发生风险的程度，并适时发出预警信号。

（七）医疗风险预警处理

对可能发生的风险，依照分析原因，确定控制、预防的措施，予以控制。对于可能涉及医疗争议的，向患方履行好告知义务，办理书面告知及知情同意手续。对可能发生难以控制的医疗风险，由医务科组织相关科室积极做出妥善处理，并记录。

总之，医院风险管理是医院稳定发展的重要保障。通过建立完善的风险管理机制、加强风险意识培训和教育、建立风险防范和应对机制、加强内部监督和审计以及建立信息共享和沟通机制等措施的实施，可以有效地降低医院的风险和管理成本，

提高医院的运营效率和竞争力。

（黄丽婷）

第五节　数据治理

当前全国各地的公立医院都在加紧推进智慧化建设，毫无疑问，智慧医院建设正在成为继医联体、国家双中心建设后，当前医改的新趋势，而"智慧"的关键要素是"数据"，数据治理无疑是助力智慧医院建设的最有力的突破。国家卫生健康委员会于 2018 年出台了《国家健康医疗大数据标准、安全和服务管理办法（试行）》（简称《试行办法》）。《试行办法》明确了健康医疗大数据的定义，并在标准管理、安全管理、服务管理几个方面对健康医疗大数据进行了规范。

医疗机构数据作为健康医疗大数据的重要组成部分，如何发挥其在临床医疗、医学科研、个人健康管理等领域的作用，是数据治理必不可少的环节。健康医疗大数据是国家重要的基础性战略资源，医疗机构数据是其重要组成部分。

当前医疗机构数据治理处于起步阶段，缺乏健全的治理体系及整体的治理实践，存在着"重创造轻管理、重数量轻质量、重业务轻增值"的现象，在服务创新、数据质量、开放共享、安全合规等方面面临着越来越严峻的挑战，亟须有效的解决方案。国家发布了《GB/T34960.5-2018 信息技术服务治理第 5 部分：数据治理规范》，该规范明确了数据治理体系。结合医疗机构数据独有的特点对该规范进行补充和完善，有助于为健康医疗大数据的临床医疗、医学科研、个人健康管理等领域的应用奠定良好的基础。

一、数据治理概念

数据治理是指数据资源及其应用过程中相关管控活动、绩效和风险管理的集合。其内涵是从组织架构、管理制度、系统建设、操作规范、绩效考核等多个方面建立管理体系，以提高数据质量，保证数据安全，促进数据共享利用。

《信息技术服务治理第 5 部分：数据治理规范》将数据治理定义为对数据资源及其应用过程中相关管控活动、绩效和风险管理的集合。数据治理是一个综合性、多维度的体系建设，数据治理目标是将医院各业务系统产生的数据，通过多种数据采集的方式，汇聚到统一的平台，进行数据清洗、加工、装载，形成有价值、高质量的数据资产，以安全可靠的方式供需求方高效使用。

国际数据管理协会（DAMA）给出的定义：数据治理是对数据资产管理行使权力和控制的活动集合（包括计划、监督和执行）。数据治理功能指导其他数据管理功能的执行，数据治理在更高的层次上执行数据管理。

国际数据治理研究所（DGI）给出的定义：指的是对数据相关事宜的决策制定与权力控制。具体来说，数据治理是处理信息和实施决策的一个系统，即根据约定模型实施决策，包括实施者、实施步骤、实施时间、实施情境以及实施途径与方法。

二、数据治理总体框架

数据治理是一项复杂、长期、系统性的工程，涉及思维、方法、系统工具等多方面要素的综合运用。医院数据治理总体框架设计可以概括为"两个体系、三个层面、一个工具"。

1. "两个体系" 分别为数据治理的组织体系和数据治理安全体系建设。组织体系通过建章立制为医院数据治理提供组织保障，确保各项工作"有人来管""有章可循""有效可查"。安全体系主要通过构建完备的安全管理制度、采用稳固的安全保障技术来夯实安全基石。

2. "三个层面" 分别为治理基础层、数据加工层和价值体现层。其中治理基础层主要完成数据标准定义与管理、元数据和主数据管理、数据模型等；数据加工层是数据治理主要操作层，包括流程设计、数据采集、数据汇集、深度加工、数据资产管理等，并按照 PDCA 进行质量控制；价值体现层即数据治理本身的价值，医院信息化需要从长期以来过于偏重信息流程秩序的规范与管理使用的效率，转向重视信息价值开发，要重视数据价值体系的重构与挖掘，进一步释放数据价值创造与价值分享的能力。

3. "一个工具" 是构建一个智能的数据治理与服务平台。数据治理不能停留在手工、人工的层面上，需要通过信息系统将相关规划、制度、规范和标准、流程及数据管理注册等功能实现，推动医院数据治理流程固化、量化、标准化，能做到可查询可追溯。

三、国内外数据治理标准规范现状

当前，在涉及数据治理方面我国发布了以下国家标准，并分别对相关数据治理要点进行规定：

（1）《信息技术数据质量评价指标》（GBT36344–2018）。

（2）《信息技术服务治理第 5 部分：数据治理规范》（GB/T34960.5–2018）。

（3）《数据管理能力成熟度评估模型》DCMM（GBT360732018）。

（4）《信息安全技术健康医疗数据安全指南》（GB/T39725–2020）。

在国际上，DAMA 国际数据管理协会发布了《DAMA 数据管理字典》和《DAMA–DMBOK2 数据管理知识体系》，以上是国内外数据治理标准 / 知识体系的权威规范。

目前，医院数据治理体系的建设普遍存在以下若干问题：①专业数据治理人才不足；②数据中心重建设，轻管理，少应用；③数据治理对人工还存在较强依赖，自动化、实时性还有待提升；④数据安全较为重视，同时也限制了数据共享和应用；⑤数据治理权责界限不清，存在职责重叠或缺失。

数据质量方面可总结为三个突出的问题：①业务系统源端问题；②数据共享转换过程问题；③数据汇集建设问题。

四、医院数据治理发展阶段

近 20 年来，我国医院数据治理发展经历了三个阶段，即初期："烟囱"式建设；中期："集成"式建设；后期：智慧管理与数据应用时期。

1．"烟囱"式建设　即垂直式建设，如 HIS、LIS、PACS、EMR 等，彼此之间点对点相互连接；"烟囱"式垂直式建设形成了数据孤岛，导致数据不标准，业务流程不畅通，对后续的数据采集、数据共享造成诸多不便。比如：各 PACS、LIS、手术麻醉系统及移动护理系统与 HIS 脱节，实际执行时间未反馈给 HIS，造成时间点不连续等问题。由于流程环节节点时间记录较少，对有问题的结果进行追溯时，困难较大。无法了解是哪个环节出现了问题,一旦出现纠纷,很难界定责任,同时没有全程跟踪,系统中无法看到过程状态。

2. "集成"式建设 在这一阶段,云计算和大数据等技术被广泛地应用。云计算帮助医院实现了基础设施的整合和利用,提高了系统资源的利用率,可以将全院的信息化系统部署在一套私有云系统里。不但避免了"竖井式"的 IT 基础架构,同时也减少了医院信息中心技术人员的运维和管理的工作量。大数据技术的应用可以实现医院信息系统的辅助决策,提高医生的工作效率和降低医院的运营成本。

3. 智慧管理与数据应用时期 随着医院信息化系统建设的不断完善,医疗系统也变得更加智能。在这一阶段,医院的数据通过集成和 CDR 等平台实现了整合、标准化处理和互联互通。人工智能技术的应用将医院的信息化变成智能化。数据的共享进一步提升区域医疗系统之间的信息化水平,有效解决了患者看病难和看病贵等问题,显著地提高了人民健康生活水平。

五、医院数据治理体系建设

1. 数据治理组织与制度建设 数据治理涉及医院所有业务和管理领域,需要明确相关部门和科室管理活动的职责范围和协作模式,方可切实保障数据治理工作的顺利推进。

首先,成立院级数据治理委员会,委员会应定期召开数据管理工作会议,听取并讨论数据管理工作的开展情况,提出对后续工作的指导和建议,并对相关数据管理事项进行决策(特别是针对部门层面的不同意见)。其次,针对项目成立部门治理委员会,组成数据管理专员团队,定期召开例会或根据实际需求在必要时召开会议,讨论有关数据管理工作事项,明确决策的方法,确保部门/项目的数据治理任务的解决。最后,设置具体的医疗数据管理部门,针对数据问题和数据治理工作事项随时沟通交流推进保障数据治理工作的顺畅推进。

医院数据治理总体框架设计可以分为两个体系:数据治理的组织体系和数据治理安全体系建设。组织体系主要是建立独立完整的数据治理组织体系,明确管理组织的各级角色和职责,制定数据治理战略、规范和细则;安全体系主要是通过构建完备的安全管理制度,采用稳固的安全保障技术来夯实安全基石,保障数据隐私、安全、保密与合规。其整个框架可以细分为可分布落地实践的几个模块:法律合规体系、组织保障体系、流程体系、技术体系和安全基础设施。

2.　标准规范建设。数据标准与数据规范是指导医院核心数据进行有关存在性、完整性、质量及归档的测量标准，为评估医院数据质量，并且为手动录入、设计数据加载程序、更新信息以及开发应用软件提供的约束性规则。医疗机构应梳理分散在各系统中的数据，参考国家、地方卫生行政部门发布的标准数据集，确定统一的命名、定义、数据类型、值域规则、计算方法，确定解释、核对、负责科室。制定数据标准的目的是能够帮助增强数据理解，架起医院内业务部门与 IT 部门之间的桥梁，使得业务人员、技术人员在提到同一个指标、名词、术语的时候有着一致的理解，避免歧义。

规范管理包括流程管理与支撑规范、信息规范与数据规范等内容。首先，流程管理规范规定了人员或是角色的配置与管理，确定数据标准、更新维护、数据质量跟踪等内容由谁完成。其次，规定了各种审批流程。标准和规范的制定有助于完成以下目标：数据有明确和准确的定义；数据有明确的责任方；数据有清晰的存储方法与合理的时间权限；数据加工方法明晰；数据访问方式与控制明确；数据内容符合标准要求与质量要求。

3.　数据治理架构　数据治理内容的总体架构是通过构建智能的数据治理与服务平台，把整个数据治理过程分为五个层，从底部往上分别是：

第一层为数据源层，即院内产生数据的各业务系统。包括 HIS、LIS、药事管理、电子病历、财务管理、HRP 等，还包括患者的体检数据、医保数据、随访数据、家庭健康监测数据等，对不同来源的数据进行梳理整合，建立大数据平台对各种来源的数据进行接入。

第二层为数据获取层，对不同类型、不同来源、不同时间的数据接入采用 ETL 工具实现多数据源适配。通过配置不同数据库连接，实现对不同数据库进行数据抽取任务的创建、运行、运维，并且抽取过程中完成数据脱敏、加密存储以及一致性、逻辑性校验。按照 HIPAA 中定义的关键隐私数据（姓名、身份证、联系方式、家庭住址、生物信息等）通过加密算法计算后导入大数据平台。

第三层为数据存储层，获取的数据经过调度分类管理，按照日常使用业务的不同可以分为相应的模块，以不同的形式进行存储，包括有患者信息、医生信息、门诊信息、住院信息、药品信息等。

第四层为功能运用层，主要是从数据质量管理、使用者的角度进行划分。可以分为主题分析和数据上报/推送两大模块，前者是根据院内使用者需求角度出发，把相关数据汇总分析生产报表，产生各主题分析，如院长决策、门诊分析、急诊分析、住院分析、收入分析、资源分析等；后者则是针对院外数据报送需求出发，产生不同的报表，可以设置日报自动化推送、财务数据上报、卫统数据报送等。

第五层为用户访问层，主要是实现对用户权限的有效管理，满足院级领导和科室领导的数据权限控制，保证数据安全。针对不同层级的用户进行权限设置，分类授权，使用户在权限范围内对相关数据进行访问，调取及利用，为医院的发展决策提供数据支持。

4. 数据治理实施路径　数据治理的实施路径也可以分为"三个层面"：治理基础、数据加工和价值体现。

（1）治理基础层：治理基础层主要完成数据标准定义与管理、元数据和主数据管理、数据模型等，统一数据标准。建立统一的数据标准是数据治理体系的基础，也是数据治理成功的关键。在数据标准制定阶段，收集相关行业标准和国际标准、部门规范文件等对数据字典进行标准化定义，以制定医院区域内的通用数据标准指标。

（2）数据加工层：数据加工层是数据治理的主要操作层，包括流程设计、数据采集、数据汇集、深度加工、数据资产管理等，并按照 PDCA 进行质量控制。包括对采集数据进行格式校验及清洗、结构化，标准化处理，对全院所有业务主数据、元数据和所有医疗数据源头进行标准化管理，所有数据经过接口初步验证后开始进行错误处理，主要检查医疗数据格式是否满足相关标准、数据内容是否正确。由于医疗数据的多样化，要保持其唯一性和可靠性还需要进行数据清洗，根据预先设置好的数据清洗规则，通过数据提取—转换—加载校验和清洗后才能加以应用和分析。

（3）价值体现层：即体现数据治理本身的价值，医院信息化需要从长期以来过于偏重信息流程秩序的规范与管理使用的效率，转向重视信息价值开发，利用从医院各业务系统中采集来的教学、科研、人力资源、绩效、收入、成本、收益、资产等信息，充分挖掘和发挥数据的价值，帮助医疗机构指导临床、科研和管理决策工作，使医院真正实现精细化管理。

六、医院数据治理重点

制定标准与数据规范。数据标准与数据规范是指导医院核心数据进行有关存在性、完整性、质量及归档的测量标准，为评估医院数据质量，并且为手动录入、设计数据加载程序、更新信息以及开发应用软件提供的约束性规则，数据规范一般包括数据标准、元数据、主数据、数据模型等。

1. 数据采集 医院数据类型和结构复杂而多样，医院建立的信息系统由于建设时间、建设主体和承建公司不同，采用的平台、架构、数据库、网络结构和接口等都不尽相同，造成了医院存在大量形态不同的结构化数据、半结构化数据和非结构化数据，而且医院数据体量庞大、敏感性高，所以数据的采集过程对安全性和准确性要求较高。

2. 数据汇聚 数据汇聚主要是把采集起来的数据进行集中管理，实现对数据的脱敏处理、映射以及清洗。

3. 数据深度加工 数据深度加工是数据治理的核心环节，是利用人工智能技术在数据治理工作中体现。数据深度加工主要将原始的数据库结构通过采集、汇聚，统一到数据模型上，再通过机器学习的技术手段对数据进行自然语言处理，进行数据归一化和结构化处理。

4. 数据资产管理 数据资产管理侧重于对医院内部数据资产的展示和分析，数据资产管理能够从业务角度展现医院各主题域，辅助定位数据、了解数据、使用数据。

5. 数据治理的核心，也即医院数据资源建设的重点，是持续提升数据质量。对数据质量的评价指标有通用的国际标准，可分别从规范性、完整性、准确性、一致性、时效性和可访问性六个维度进行衡量。

七、医院数据治理主要内容

从8个方面开展数据治理工作，包括构建数据治理组织体系、元数据管理、数据标准选用、主数据管理、数据集成、数据质量管理、数据安全与合规管理、数据应用服务。

1. 构建数据治理组织体系 首先必须做好顶层设计和整体规划，医院可成立专门的数据治理工作领导小组，制订数据治理战略、规章制度和细则，明确管理组织的各级角色和职责，建立有效的数据管控机制和数据质量问题处理机制，实现常态化监管和质量问题闭环管理。

医院成立数据治理工作领导小组，由主要领导担任组长、业务分管副院长与信息分管副院长担任副组长，成员由办公室、医务、护理、财务、绩效、信息、药学等部门人员组成，下设数据治理办公室负责医院数据治理日常管理工作，根据职责划分标准与规范组、数据平台组、应用与服务组、数据安全组、基础设施组。

2. 元数据管理　GB/T 18391 及 ISO/IEC 11179《信息技术－元数据注册系统》对元数据（Metadata）的定义是"定义和描述其他数据的数据"，简单可理解为关于数据的数据（Data about Data）。元数据管理是数据治理的基础，是对业务元数据、技术元数据、操作元数据进行定义、维护和管理，实现数据的创建者和使用者对数据的表示和含义形成相同理解的目标。

根据数据的性质和应用特点，元数据一般划分为三类：技术元数据、业务元数据、操作元数据。

技术元数据主要是描述技术领域的相关概念信息，包括数据结构属性、数据处理方面的特征描述，以及数据源接口、数据映射关系、数据血缘、数据仓库、存储、统计指标等。

业务元数据是描述业务相关的元数据，包括业务术语、业务指标及相关计算口径、业务规则和算法、概念模型、数据标准以及数据质量规则等内容。

操作元数据是描述数据使用方面的元数据，包括数据所有者、使用者、访问方式、访问时间、访问限制、系统执行日志、数据备份、归档时间等信息。

3. 数据标准选用　统一规范的数据标准体系是实现医院内数据整合、业务协同和各类数据资源互通共享的重要条件。数据标准是保障数据的内外部使用与交换的一致性和准确性的规范性约束，包含国家标准、行业标准、地方标准等各类标准，涵盖数据元、数据集、值域、统计指标、指标集、共享文档、技术规范、引用标准、分类与代码、功能规范等。医院需明确数据与信息标准的内涵和范围，根据医院的应用场景，选择引用各级各类标准。

目前已经选用 ICD-10、ICD9-CM3、SNOMED CT、LOINC、ICD-O-3、ATC 等标准字典，涵盖使用国标 17 项、行标 385 项、院标 76 项，结合临床数据使用习惯与医院个性化需求，形成一套医院的标准术语体系，以支撑数据的标准化建设。

4. 主数据管理 主数据是从元数据中衍生而来，是能够满足跨部门协同需要的、反映核心业务实体状态属性的基础信息，属性相对稳定、准确度要求更高、唯一识别的数据。医疗信息领域的主数据内容主要包括人员信息、科室信息、项目信息、药品信息、耗材信息、疾病编码等信息。

主数据管理能够消除数据冗余、提升数据处理效率、提升医院战略协同力，主数据管理体系的搭建，不仅仅是技术层面的标准体系和工具，还包括制度层面的保障体系。

技术层面上，医院信息部门负责梳理制定基于元数据管理的主数据维护规范、编码规则和操作手册，建立全医院统一的基础数据的主数据管理平台，实现系统间调用和同步功能，负责指导主数据管理平台的使用。

管理层面上，建立在业务与数据分析总览图的基础上进一步细化每个业务域的流向，根据业务流图中各报表等的字典来源的负责科室，确定其具体负责的主数据。

5. 数据集成 采用 ETL 工具进行从业务系统数据抽取（Extract）、转换（Transform）、加载（Load），从多个数据源提取业务数据，清洗数据，集成数据，并将数据装入数据仓库中，支持批量数据迁移、实时数据集成和数据库实时同步，支持多种异构数据源，全向导式可视化配置和管理，支持单表、整库、增量、周期性数据集成。

数据抽取的过程，采用数据库动态日志捕获同步技术，从不同业务系统数据源中进行指定规则的数据提取工作；数据清洗是清理数据，使数据更精确更有意义的过程，过滤不完整的、错误的和重复的等不符合要求的数据，同时完成数据类型转换和维度转换，将来源于不同业务系统的数据进行统一处理；数据装载即将转换和汇总的数据保存到数据仓库中。

6. 数据质量管理 数据质量管理是对数据的生命周期的每个阶段里可能出现的各类数据质量问题，进行识别、监控、预警等一系列管理活动。从事前、事中、事后做好数据质量管理，确保数据完整性、准确性、一致性、及时性。事前预防，标准规范"时时在"，加强信息录入的控制和校验，严格执行元数据、主数据、数据标准的基本要求和管理规范，持续做好数据的采集和整合的质量控制，从源头开始把好数据质量入口关；事中控制，质量监控"常常有"，在数据采集、加工过程中，建立数据质量监控规则，实时监控数据质量问题，确保及时发现、及时预警、及时整改；事后处理，追根溯源"及时清"，在事后处理阶段，及时定位数据质量问题产生的源头及原因，从技术层面、业务层面、管理层面做到"有错必纠、有错必改"，确保数据质量问题得到彻底解决。

在数据集成、数据清洗、数据转换、数据融合和数据服务等过程中，依托数据质量监控规则和数据质量监控模型，进行全面的数据质量监控，当发现数据问题时进行数据质量问题预警，预警信息可以通过微信、企业微信、短信等多渠道通知用户，让用户第一时间了解数据质量问题并进行整改，不断提升数据质量。

7. 数据安全与合规管理　《数据安全法》第二十七条明确了数据安全管理的规定：一是开展数据处理活动应当依照法律法规的规定；二是开展数据处理活动应当建立健全全流程数据安全管理制度，并组织开展数据安全教育培训；三是开展数据处理活动应当采取相应的技术措施和其他必要措施，保障数据安全。

医院在开展数据治理的过程中，应从数据的全生命周期角度开展数据安全管理工作，包括用户管理、登录认证、访问授权、传输加密、数据脱敏、分级分类、行为审计等。

加强数据合规使用与安全管理，按照国家《数据安全法》《个人信息保护法》和相关规章制度，在保证数据安全与合规前提下，开展数据处理工作，通过构建完备的安全管理制度、采用稳固的安全保障技术，与安全硬件设施相结合，建立全方位数据安全防护体系，实现对数据访问人员的统一账号管理、认证、授权、审计，加强数据修改、使用等环节的安全审计，制定医院数据安全与隐私保护规则，提供对隐私数据的加密、脱敏、模糊化处理，保证数据安全。

8. 数据应用服务　以数据为根本，以业务为导向，通过对医院数据的集中、整合，实现对海量数据的价值挖掘，提升服务支撑能力，开展诸多数据应用服务，列出部分应用如下：

（1）集成医院各业务系统数据，提供以患者为核心的患者360视图，为医院各类信息化应用提供一个统一的、完整的数据视图，可全景展现患者在医院的基本信息、既往病史、检验、检查、病历、手术、病程记录、医嘱情况等。

（2）以员工主数据为基础，将人事系统、HIS系统、一体化病历系统、绩效系统的相关指标接入员工360系统。平台可统一展示员工信息、医疗数据、教学工作量、科研数据，有效提升院内各项人才与项目的遴选效率，为选人用人，促进员工成长及相关政策的制定提供可靠依据。

（3）运营数据中心为医院管理人员提供基础固定报表、分析报表、仪表盘、移动报表、企业微信等全方位的数据服务，涵盖综合分析、目标完成分析、门诊综合分析、住院综合分析、手术综合分析、资源配置及效率分析、收支结余综合分析等七大业务主题，包括300+个BI指标，并对每个指标的统计口径进行梳理、统一管理，支持指标的下转分析及可视化分析，为运营决策提供数据支撑。

（4）上线DRG运营分析系统、医保结算管理系统、病案首页质控系统，从病案质量、整体运营、超支结余、学科发展、优势病种等多个维度对数据不断探索，为医保支付方式改革提供强有力的信息支撑和决策依据。

（5）VTE项目实施过程中，从数据中心集成的病历、检查、检验等信息中自动进行静脉血栓栓塞症风险评估，医生确认后根据患者的评估情况，系统自动提醒医生采取相应的预防措施。管理部门可对评估类指标、诊断类指标、治疗类指标、结局类指标、风险因素指标等质控信息实时监控、评估画像、汇总分析，实现了全链路智能评估及一体化VTE管理。

总之，数据治理工作任务复杂，难以一蹴而就，对于医院而言，数据治理人员的素质与能力，以及医院制度体系、业务规范、标准化是一个逐步提升的过程。数据治理不仅是信息管理部门的事情，还涉及医院整体管理的诸多方面，推动数据与业务的共同治理，才能从根本上提升数据质量。只有建立数据治理常态化机制，将数据治理作为日常习惯、形成医院文化，从组织、标准、流程、质量、运营等方面构建医院全生命周期的数据治理体系，不断探索和实践，不忘初心、持之以恒、不懈努力，才能把数据治理做好，为未来数据利用夯实好基础，真正发挥出数据资产的效益，提升医院的竞争力。

（黄丽婷）

第三章 医院医疗业务管理

第一节 概 述

一、医疗管理的概念

医院的医疗管理是指对医院医疗系统活动全过程进行的组织、计划、协调和控制，使之经常处于运作的状态，并对变化了的客观环境有较强的适应性，以达到最佳医疗效率和医疗效果的目的。现代医院的医疗管理就是有效利用医护人员的技术力量、合理使用各种医疗资源，解除患者的疾病痛苦，为人群提供健康保证。它包括的内容更为广泛，是指所有利用医院资源，保障人群健康的医疗行为。当前，随着社会经济环境、生活水平、生活习惯等的改变，疾病谱和死亡谱、人口年龄结构、病因与死因、防治对象和防治对策等发生了很大的变化，这些变化导致医疗含义包容了预防、诊疗、康复和保健四方面内容。

二、医疗管理工作要求

医疗管理工作具体要求如下。

1. 坚持患者第一的原则 患者的需要就是医疗工作的需要。

2. 安全有效的原则 严格执行各项医疗规章制度，防范医疗差错事故的发生。

3. 执行首诊负责制原则 即对首诊患者做到谁接诊谁负责，不得推诿，确系他科疾病，应主动请相关科室会诊后转科。

4. 加强重点管理的原则　注重重点患者、重点科室、重点环节。

三、医疗管理职能

医疗管理的职能主要包括：明确医疗管理任务目标，如门诊、急诊、病房、院外及医技科室的医疗工作数量、效率及质量目标，新开展医疗项目的方向、规模，技术力量的配备；保证医疗技术水平充分发挥，科学设置医疗组织机构，包括医疗技术人员的配备、组合与调度，医疗技术人员的调整与排班，医疗指挥系统灵敏反应；完善各项医疗规章制度，如以责任制为中心的医疗管理制度、各级人员职责、各种诊疗常规、各项技术操作规范；检查评估医疗效果，分析和找出管理上的缺陷和不足之处，调整医疗管理的内容。

四、医疗管理基本内容

1. 诊疗组织的管理　诊疗组织是医疗活动的组织保证。没有诊疗组织，医疗活动就无从谈起。因此，加强诊疗组织的管理是医疗管理重要的基础性工作。诊疗组织的管理在保证诊疗活动有序、相对稳定的同时，应当重视适时地变革。

2. 医疗技术的管理　医疗管理是一个具有强烈技术性的管理。因而，医疗技术管理是它的中心环节。随着临床医学科学技术的快速发展，医疗技术管理日益呈现精细化、综合化、系列化和实时化。

3. 医疗安全管理　针对医疗中产生不安全的因素，如医源性因素、医疗技术因素、药源性因素、医院卫生学因素和组织管理因素，做出相应的管理对策。

医疗管理是一个过程，各个环节有不同的管理内容、不同的特点、不同的工作方法。下面介绍现代医院门诊管理、住院管理、急诊管理、医技科室管理、病案管理等方面的基本内容和基本要求。

（毕建强）

第二节 门诊管理

一、门诊医疗工作的特点

门诊是直接接受患者进行诊断、治疗、预防保健和康复的场所，有其自身的特点。门诊医疗工作呈现"集""强""大""杂""繁"的特点。

1. 患者就诊时间高度集中　就诊高峰多集中在上午门诊每天要接待大量来自社会的患者。大量的患者及患者陪伴者和医务人员聚集在门诊部进行检查和治疗，具有公共场所人群聚集的特点。

2. 时间性强　门诊医生用于诊断和治疗的时间短，就诊者希望在短时间内对他们的疾病作出准确的诊断和有效的治疗，特别是对急重患者，这要求门诊医护人员业务技术水平要高，临床经验要丰富，技术操作要熟练。

3. 患者流动性大　容易发生交叉感染门诊患者中，常有患急性传染性疾病的患者，候诊室又是患者集中的场所，故容易引起交叉感染。要求医院做好门诊感染管理，尤其是预防交叉感染和环境卫生管理。

4. 就诊环节多且复杂　门诊流程包括挂号、候诊、诊断、检查、取药、治疗等多个环节，任何一个环节的堵塞都可能造成整个流程的不畅。门诊管理要注意各环节的特点和时间，做好导医工作，简化就诊手续，帮助患者就诊。

5. 工作人员交替频繁　门诊各科工作人员经常轮换，影响对患者的连续观察和治疗，要强调交接班制度，加强病历管理和科室之间的配合。

二、门诊科室设置和管理体制

1. 门诊科室设置　门诊科室设置可分为四类：即一般门诊、急诊门诊、专科门诊、特殊门诊。随着医学专业分科越来越细、协作性越来越强，门诊科室的分科也越来越细。以 500 张病床的医院为例。

（1）一般门诊：是医院门诊的主要部门，门诊科室有内科、外科、妇产科、儿科、眼科、口腔科、耳鼻喉科、感染科、中医科、皮肤科、保健科、社区卫生服务中心。

（2）急诊门诊：急诊门诊可设内科、外科，其他科急诊由住院部二线医生应诊。

（3）专科门诊：专科门诊是根据各自医院发展的侧重点和医院综合实力不同而设置的。医学各学科深入发展后不断分化，医学诊疗手段层出不穷，各种先进仪器设备不断得到应用，一些疑难病症不断得到攻克，医院相应产生了专科、专家、专病门诊，如内科分为呼吸内科、消化内科、神经内科、心血管内科等；外科可设泌尿外科、普外科、骨外科等。进一步可分专病专家门诊，如糖尿病、哮喘、冠心病、心律失常、风湿病、白内障等。

（4）特殊门诊：是随着医学模式的改变而设立的，如老年病门诊、心理咨询门诊、疼痛门诊、康复门诊、碎石中心，为方便患者就诊，提高服务水平，绝大多数医院设立了导医门诊或导医台。

2. 门诊管理体制　门诊的组织管理体制主要采用业务副院长领导下的门诊部主任负责制，负责门诊、急诊、院前急救工作。县级以上综合医院应建立急诊科或急救中心，单独领导急诊工作。医院门诊部的领导体制大致分为两种形式。

（1）双重管理形式：门诊工作人员包括医、技、护人员，以及后勤人员、财务人员等，接受门诊部主任和所在科室主任的双重领导。门诊部设主任、护士长各一名，主任主要负责检查、督促、联系、组织、协调工作，处理日常门诊工作和应急事件。医护人员的安排主要由各临床科室派出。护士长总管门诊护理工作，督促检查门诊护理质量，协助主任做好各种协调工作。

（2）门诊部统一归口管理形式：凡在门诊部工作的医、技、护、工勤等各类人员无论从哪个部门和科室派出，在业务组织管理和考勤考绩方面都由门诊部负责，并要求各部门和科室派出参加门诊工作的医护人员做到相对稳定，不得随便调动。

三、门诊管理的基本内容

1. 负责组织完成患者的门诊诊疗工作　如何组织和调整门诊患者有序、及时就诊，保证就诊患者的诊治质量，缩短患者在门诊的等候和非诊疗时间，提高诊断符合率和重危患者抢救的成功率，降低规范门诊医疗服务流程，合理配置医疗资源，简化和规范门诊工作流程。

2. 合理组织门诊医疗工作，为患者提供就医的方便环境　结合地区、季节、服务对象、患者就诊习惯等不同情况，为患者设置有秩序的全日制门诊。注意根据患者就诊密度和规格合理地调配临床医师。挂号、划价、收款、取药一站化，简化手续，提高工作效率，也可采用分科挂号、收款，缩短患者在院的非治疗时间。

门诊环境布设要根据医院的建筑形式和科室特点合理安排，减少患者逆流次数。要宽阔、明亮、整洁、肃静，有必备的公共卫生设施，如痰盂、废物桶、洗手池和饮水处等；门诊入口处或门诊大厅应设有门诊布局示意图和咨询台或导医台，有鲜明路标和各种指示标志；科室门上设有标牌。

3. 严格门诊工作各项规章制度，为门诊患者提供优质的医疗技术服务

（1）建立检诊分诊制度：早期发现传染性疾病、早期隔离；预先确定就诊专科，减少转诊、转科的麻烦；对重症患者可立即转到急诊室，保证抢救时间。门诊分诊工作应指派临床经验比较丰富的护士来承担。

（2）严格执行首诊医生负责制：凡接诊的危急重患者必须负责到底，防止互相推诿拖拉现象，确诊他科疾病，主动请相关科室会诊后转科。转诊时，原接诊医师应把转诊目的、要求详细记载在转诊单或病历上，必要时随患者前往，协商讨论诊断治疗意见。

四、门诊任务

门诊是医院的重要组成部分，其任务必须与医院总任务相适应。门诊工作的主要任务有：

（1）承担基层送诊单位转来患者的会诊，要充分发挥基层医疗单位的技术与能力，有的患者在明确诊断和治疗方案后，应转向基层医疗单位处理，也可留本院治疗，必要时转往有关医院。

（2）负责相关人群的健康检查、疾病普查、预防保健、评残鉴定等工作。

（3）积极开展医疗保健咨询和技术指导工作。运用各种形式进行卫生知识、疾病的防治、计划生育、优生优育，以及卫生法规的宣传教育工作。

（4）加强传染病管理，对传染病或疑似传染病患者实行严格隔离制度，并做好一切消毒工作，以防传染病进一步扩散。要认真填写疫情报表，及时上报。

（5）负责所承担的教学和科研工作，以及区域性防保指导工作。

（6）门诊要在负责地段范围内做好医疗、预防、保健康复工作。开展计划免疫

和健康教育，做好家庭病床诊断、治疗工作。

（徐秀军）

第三节　住院诊疗管理

一、病区设置和管理体制

病区（也称病房）是住院治疗的业务单元，每个病区是一个独立的诊疗单元，由若干个病室和病床组成，以医、护人员为主体，在医院各部门各系统共同配合下，对患者进行诊治、护理及各项医学服务工作的综合性业务单元。一般病区设 30 ~ 50 张病床，根据医院床位和专业设置等确定多少病区。每个病区设主任、护士长各 1 名，副主任 1 ~ 2 名，住院总医师 1 名，教学医院一般配备 1 名教学秘书。医生按照专业设几个医疗小组，每个小组体现三级医生的技术梯队。

目前我国病区管理以科主任负责制为主，护士长负责病区护理并协助行政工作。随着医学专业的不断细分和协作性越来越强，有些医院设大内科、大外科等大科主任，负责各相关病区行政、业务工作的协调，他们既是强有力的管理者，又是医院的医学权威。

二、住院诊疗管理工作特点

1. 住院诊疗管理是医疗管理的核心　病房是医院实施诊疗工作的主要场所，不仅为住院患者提供诊疗服务，而且为门急诊工作提供坚实的后盾。患者诊治效果、医院技术水平和医疗质量、医院的经营和社会信任度主要源于住院诊疗管理，有效的住院诊疗管理可提高服务工作效率和医疗技术水平，合理消耗医疗资源，因此住院诊疗管理水平是医院服务能级的一项重要标志。

2. 住院诊疗以三级医师技术结构为核心　我国医院实行三级医师制，有主任（副主任）医师（三级）、主治医师（二级）、住院医师（一级）。实行总住院医师制的医院，从住院医师中分出总住院医师，负责教学、医疗等业务管理工作。住院医师是诊疗患者的直接实施责任者，担负日常的诊疗工作，拟定诊疗计划，下达医嘱，书写患者诊疗记录，具体实施诊疗技术，按要求完成基础诊疗任务。他们约占医师总数的60%，对医疗效果和医疗质量的提高起很大作用，应重视对他们的培养，加强"三基"考核，定期检查，帮助他们尽快成才。主治医师是诊疗患者的责任者，日常诊疗中的决策者和住院医师的直接指导者，负责审定诊疗计划，制定医嘱，解决诊疗中的疑难问题，安排值班和技术操作（包括手术）实施者，指导住院医师，他们占医师总数的20%～30%，是诊疗工作的骨干，是保证医疗质量的关键。主任(副主任)医师，是诊疗组织中的指导者，疑难重症诊疗责任者，是本科（专业）的学术带头人，指导主治医师、住院医师，解决并决定急重难病症诊疗问题，开展新的医疗技术、新的医疗项目和科研工作。他们占医师总数的10%～20%。在医疗工作中，三级医师是自上而下逐级指导、自下而上逐级服从的关系，并以检诊、查房、会诊、病例讨论、医疗文书书写等业务活动相互联络、协同，组成紧密工作网络，完成诊疗工作。

3. 住院诊疗管理涉及多学科、多部门的协作　患者住院接受诊疗涉及收费、查房、会诊、手术、取药、检查等诸多环节和内容，这需要通过住院管理来协调临床、医技各科室的业务工作，同时搞好设备、维修、环境美化等后勤供应，各部门各学科间要紧密配合，发挥医院整体医疗功能，使患者得到及时、有效、合理的诊疗服务。

病房是为医务人员和医学生提供临床实践的场所，是开展临床科研的重要基地。住院诊疗工作是为医学生提供临床实习和为进修医生提供学习深造机会的场所，同时也是医务人员提高技术水平的载体。临床科研成果也主要通过住院诊疗来取得，而且只有通过开展临床科研工作才能保证住院诊疗工作的质量和促进病房工作管理水平的提高。

三、住院管理的内容

（一）住院流程管理

第一步：患者进入病房后，值班护士应主动热情地迎接患者，根据门诊、急诊医师初步诊断意见，迅速安置好病床，简单询问，检查体温、脉搏、呼吸、血压、体重等，填写病历、床头牌，向患者介绍住院规则、病房生活制度和病房环境等有关事项，随后通知分管医师或值班医师接诊。如是危重患者，应立即通知分管医师做紧急处置。

第二步：经治医师根据门诊医师臆测诊断，采集病史，进行体格检查，作出初步诊断，提出护理级别、膳食特点，开出长期和临时医嘱，根据臆测诊断填写必要的检查申请单等，并由主治医师和主任医师做必要的审核和补充。

第三步：理化检查。必要的理化检查及专科特殊项目检查是明确诊断的重要依据，检查可进一步明确病变部位、范围大小、病变性质以及所导致的生理病理改变，要根据患者的病情合理检查。

第四步：明确诊断，提出治疗方案。根据患者的主诉症状、临床客观体征及各种检查结果，医师要做出临床诊断，制定相应的治疗方案，如用药、治疗或手术等，并向患者或家属交代病情，特殊治疗、特殊用药必须先征求患者或家属的同意，签字认可。

第五步：出院。向患者交代出院后注意事项、病情转归等。

住院流程：持住院通知单缴费入院→确定病床→病房各级医师查房→接受各种检查→明确诊断→接受医师制定的诊疗方案→好转或治愈→出院。

（二）查房

查房是病房最基本、最重要的医疗活动，是提高医疗质量的重要环节，必须严格执行三级医师查房制度。查房目的在于及时观察患者病情变化，进一步明确诊断，制定合理治疗方案和观察治疗效果，检查医疗护理工作完成的情况和质量，发现问题及时纠正，还可结合临床医疗护理实践进行教学活动，培养卫生技术人才。查房的方式包括晨间查房、午后查房、夜间查房、急危重患者查房、教学查房和院长查房。

（三）会诊

会诊是发挥医院各学科优势，发挥医务人员集体智慧，重点解决疑难、危重患者和特殊医疗对象的诊断和治疗的一种重要方法和有效形式。会诊的方式包括科内会诊、科间会诊、全院会诊、院外会诊、急诊会诊。

（四）病例讨论

病例讨论是诊疗管理的一项重要制度。病例讨论可分为疑难病例讨论、术前病例讨论、住院病例讨论、死亡病例讨论和临床病例讨论。临床病例讨论，是根据临床医疗或教学的需要所进行的系统性理论研究活动，定期或不定期召开，也可一科或多科联合举行。上述各种讨论会的目的要求有所不同，讨论的方式、内容和参加人员对象也不同。如术前术后的病例讨论，应邀请麻醉科、药剂科、手术室、病理科、检验科、护士等人员参加；特殊手术也可请有关医务人员参加；死亡病例讨论会，除本科医务人员外，还应请相关医技科室人员参加。临床病理讨论会，病理科的人员必须做好病理材料的准备，结合临床讨论，提出病理解剖的诊断分析意见。

（五）医嘱与检查治疗

病房诊疗工作通常是以医嘱形式来实现的，医嘱是医师在医疗活动中下达的医学指令，无论何种治疗方法都必须按医嘱执行，因此必须认真执行医嘱制度。医嘱内容及起始、停止时间应当由医师书写；医嘱内容应当准确、清楚，每项医嘱只包含一个内容，并注明下达时间，具体到分钟；医嘱不得涂改，需取消时，用红色墨水标注"取消"字样并签名；一般情况下，医师不得下达口头医嘱，因抢救急、危患者需要下达口头医嘱时，护士应当复诵一遍，抢救结束后，医师应当即刻据实补记医嘱。医嘱分为长期医嘱和临时医嘱。

临床治疗的范围较广，主要包括药物治疗、手术治疗、物理治疗、放射治疗等，通常由医师和护士分工，协同进行。各种检查要事先向患者交代清楚，争取患者的理解和配合；对重要脏器进行穿刺、活检、造影等应严格掌握指征，严格遵守操作规程。要根据病情制定出长期的或临时的治疗方案，在治疗中还要结合病情变化对原治疗方案进行必要的修改和完善。治疗方案包括的范围很多，如服药、注射、手术、穿刺、理疗、放疗、护理、营养等。随着现代医学科学的发展，治疗疾病的方法已不能仅注重药物、手术等手段，还必须重视患者的精神、饮食、环境、消毒隔离、生活料理、体育锻炼等多方面的环节。

（六）病历书写

病历是指医务人员在医疗活动过程中形成的文字、符号、图表、影像、切片等资料的总和，包括门（急）诊病历和住院病历，是记录对患者进行诊断、治疗等一系列医疗活动的文件。病历既关系到患者的诊断、治疗和预后判断，也是医学教学、科研及预防保健的重要资料，同时也是处理医疗纠纷的重要依据。2002 年国家颁布的《病历书写基本规范》使得病历书写的法律地位不断得到重视和变化。病历书写对诊疗质量具有重要意义，因为完整的病历是临床医师对诊疗工作的全面记录和总结，因此它是保证正确诊断和制定合理的治疗和预防措施的重要依据，是进行教学和科研工作的基本资料，也是医院信息管理员重要的、最基本的资料。

对病历书写的基本要求是真实、完整，文字精练，字迹清晰，科学性强，表达准确，标点符号运用正确，层次分明，重点突出，关键性情节因果关系交代清楚，及时完成，计量单位标准。

（七）交接班与值班

在一般情况下，值班人员要当面交接，有特殊情况的患者或急危重患者，要进行床边交接。晨间交接班是医护人员交流诊疗信息，保持诊疗环节连续性进行的医务组织形式。由病房负责人主持，全体人员参加，通常由值班医护人员报告患者流动情况，重危、手术、接受特殊检查病例的病情变化及值班时间内患者情况。对需要立即解决的问题当场决定。每周利用一次晨会传达上级指示，晨会应有记录，时间一般不超过 30 分钟。

设立值班制度是必不可少的。在夜间、节假日及集体学习、劳动及会议等时间，设值班医护人员，履行巡视病房，完成新入院、危重患者及急诊诊治任务和急诊手术。遇到重大问题及复杂疑难问题及时向上级医师或主管部门负责人请求报告，并写好病历及病程记录。值班人员应严守工作岗位，不串岗、脱岗。

（八）病房管理

加强病房管理的目的是给患者创造一个安静、整洁、舒适的环境。因此，病房医务人员和患者都要做到走路轻、说话轻、关门窗轻、操作轻；室内物品和床位等要摆放整齐，固定位置，墙壁不要随便悬挂、贴标语和宣传画；医务人员必须衣帽整洁，操作时佩戴口罩，患者应穿医院统一的服装和用医院的被褥；患者要自觉地遵守住院规则以及陪护和探视制度；随着现代化医院的建设，病房应逐步装设为患者生活服务和某些诊疗环节的自动化和机械化设备。

（九）患者出院、转院或死亡

患者出院应由经治医师根据病情提出，主治医师或主任医师同意，方可办理出院手续。经治医师应向患者宣传出院后预防保健知识，进行必要的生活指导。医务人员在患者出院前应主动听取其对医院工作的意见，出院时热情欢送。

患者需转院诊治时，要严格执行上级卫生行政机构的有关规定、手续，并征得转入医院同意再行转院。患者转院时，如预计途中有可能病情加重或有死亡危险者，待病情稳定后，再行转院。一般较重的患者转院时，应做好预防措施，由专门人员护送。对转出的患者应建立随访联系，了解诊断、治疗情况。

患者的死亡必须经过抢救医师的确定，经治医师出入院管理处和亲属各一份。凡死亡病例，均应召开死亡病例讨论，并争取进行尸体解剖检查，提高医学技术水平。

（十）随访工作

对出院患者进行随访工作，可以连续观察所诊治患者的远期效果和疾病转归情况，同时对患者进行必要的保健指导，这对医学科学研究和提高医疗质量都有重要意义。随访方式和时间应根据病种和科研要求而定，如肿瘤患者，刚开始可定每一个月或二个月随访一次，半年后可每三个月或半年随访一次，在随访中发现病情变化应给予诊治。

（徐秀军）

第四节　急救医疗管理

一、急诊概述

现代急救医疗服务体系（EMSS）包括院前急救、医院急诊急救和 ICU 急救。现代急救医疗服务体系中，院前急救的时间最短，但却是决定危重患者抢救能否取得成功的关键。院前急救在 EMSS 中占有最为重要的地位，反映出国家、社会对重大伤害疾病的应急能力，以及公民的品格水平。

1. 院前急救的内容

（1）现场急救：现场急救包括在家庭、工厂、农村、街道，以及交通事故现场等所有出事地点对患者的初步救护，这是我国当前医疗救护中最为薄弱的环节，其关键问题是要大力进行急救知识的普及训练。

（2）搬运：经过初步现场处理后，必须把伤病员及时转送到合适的医院进行进一步急救处理。在转送过程中，搬运做得及时、正确不仅可减少患者的痛苦，还有利于防止造成新的损伤而招致的残疾或死亡。

（3）监护运送：现代急救医学改变过去认为运送急诊患者是交通部门或医务人员的事，而把医疗急救运送看作是院前急救的重要组成部分。

2. 院前急救存在的主要问题　院前急救在急诊医疗过程中影响非常大，但由于医疗服务设施、宣传力度及卫生条件等原因，我国的院前急救尚存在许多问题：

（1）急诊、急救网络不全。

（2）呼救反应时间较长，抢救半径过大。

（3）急诊科条件差，设备不完善。很多地方"120"救护车仅仅是一个运输工具，相当部分医院用于急救的救护车状态不良，抢救器械陈旧或不全，无通讯设备。急诊科缺乏专业急救人员。

（4）宣传不够，公众对急诊医学服务体系及急救常识所知甚少。新近的调查资料显示，上海市约有半数的公众不知"120"为医疗呼救电话，59.5%的人不知道"心肺复苏"这个名称，与国外一些城市比较相差甚远。

二、急诊科工作要求与任务

（一）医院急诊科的要求

（1）医院急诊室应与院前急救中心（站）建立密切联系。

（2）建立行之有效的呼叫及应召的急救组织系统，以保障在救治疑难危重病例、重大意外伤亡及事故或大规模抢救的情况下，及时调度医务人员，调拨急救物品，组织各科协作，共同完成急救任务。

（3）急诊诊疗工作应规范化、制度化、程序化，井然有序、忙而不乱。

（4）急救患者常涉及交通、治安等法律事宜，应及时与保卫、公安部门取得联系，对无亲属或单位人员护送者，应及时向医院有关部门报告，并尽快设法通知患者单位或亲属。

（5）备齐必要的急救设备及药品，保障抢救中使用顺利。

（二）医院急诊科的任务

1. 做好急诊科的抢救工作　对危及生命的患者，组织人力物力进行抢救，对不影响生命而病情紧急的患者给予及时诊断和处理。

2. 做好急诊医疗业务的培训工作　提高急诊医疗质量，关键在于培养一支由较高水平的专业知识和丰富临床经验，具有应急能力的医疗技术队伍。急诊科应负责对各类急诊、急救医护人员进行业务培训，并承担高中等医学院校医学生的急诊医学教学工作，把急诊科办成培养急诊专业人才的基地。

（1）培养急诊临床各科轮转的医师。

（2）培养急诊专业护士，使他们熟练地掌握基础生命支持和进一步生命支持技术，他们是急诊医疗工作中的一支强有力的队伍。

（3）培养急诊医学专业医师，主要来源于住院医师，或应届毕业的医师（但要送到有关科室轮训两年）。

3. 开展急救医学的研究工作　要不断总结临床经验，注意动态观察，重视资料的收集和积累。有条件的医院急诊室，可建立急救医学研究室、实验室，从理论上、实践上、实验医学上开展急救医学的研究工作，为发展我国的急救医学事业作出贡献。

4. 做好特殊情况下的急救工作　综合医院的急诊科除完成平时急救任务外，要为战时、自然灾害事故和临床紧急任务做好急诊抢救准备工作。这就要求在人员、设备、药品、器材等配备上，都能考虑到各种紧急情况的需要。

三、急诊科室的领导体制和设置

1. 急诊科室的领导体制

（1）急诊科的组织领导有两种形式：一种是把急诊工作作为医院门诊的一部分，在门诊部内设急救室，属于门诊部管理。急诊室的管理由门诊部主任主管，医院成立急诊领导小组，由医务处、门诊部、急诊室护士长、各临床科室主任组成；另一种是与门诊部并列的急诊科或急救中心。急诊科管理体制是院长领导下的科主任负责制，主任通常由具有较高急诊医疗业务能力和一定管理能力的专业人员担任。

（2）急诊的指挥系统：为高效率、高质量地完成急诊抢救与常规业务，要建立和健全医院的急诊指挥组织系统。本组织由主管院长、急诊科主任、护士长和各临床科室主管急诊工作的科主任及住院医师组成。

2. 急诊科的设置

（1）急诊室：分设内科、外科、妇产科、儿科、五官科等专科诊室，有条件的医院还可以增设神经内科、神经外科、创伤等急诊室，有各专科急诊医师值班。规模较小的医院，设综合急诊室，不分专科，或以内、外两大科为主设急诊室。

（2）抢救复苏室：应宽敞、明亮、患者来去方便、可推车接送患者，并设置抢救床 1～3 张，由专职急诊医师或专科医护人员抢救。抢救成功后进行分科或处理。抢救室的抢救药品器械应齐全，实行定位、定数、定量，做到及时补充，随时可以使用。

（3）手术室：有条件的急诊室应设手术室，备有手术床、无影灯、麻醉剂、吸引器及可供任何时候手术用的大型手术包。做到外科有急救手术处理能力，以争取时间抢救患者生命。

（4）监护室：配备心电监护仪、除颤起搏器、人工呼吸机等人工复苏系统的监护设备。对心血管意外、呼吸衰竭和经抢救后复苏的患者进行监护。设有监护床，配有专职医师、护士值班，做到急诊患者集中，各种急救治疗设备、医护力量集中，有利于提高危重患者的医疗质量和抢救成功率。

（5）特检室：为了减少患者由于搬动而发生意外，就地对急诊疑难危重患者做特殊检查，如床边 X 线检查及超声检查等。

（6）观察室：可按医院病床的 2% 设置，制定观察的范围、观察的条件、观察的要求等，由专职医务人员与各科值班医师密切配合，进行观察和治疗。

（7）中心护士站：是急诊监测患者、护理治疗的中心。

四、急诊工作的规范管理

1. 急诊病历制度　凡来急诊室（科）就诊的患者一律要有完整的急诊病历，根据病情需要随时记载详细的诊断、治疗和抢救经过，并具体到分钟，因急诊抢救未能及时书写病历的，有关医务人员应当在抢救结束后 6 小时内据实补记，书写时应注意区分记录时间与抢救时间。

2. 严格急诊交接班制度 急诊值班必须 24 小时不间断，上下班人员必须进行面对面地交接患者，记录抢救经过，交接各种抢救药品器材，建立交接班簿或必要手续。

3. 规范急诊抢救流程，提高有效抢救率 制定各种危重症的抢救程序，急诊诊疗工作应规范化、制度化、程序化井然有序，忙而不乱。

4. 建立留诊观察和隔离观察制度 明确留诊和隔离观察的对象、观察的时间、诊疗程序及有关防止交叉感染的措施等，详细填写留院观察期间病情记录，留院观察时间一般不超过 24 小时，但病情危重不宜移动者要等病情稳定后方可入院。

5. 建立严格抢救药品、抢救设备管理制度 定期检查抢救药品是否齐全、数量是否充足，抢救设备是否处于完好备用状态，是否存放在固定位置，仪器、药品是否有严格的交接班制度。

五、急诊范围

急诊范围主要包括：体温在 38℃（腋下）以上者，严重喘息伴呼吸困难，各种急性出血者，各种急性炎症、高血压脑病、脑血管意外、急性心力衰竭、心肌梗死、心律失常、急性泌尿系疾患、尿闭、血尿、急性肾衰竭、急腹症、昏迷、各种原因所致的休克、癫痫发作，各种急性外伤、烧伤，各种急性中毒，各种意外（电击伤、溺水、自杀、异物等），急产、难产、流产、产前及产后大出血等。

按以上急诊范围，各医院可结合当地情况，制定各科急诊范围细则。

六、急诊抢救装备

急诊抢救用的基本装备和药品必须优先保证，现代急诊常备器械、仪器和药品简要介绍如下。

1. 救护车 救护车上的急救设施应包括氧气输入、复苏、辅助呼吸、除颤、担架、骨折固定器械、产妇器械、照明设备及各类急救、护理器具，包括便盆、呕吐袋都应备全，并且要建立严格的逐日清点和检查制度。

2. 抢救室 应装备能够有效地抢救严重心肺功能衰竭所必需的仪器和药品器材。

主要设备有气管切开及气管插管器械、麻醉机、动静脉输血器械、止血切开器械、自动洗胃和灌肠装置、心脏除颤起搏装置、自动人工呼吸装置、供氧和吸引装置等。

常备急救药品大致有以下几类：中枢神经兴奋剂、镇静剂、镇痛剂；抗休克、抗心力衰竭、抗心律失常、抗过敏药；各种止血、抗凝血药；急救用的激素、生物制品、解毒类药；纠正水、电解质紊乱及酸碱平衡类药；救护时急需用的各种液体等。

（徐秀军）

第五节　临床科室业务管理

一、临床科室管理概述

（一）临床科室管理的概念和意义

1. 临床科室业务管理　对临床科室医疗活动进行组织、计划、协调和控制，使之处于一个稳定有序的状态，并对变化的客观环境有较强的适应性，以达到最佳的疗效。

2. 临床科室管理的分类　根据临床科室管理对象的不同分为医疗技术管理和科室行政管理。

（1）医疗技术管理：指根据医学技术发展水平和实践经验，对医疗活动制定统一的准则，并按照这一准则实施医疗活动的管理体系，包括医疗技术方法管理和医疗技术操作管理。

1）医疗技术方法管理：如诊断标准、治疗原则、疾病转归判断、诊疗护理规范、病历书写规范等。

2）医疗技术操作管理：对临床医疗技术操作的程序和质量的要求，如穿刺、复苏、插管等一般性技术操作规程，手术操作规程，放射操作规程等。

（2）科室行政管理：指根据科室的实际情况，合理组织、协调科室的人员、设施，使资源配置达到合理状态。包括人员及业务培训管理、岗位管理、设备管理、财务管理等。

（二）临床科室管理的作用和意义

1. 临床科室管理是医院管理的基础　医疗任务完成的好坏主要体现在是否达到了高效率、高质量的医疗效果。而高效率、高质量的医疗效果，要有良好的医疗环境和医疗秩序。如果缺乏科学管理，便不会有正常的工作程序和有条不紊的工作秩序，就将直接影响医疗效果。因此，把管理贯穿于医疗活动过程的始末，通过管理力加以计划组织、协调和控制，使医疗活动保持良好状态。临床科室是医疗活动发生的直接部门，医疗机构任务的完成需要以临床科室医疗任务的实现为基础。因此，临床科室管理是医疗机构管理的基础。

2. 临床科室管理是医疗机构管理工作的中心环节　医院管理是综合性管理，如医疗管理、质量管理、人员管理、组织管理、物资管理、设备管理、经济管理、技术管理等方面，相互连接、相互制约、相互支持，构成医院管理总体，并按照一定的规律发挥其效能。但在医院管理总体中，医疗管理是影响整个医院管理水平的中心环节。可以说，没有医疗管理，医院管理也不复存在，这是由医疗活动在医院各项活动中所处的地位决定的。即医疗系统是直接运行系统，医疗工作是医院的中心工作，医院的其他各项工作都是围绕、服从及保障医疗工作的。如果医疗管理不善，计划不周，目标不明确，甚至脱离正常轨道，违背固有的规律，其他各项管理就无所适从，这将意味着整个医院管理工作无秩序、无效率、无质量。如果医疗管理得好，无疑将会带动其他各项管理工作，使整个医院管理处于最佳功能状态。因此，医院管理者特别是领导者，不仅要认识到医疗管理的重要作用，还要紧紧抓住这个中心环节，使医院管理水平不断提升。

（三）临床科室管理的基本原则

临床科室管理的基本原则可以概括以下几方面。

一是患者第一原则：即一切从患者需要出发，做到患者满意；二是安全有效原则，即把医疗质量放在首位；三是首诊责任制原则，即对首诊患者做到及时、认真、负责；四是重点加强原则，即对重点患者，如危急重症、疑难症患者，做到重点诊治。为此，在医疗管理过程中还应注意下述几点。

1. 医疗系统的结构应与功能相适应　根据系统论的观点，任何事物均要遵循结构与功能相适应的法则，医疗活动当然也不会例外。因此，在实施临床科室管理过程中，必须严格按照这一法则，使医疗系统结构与其功能保持相适应状态。比如，由于医院的规模大小不一，任务不同，所设机构、专业和设备、人力就不一样。有、市、县级中心医院，要解决一个地区范围内重症、疑难疾病诊治问题，还要指导下级医疗机构，因此其临床医技科室就应该齐全，医疗设备就应该先进，配套，技术骨干人员就应该相对多一些。在一个具有专科特长的综合性医院里，由于要求有专科特长的临床科室所完成的任务高于其他科室，就要对其重点建设，开放病床数占医院病床总数比例较大，设备较先进、配套，专业科系分工较细，实行医疗、科研、教学三结合等，这些管理办法都是结构与功能相适应原则在医疗管理中的具体运用。

2. 医疗管理应与患者需要相适应　医院以医疗为中心，医疗管理的核心是患者，它的管理体制、管理制度、管理方式等都应该适应患者需要，这是各级医院在医疗管理工作中一贯实行的原则。如门诊提前开诊、急诊24小时应诊、重症患者专医专护、开展地段医疗、建立家庭病床等，这些都是从"一切为了患者"的思想而形成的医疗管理制度。实践证明，这些制度充分体现了医疗管理与患者相适应的原则。

3. 医疗技术力量的组合应与医疗活动中心环节的需要相适应　医院内医疗服务的主要方式是门诊医疗和住院医疗。因而就医院内医疗服务的总体情况，门诊医疗和住院医疗是影响整个医疗服务的量与质的中心环节。那么从技术力量的组合上就应首先满足门诊与病房的需要，如高年资医师出门诊、主任医师定期查房等，并能经常保持相适应状态。就医疗技术活动而言，临床工作岗位上配备相应数量的各级医师和专用设备是决定医疗效果的关键。从医疗服务的对象加以研究，可以看到，在就诊患者中，初诊、急诊、疑难、危重患者的诊疗效果，特别是危重患者抢救的成败，直接关系到医院医疗服务水平的高低。为此，适当集中医院的技术力量，优先保证这四类患者医疗上的人力、物力需要，不仅是患者的要求，也是医疗活动的规律性所决定的。

二、临床科室目标管理责任制

（一）临床科室实施目标管理的概念

在临床科室管理工作中引入目标机制，实施期望化的管理模式，根据外部环境和内部条件的综合平衡，确立在一定时期内预期达到的成果目标，并为实现该目标而进行的组织、激励、控制和检查的管理方法。

（二）临床科室目标管理的职能

在临床科室目标管理的职能主要是制定医疗管理计划，合理组织临床科室的医疗技术力量，制定规章制度，做好医疗活动中的协调、检查、评定等。

1. 制定临床科室医疗管理计划

（1）目的：临床科室实施目标管理的目的是使临床科室的医疗工作有明确的目标，使医疗资源在医疗机构内合理分配，避免盲目性，同时降低患者的医疗成本，达到最佳的医疗效果。因此，需要根据医疗工作开展的实际情况，制定医疗管理的预期目标和医疗效果评价的指标。

（2）依据：制定临床科室医疗管理计划要有充分的依据，其主要依据如下。

1）政府、地区的卫生事业方针、政策、规划；

2）社区或服务人群的医疗服务需求；

3）医院总体规划，确定的总目标、总任务；

4）门、急诊，病房及地段医疗的要求；

5）国内外医疗技术发展现状及趋势；

6）上年度计划执行情况；

7）目前医院的人力、物力和财力资源可供限量。

（3）内容：临床科室医疗管理计划是在医院总体目标计划下的局部计划，基本内容包括门诊、急诊、临床及医技科室的医疗工作数量、效率及质量目标，新开展医疗项目的方向、规模等。

（4）要求：临床科室医疗管理计划应有长远的目标计划和近期的执行计划。制订计划时一定要从实际出发，实事求是，重点突出，任务具体，提出的目标应该是经过努力可以达到的水平。在执行计划过程中，注意督促检查，分析限期未完成计划的原因，必要时可对原计划进行调整修订。计划指标的确定，要有科学性、统一性、可比性和适应性，由于医疗活动的各项指标数量化的难度较大，计划中所提出的指标，可以用绝对数或相对数表示，也可用文字说明。

（5）编制与实施：临床科室医疗管理计划的编制程序应是自下而上、自上而下、上下结合。即首先自下而上地由临床医技科室拟定出科室计划，随后经医疗管理职能机构平衡，拟定全院性的计划，再自上而下地返回相关科室讨论，并根据反馈意见进行综合修订，最后经领导审定。具体步骤是：

1）制定任务目标，如年门诊人次，病床开放数等。制定任务目标，应在调查研究的基础上，把现有情况、上一个计划期的计划执行结果、目前的发展水平等作为制定任务目标的依据。任务目标确定之后，还应制定出完成任务的具体指标，其中包括数量指标、效率指标和质量指标。医疗工作的各项指标，不应像企业生产指标那样硬性规定或照抄照搬其他医院的标准，医院间更不要强行统一。因为医疗任务完成好坏，除主观因素之外，受客观因素影响较大，可变因素也多，如病情的轻重、合并症的有无、工作量的大小等，虽都与医疗工作的数量与质量有关，但各家医院的差异很大，并且这些因素有时又难以预测，更不易控制，故既不便统一，也不能做指令性规定。

2）测算需要：例如测算门诊需要量、病床需要量、技术人员需要量、物资设备需要量、资金需要量等。测算的方法要根据具体情况选定。

3）核定现有条件：为使计划目标实现有较大的可能性，有必要核定实现计划目标所具备的能力。核定时要考虑原有基础、现时潜力、进一步发展的可能等。例如医疗技术人员的数量和质量，可开放的病床数，可提供的医疗器械、药品、物资数量等。

4）实施：目标计划审定后，应认真组织实施。执行目标计划的科室要制定月份、季度执行计划，明确执行计划责任者，注意督促检查，并把执行情况报告上级，还要对执行期计划做出客观评价。

2. 合理组织和调配医疗技术力量　合理组织和调配医疗技术力量，是实现医疗计划目标的有力保障，也是医疗管理的一项主要职能。广义地讲，医疗技术力量包括参与医疗技术的人力和物力资源，这里只侧重讨论医疗技术人员的组织与调配问题。其主要管理工作内容有：设置医疗组织机构、配备与调整医疗技术人员、健全医疗指挥系统及精干高效的职能部门，做到灵敏有效地反馈。

（1）医疗组织机构的设置：医疗组织机构按职能分类，指管理职能机构和业务科室。管理职能机构，如医务处，护理部、门诊办公室等既是医疗管理的部门，又是传递信息的枢纽，应设置合理，职责分明。业务科室一般分专科、专业、专病科室。医疗组织机构从时间上划分，有长期和临时性的医疗组织。

（2）医疗技术人员的配备与组合：包括医院或科室完成规定任务所需人员的数量、素质及其工作时间、排班等方面的合理组织调配，广义讲还包括技术培训。

技术人员配备与组合的基本原则在组织编制中已有阐述，现只再强调几点：

1）以岗位责任制为标准，有岗就要有人；

2）符合人员能级对应原理，把人员安排在相应层次的岗位上；

3）必须满足医疗任务所需要的各类各级人员；

4）尊重技术人员的专业志向，要专业对口，有利于定向发展；

5）一定数量技术骨干相对稳定，密度不宜过大，尽量避免频繁调动；

6）注意各类各级及同类同级技术人员之间的人际关系；

7）把具备条件的中青年技术骨干推到学科带头人的岗位上去发挥作用。

（3）医疗技术人员的工作时间和排班：医疗技术人员的工作时间和班次安排，应考虑其所在岗位的劳动强度（负荷量）和患者就诊规律。超过负荷限量就会没有效率，违反就诊规律就容易发生医患脱节，带来不安全因素。目前惯例是 8 小时工作日、三班制、门诊提前开诊、急诊 24 小时应诊、住院患者昼夜有医护值班诊治等。

（4）健全医疗指挥系统，做到灵敏有效地反馈。

3．制定各项医疗规章制度　医疗规章制度具有一定程度的指令性质和法规性质，是从事医疗活动人员必须遵循的规范，是使各项医疗活动纳入常规运行的保障。它包括以责任制为中心的医疗管理制度、各级人员职责、各种诊疗常规、各项技术操作规范等。

（1）制定和颁布有关规章制度，按医疗管理权限划分，有部（国家卫生健康委员会）颁规章制度、地方卫生行政部门（省、市、区、地、县或部门）颁规章制度、院（医院内部）颁规章制度三级。国家卫生健康委员会颁布的规章制度对全院都有约束力，地方卫生行政部门颁布的规章制度对所管辖的地区有约束力，医院颁布的规章制度只对本院有约束力。

（2）就医院医疗组织管理而言，主要是贯彻执行上级颁布的规章制度和制定本院必需的规章制度，其注意力应放在贯彻执行上。贯彻执行各项规章制度是一件严肃的事情，应通过教育使所有医务人员必须做到，要有章可循、违者必究。还要定期检查督促，但在执行中发现上级颁布的规章制度有缺陷或不完善之处，有责任逐级向上反映和提出改进意见。对上级制定颁布的规章制度无修改权。

（3）在制定本院范围所必需的规章制度时，要注意如下几点。

1）严格遵循医疗活动规律和医疗管理原则，不可与上级制定颁布实施的规章制度相违背或抵触，要能成为上级颁布规章制度的补充，填补它的不足或空白；

2）诊疗常规和技术操作规范，应讲求标准化；

3）所制定的规章制度，应条理清楚、文字简练、易于遵循，避免规章制度繁琐多变，使人无所适从；

4）必须经过全院医务人员充分讨论，具有广泛的约束力；

5）有利于提高医疗技术水平、质量水平和管理水平。

4．做好医疗活动中的协调工作 协调是医疗管理的一项重要职能。协调也可以理解为调整，它既是保障医疗活动随时适应外界环境变化的手段，又是目标计划缺陷的一个有力补充。它的管理对象主要是协调医疗系统结构与功能间的关系、医疗系统各部门之间的关系、医疗系统与其他系统之间的关系等。

（1）协调的目的：使医疗系统的活动处于应有状态，维持常规运行，发挥最佳效能。协调不是连贯性的方法，而是一种随机性调度，故不能任意频繁地运用。但由于医疗活动客观环境的多变性和难以预测性，在医疗管理实践中，应充分利用和发挥协调职能的作用，以保障医疗工作的顺利进行。特别是为了适应当前疾病诊疗过程中所呈现出的综合性和多科协同性的这一特点，使患者在诊疗过程中能得到有关科室的密切协作。然而，值得注意的是，在运用协调职能时，一定要目的明确，掌握时机，减少或避免干扰医疗活动的常规运行。

（2）协调的内容：是多方面，多环节的，诸如：①社会对医疗需求的增加而进行工作量的再分配；②医疗任务量扩大或医疗机构的改革对技术人员的再组合；③医疗技术发展或新的学科的建立要求业务科室再调整；④由于医疗业务工作或某项医疗活动必须加强科室间、部门间的协作；⑤开展新技术项目的合作攻关及互相支援；⑥危重患者的多科联合共管；⑦完成某项临时性任务的人力、物力应急性调配；⑧人际间关系的调节等。

（3）协调的途径：可以采取协商、思想教育、制定相关制度和加强技术培训等来实现。例如通过会诊制度，病例讨论制度、联合查房制度，医护交接班制度、执行医嘱制度等，进行医师间、医护间、医技间的协调，医院领导通过定期召开协调会或专题工作会，加强科室间、部门间的协作。

5．检查评定医疗效果 检查评定医疗效果是医疗管理的重要环节，是医疗管理的终末步骤，亦是科学管理的重要标志。其意义在于检验医疗管理职能状态，评定医疗系统功能发挥的水平，医疗工作是否完成预定的指标，发现和分析管理上的缺陷和薄弱环节，为下一个医疗管理计划的编制和执行提供有说服力的依据。检查评定医疗效果，必须有统一标准，评定的指标要有可比性。

三、科主任负责制

（一）科室的管理

科室是医院组织实施专科医疗技术活动的基本单元，能独立进行专科医疗活动，但也离不开全院的相互配合和协调，科室是医院医疗活动的第一线。

医院管理可以分为院级管理和科室管理两个层次。科室管理是医院管理的重要组成部分，是以医疗管理为中心的综合管理。科室管理的核心问题是提高医疗质量（包括医疗、教学、科研）。科主任是科室有效管理的关键。

科主任负责制是指在医院的总体政策协调和监督下，科主任受医院法人的委托，对本科室范围内人、财、物实行充分的自主经营与管理，但同时也要对科室的学科发展、行政管理、收入分配、人事调动、设备采购等进行全面负责，而医院则对科主任的医、教、研等方面的业绩进行全面考核的管理方式。

（二）科主任的地位和工作特点

1. 科主任的地位　科主任是科室行政、业务负责人，在院长领导下负责本科的医疗、教学、科研工作（护理工作由护理部领导，科护士长负责，密切配合科室的医疗工作）。医院实行"医院—科室"两级领导体制，科主任是科室领导。

2. 科主任的工作特点

（1）亲自参加门诊、查房、会诊、手术等临床实践工作。

（2）负责科室的教学任务，培养年轻一代的医务人员。

（3）负责科室的科研工作，一般应为学科带头人。

（4）负责本科行政业务管理工作，是科室的行政领导。

所以，科主任工作既有技术性又有管理性。科主任是有一定的专科造诣，又懂得现代管理的双重人才。

（三）科主任的责任和权利

1. 科主任的主要责任

（1）组织专科诊疗活动，包括住院、门诊、急诊、预防保健等，并保证质量及效率。

（2）不断提高专科诊疗技术水平，进行科室技术建设。

（3）领导团结全科医务人员，调动每个人的积极性。

（4）贯彻执行上级及院领导的指令，完成医、教、研任务。

2. 科主任的主要权力

（1）对本科行政、业务工作有决策权。

（2）对本科工作有指挥权。

（3）对本科人员有选择、组合、奖惩权。

（四）科主任的设置、选拔、聘任、考核

1. 科主任的设置　科室设科主任 1 名，副主任 1 ~ 2 名，一般不超过 3 人。副主任在科主任领导下，可分管医疗、教学、科研工作。科室应设科秘书（专职或兼职），协助科主任处理科内行政事务，亦可由住院总医师担任。大型医院设相对独立的二级科室（如大内科、大外科下的专业分科），亦可各设科主任（教学工作由教研室协调）。

2. 科主任的选拔、聘任　科主任由院长选拔和聘任，副主任由科主任提名，由院长聘任。科主任任期一般 3 年以上，可连任。选拔科主任要慎重，一般应进行民意测验或民主推选。科主任一般应由本学科带头人或专家担任。但临床技术专家不一定善于和适于担任行政管理工作，可选拔德才兼备、年富力强、在专科学术上有造诣，并善于组织管理的具有高级职称的医师（技师）担任。对科主任要立足于培养提高，要相对稳定，不要频繁更换，避免短期行为。但对于那些不称职的、经帮助也难提高的要做出果断的组织调整。

3. 科主任的考核　对科主任不但要定期考核其业务技术，还要定期考核其管理能力。

（五）科主任的素质和知识结构

科主任的工作概括起来有两点：一是技术；二是管理。理想的科主任应既具有较高的本专业理论和技术知识，又具有必要的管理专业知识，并使两者相结合，同时又具有较好的政治思想素质科主任在学术上能指导全科业务技术并能解决疑难问题。科主任掌握一些管理知识是科室管理的需要，是使科室领导由经验管理提高到

科学管理所必需的。因此，对科主任要进行管理知识的培训，如学习系统科学、管理原理、管理心理学、医院管理学等基本知识。

科主任的良好思想素质对管理效能往往有较大的影响。思想素质可以列出许多条，但下列素质对科主任更为重要。

（1）公正、正派，一视同仁，不要亲些人、疏一些人。

（2）宽容，心胸宽阔，能团结大多数人。

（3）民主，不独断专行，不以权压人。

（4）善于联系群众，善于用人。

四、临床各科室管理

（一）临床科室管理原则

1. 突出医疗工作的"中心"地位，医教研协调发展　医院建设依赖医疗、教学、科研三方面整体推进、协调发展。医、教、研三者犹如"一体两翼"，医疗、保健是主体，教学、科研是两翼，三者之间相互联系、相互促进、相辅相成、密不可分。做好临床科室各项工作，一方面要重点抓好基础医疗质量和特色技术；另一方面要处理好基础与临床、医疗与科研的关系。科研和教学工作要紧密结合临床、依靠临床，充分发挥医院临床工作的优势，以临床一线为基地，围绕临床搞科研，以临床需要和医疗工作中的难点为突破口，将科研工作的成果应用于临床，不断提高医疗技术水平和医疗质量。同时，依靠临床搞好教学工作，相得益彰，共同发展。

2. 强化质量意识　质量是临床科室建设永恒的主题，科领导要始终把医疗质量管理作为科室的中心任务，并将医疗质量作为衡量科室水平的首要标准常抓不懈。制定各项工作的质量标准和诊疗常规，以此作为临床科室工作的重要指导思想和医疗服务的准则，引导医务人员自觉地把工作重点和主要精力投入到临床工作和患者身上，保证各项工作的质量。在安排工作、进行总结时，都要把医疗质量作为重点内容进行分析讲评，进行经常性的质量教育，不断强化全科人员医疗工作的"中心意识"和"质量意识"，促进医疗质量和技术水平的不断提高。

3. 强化服务意识　以人为本，以患者为关注焦点，医院依存于患者，因此，临床科室应当理解患者当前和未来的需求，满足患者要求并争取超越患者的期望；要调查并理解患者的需求与期望；要确保医院、科室的目标与患者的需求和期望相结合；要做好医患沟通，处理好与患者的关系，根据患者的满意程度采取相应的措施；对临床科室来说，要满足患者的合理要求和利益，把"以患者为中心"的口号真正落实到每个员工的具体工作中，提高临床科室的服务质量和社会信誉。

（二）内科医疗管理

1. 诊断工作　诊断是治疗的基础，没有正确的诊断就不可能有合理有效的治疗，甚至会发生医疗过失与事故。正确的临床诊断是制定治疗方针、判断预后和实行预防措施的重要依据。因此，诊断在内科医疗工作中占有相当重要的地位，也是在内科医疗管理中应该首先注意的问题。

（1）内科诊断的方法和原则：确定正确的诊断，一般要经过调查研究、搜集资料，分析综合、作出诊断，反复实践、验证诊断三个步骤。

1）临床资料的收集。

A. 询问病史：通过医师问诊，详细了解疾病的发生、发展情况，然后经过分析、综合、全面思考、提出临床判断，这是诊断的主要线索和依据。

B. 体格检查：医师通过望、触、叩、听诊等检查方法进行全面身体检查，结合病史做出临床诊断。正确的体检结果要求医师具有丰富的医学基础知识（机体的解剖形态、生理功能、病理改变）和反复的临床实践。

C. 实验室检查：通过细胞学、生物化学、微生物免疫学和寄生虫学等检查技术对患者的血液、体液、分泌物或脱落细胞等标本进行化验检查，以获得病原、病理变化及脏器功能状态等资料，结合患者的临床表现和其他检查资料，对疾病做出诊断。因此，实验诊断是疾病诊断的重要组成部分。

D. 特殊器械检查：借用各种仪器、器械对机体脏器进行检查和测定内脏的功能等，通过这些检查以扩大和加深医师对疾病的认识，帮助对疾病的诊断。

2）综合分析，初步诊断。综合前面所收集的临床资料和检查结果，抓住其共性和特殊性，进行归纳、分析，根据医师的临床经验和医学理论知识，提出其相互间的内在联系、发生和发展的规律性，分清主要和次要矛盾，再通过反复的临床思维过程，将其归纳成为有系统的概念，加以判断，最后做出较为正确的初步诊断。这也是诊断和鉴别诊断的一般过程。

3）验证诊断。初步诊断提出后，还需在医疗实践中反复验证它是否正确。疾病的本质总是通过各种症状、体征和各项检查结果，从不同的方面表现出来的，必须实事求是，全面调查研究，搜集系统的、可靠的临床资料，避免片面性和局限性，通过反复临床实践，及时补充或更正初步诊断，使诊断更符合客观实际，直至最后确定诊断。

（2）决定诊断质量的因素。

1）准确、完整的资料。病史和检查资料是进行疾病诊断的重要依据和基础，临床资料的准确性和完整性是影响诊断质量的重要因素。详尽细致的检查是提高确诊率的基本保证。应该按其疾病发展的基本规律，尽量进行全面检查，以获得完整的临床资料。除此之外，有些疾病不一定在首次检查中全部出现有诊断意义的结果，必须在疾病的整个发展过程中反复检查，方可使医师逐渐认识其本质。

临床资料的准确性是保证诊断质量的关键。临床医师必须有实事求是的科学作风，注意采集病史、体格检查及其他有关检查的准确性，保证送检标本的质量符合检验的要求，这些都直接影响到诊断的可靠性。

2）临床医师的基础理论水平和医疗实践经验。

临床医师是否具备一定程度的临床基础理论和医疗实践经验，是决定诊断质量的重要因素。医师必须熟练掌握基础理论包括基础医学（如生理、生化、病理、免疫等）及内科理论知识，这样才能较完整地去收集临床资料，并对已获得的临床资料进行正确的分析、判断。

临床经验是在接触患者的临床实践中不断积累而来的，临床医师在临床实践中应不断总结经验，掌握正确科学的临床思维方法，具备严谨的科学态度，根据所得资料，实事求是地去分析、推理和判断，得出合乎客观实际的结论。

3）严格的查房制度和疑难病例讨论制度。查房是医疗工作中最基本、最主要的医疗活动之一，是提高医疗质量的重要环节，也是培养医务人员的重要方法。实践证明三级医师查房制度是保证医疗质量的可靠制度。各级医师查房应有不同的要求和目的，各级医师查房时要求做到自下而上的充分准备，自上而下的严格要求，确实起到指导作用。对疑难病例及死亡病例应及时进行病例讨论，组织有关人员参加，这样既解决了患者的诊治问题，又可提高医疗质量，而且也是培养医师的一种有效措施。

2. 治疗工作　治疗工作是临床医疗工作中重要的组成部分，是在正确诊断的基础上解除患者的痛苦，挽救患者的生命。临床上往往通过治疗，观察疗效来验证诊断的正确与否。

人是一个统一的整体，在内科疾病的治疗中，要有整体观和辩证观。某些疾病表现为某一脏器的损害，但却可引起全身性反应，因此，在治疗中须注意全身情况；某些疾病在病程中的不同阶段，治疗的重点可能不同；某些疾病比较复杂，多个矛盾并存，或原发病与并发症并存，在治疗中就要抓主要矛盾，针对危害性较大的方面进行治疗。

内科治疗一般分为病因治疗、对症治疗、综合治疗、预防治疗等，治疗措施可按病情灵活选择。药物治疗是内科疾病治疗的重要手段，但由于药物本身存在着药效作用和副作用，因此，必须严格地掌握适应证和禁忌证，合理应用药物。为了提高治疗效果，不仅要重视药物的疗效，也要重视机体自身修复的能力，特别强调综合性治疗，包括精神、饮食、休息、护理等辅助治疗以及中西医结合治疗。

3. 护理工作　医疗和护理在医治疾病的过程中是密不可分的整体，两者互相依存、互相影响、互相促进，需要紧密配合与协作。护理水平的高低，直接影响医疗质量，甚至影响患者的安危，因此，要求护理人员在执行医嘱及护理技术操作时，应及时、准确、可靠，要减轻患者的痛苦，防止并发症的发生。对患者还应该进行预防保健知识的指导。

4. 临床科研工作　临床科研是内科医疗管理中的重要方面之一，它的进展状况常常是学术水平高低的重要标志，也在相当程度上反映出医疗水平的高低。医疗工作和科研工作是相互促进的，不注意临床资料的收集和整理，临床科研工作就无从下手；而不注意临床科研工作，不总结经验以指导临床工作，医疗水平也不能得以提高。临床科研工作的目的是提高医疗质量和培养人才，所以，要从实际出发，针对医疗工作繁忙、人员变换频繁、兼职多的特点，结合人力与设备情况，有组织、有目的、有计划地开展临床科研工作，但绝不能因为科研工作而影响临床医疗工作。

5. 工作质量的检查　评定内科工作质量的好坏，须从各方面做全面考核，其重点有以下几个方面。

（1）病历质量检查：内科医疗质量的优劣集中反映在病历上，病历书写是否整洁、完整，诊断是否正确、及时，治疗是否合理、有效，科研资料是否齐全，都直接反映内科医疗质量水平和管理水平。

（2）医疗质量指标检查：包括诊断符合率、床位周转率、治愈率、好转率、病死率、疾病确诊时间、治愈时间及交叉感染发生率等。上述医疗指标的意义，绝不能单纯从数字的高低来评定医疗质量的好坏，而应做具体、细致地分析。

（3）医疗技术发展和科学研究：包括专业技术的发展和实验室工作。主要指新技术新业务项目的开展、科研成果的取得、卫生技术人员专业水平的提高等。

（4）基础护理质量：指医嘱执行、病情观察、医疗护理、灭菌观念、病房管理等，这些都可反映护理质量的水平，并直接影响医疗效果。

（5）执行规章制度情况：指各项规章制度是否认真执行、在职责范围内是否尽职尽责、服务态度是否认真负责、科室管理是否合理等。

（6）医疗纠纷情况：医疗纠纷的多寡可以反映管理和技术水平，应了解其内容、性质、发生情况以及为防止发生所采取的措施。

（三）外科医疗管理

外科医疗的特点是以手术作为主要的治疗手段，因此对外科的医疗管理除了一般临床科室所共有的医疗技术管理、质量管理以外，还应是围绕手术的管理。外科病床数一般占综合医院的 25% ~ 40%，其病床使用率和周转率都比非手术科室高，急重患者多，病情变化快，手术尤其是大手术直接关系到患者的安危。手术的效果常是立竿见影的，诊断是否正确、手术是否恰当都显而易见，因此外科对手术的管理有特殊的重要性。

手术治疗要求集体协作，不仅是同台的手术者、助手、麻醉师、器械护士和巡回护士之间的协作，而且和病房术前、术后的各项工作密切相关。因此，外科必须有严密的组织机构，各有分工、各司其职，同时又相互紧密配合。

手术管理有术前、术中、术后三个环节。应把它们看做一个整体，任一环节都不可忽视。近代外科手术疗效取得显著进步，一方面是手术技术的改进，同时也是由手术前准备（包括诊断）和术后处理上的进步，使手术更安全，术后并发症减少，缩短了术后恢复期，从而提高治愈率、降低病死率。

1. 术前准备　所有手术都要做术前准备，急诊手术更要争取时间尽快地做好术前准备。

（1）心理准备：术前患者常会有许多关于治疗上的疑问，尤其是对大手术更会有许多顾虑。外科医师应针对患者疑问做出必要的解释，给予安慰，消除不必要的顾虑，使其增加恢复健康的信心，同时取得患者和家属的信任和配合。讲解病情要实事求是，认真负责，各级医护人员的解释要一致，以免增加患者的顾虑。

（2）术前检查：术前应完成所有必要的检查，尽可能明确诊断，只有正确的诊断才能有正确的治疗方案和良好的手术效果。

（3）术前讨论或小结：术前讨论或小结包括诊断、手术适应证、手术方式、麻醉方式、术中可能出现的并发症和对策、术后应注意的问题等。新开展的或复杂的大手术、疑难病例、需要多方面配合的手术都应有术前讨论。

（4）手术安排：应明确规定各级医师的手术范围，严格执行手术分级管理制度，超过规定范围时应由科主任批准。

（5）手术前晚应全面检查一次准备工作：如是否备皮、是否配血、是否已填写术前小结等。患者有无发热、来月经、手术有无必要延期等。术者在术前必须亲自检查过患者，对手术方法和步骤应做必要的复习和思考。

（6）术前的其他准备：对术前患者应给予热情细致的照顾，告诉患者术后深呼吸、咳痰的必要性，保护伤口的方法和必须严格按医嘱饮食。术前至少戒烟 1 ~ 2 周，练习在病床上大小便。去手术室前应排尿、摘下义齿等。

2. 术中管理

（1）无菌技术管理：参加手术的所有人员都应严格遵守无菌原则，按照手术室的规章制度进行手术。

（2）手术过程中的管理：手术是集体劳动，既有明确分工又有良好的配合。

1）术中除必要的讨论和教学需要，不得任意交谈，保持手术间的肃静。

2）术中出现意外情况或术者处理无把握时，应及时请示上级医师协助处理。

3）互相配合不佳时，不要大声斥责埋怨，影响手术进行。

4）在保证手术质量的前提下应缩短手术时间。

长时间的麻醉和手术，对患者生理干扰大，手术创伤也加重，故无论手术大小、难易，都应集中精力以求缩短手术时间，但绝不能单纯追求缩短手术时间。

5）手术完毕缝合切口前，要认真清点手术用品和器械，遇有数目不符时，医护必须配合仔细寻找，直至查清为止。

3. 术后处理 正确的术后处理可减轻患者的痛苦和不适，并可预防和早期发现、及时处理术后并发症，以便手术取得良好效果。

（1）送患者入手术室后，病房即应准备好术后所需的各种用品。

（2）如麻醉尚未完全清醒，应设专人守护，防止呕吐误吸或坠床。按医嘱和护理常规的要求严密观察病情，防止出血、窒息和休克等严重并发症。

（3）术后24小时内伤口疼痛严重应给予止痛镇痛药。

（4）协助患者翻身，鼓励咳嗽，保护伤口，防止感染，注意口腔护理、饮食和补充营养。鼓励患者早日离床活动以预防或减少并发症，如发生难以避免的并发症，注意做好病情解释工作。

（5）术后还应指导患者做功能锻炼，恢复体力。

（6）手术必须有随访制度，以观察长期疗效，了解手术质量以提高医疗水平。

评定医疗质量是比较复杂的问题，有许多评价方法，评价外科医疗质量和水平其主要指标就是手术效果。评价的基本项目应包括无菌切口感染率、诊断符合率、术后并发症发生率、手术死亡率、平均住院日等。可选择大、中，小各类典型手术进行以上几项的统计。以常见的、病例数量较大的手术作为指标更易于和国内外类似资料做对比，看出医疗水平的高低。

（四）妇产科医疗业务管理

1.一般管理　妇产科因服务对象均属女性，尤其是属于生殖器的生理、病理变化，故在医院机构的设置上要适应女性的特点。

（1）妇产科工作人员，必须尊重妇女，有严肃文明的工作作风，善于理解不同疾病患者的心理状态，体贴、安慰患者，解除患者思想顾虑，待患者如亲人，这样才能取得患者的充分信任。男医师进行妇检时应有第三者在场。

（2）妇产科检查均须脱掉下衣，将外阴部完全裸露，故检查室、处置室、手术室及分娩室等均应与外界隔离、保持适当温度和充足光线。

（3）妇产科虽属一独立科室，有其专业的特点，但在生殖系统的生理、病理改变和机体的整体有密切关联。如在产科方面，常因全身性疾病影响妊娠过程，反之亦可因妊娠促进或导致全身疾病的发生与发展。妇科某些疾患又常与外科特别是腹部外科以及内科一些疾病相混淆，必须加以鉴别。另外还要和一些科室密切协作，新生儿的监护与治疗与儿科休戚相关；妊娠高血压综合征、妊娠合并慢性高血压、慢性肾炎时要查眼底，须和眼科协作；常见的外阴疾患，又与皮肤科、口腔科发生关联。因此，作为一名妇产科医师，必须树立整体观念。除应全面系统了解与掌握妇产科专业知识外，还必须了解各种疾病的发病原因与各科的联系，不断学习、更新知识、综合分析，才能做出正确的诊断。

2.妇产科管理的特殊要求　妇产科就其专业来说，所涉及的学科较多,已如前述。

就其服务对象来说也有其特殊性，不仅包括患者，还包括其他一些健康妇女，如要求计划生育的妇女、产前检查和正常生产的妇女；另一方面妇产科患者又有病情急、变化快的特点，因此医院管理上有其特殊性。

（1）有条件的综合医院应将产科（生理产科和病理产科）、妇科、计划生育的病房分开。妇科和计划生育患者出入院管理与其他科室基本相同。

（2）有条件的医院可在妇科门诊中加设术前门诊，对准备入院手术的患者进行术前检查，以便入院后缩短术前准备时间、缩短住院日，提高周转率。

（3）产科方面：产前有合并症的根据病情提前入院，一般产妇正式临产后入院。为提高产科质量，必须指导医护人员认真、细致观察产程，准确记录，及时发现异常以及迅速地做出处理。

（五）儿科医疗管理

儿科医疗管理必须结合不同年龄阶段生理、病理特点进行。

1. 病房环境管理对病室的清洁卫生、整齐、安静、安全设施等均应有具体要求。病室的温度与湿度的要求根据不同的年龄而有所不同：

（1）病室温度：未成熟儿：24～26℃；新生儿：22～24℃；婴幼儿：20～22℃；儿童：18～22℃。

（2）病室湿度：未成熟儿：60%～65%；新生儿：60%～65%；婴幼儿：55%～60%；儿童：55%～60%。

2. 合理的生活制度　根据不同年龄、不同疾病的要求安排患儿的睡眠、活动、饮食和游戏。这一切都由护理人员进行指导和照料。

3. 小儿饮食管理　根据不同年龄和疾病情况，建立小儿饮食管理制度。首先应满足营养需要，其次就是根据患儿诊治疾病的需要，合理调配食物中所含的营养素来协助治疗疾病。必须建立配膳室及饮食管理制度。护理人员应按医嘱要求配膳，不得随意更改。各种乳品、代乳品必须有固定专人负责管理和配制，配制时间应固定。

4. 安全管理　病室设备力求简单安全，暖气、电源、窗均应有安全设备，热水瓶、刀、剪、药品等要放在小儿拿不到的地方，病床要有护栏。工作人员离开小儿床位时必须将床栏拉好，防止意外伤害。

5. 防止交叉感染和建立消毒隔离制度　小儿对感染性疾病有易感性，应严格执行各项管理制度、消毒隔离制度，防止交叉感染。除重危病儿或特殊情况外，不应有家属陪住。不得进入新生儿病室内探视。需喂母乳的小儿，经医务人员许可后按规定时间进入哺乳室喂奶。病房需建立消毒隔离制度，如呼吸道隔离制度、胃肠道隔离制度、病室空气消毒法（乳酸、紫外线）、污物处理法等。患儿个人清洁卫生完全由护理人员负责进行或指导，包括洗澡、洗脚，洗臀部及会阴部、剪指甲等。

6. 设置重症监护单位　小儿疾病大多发病急，病情变化迅速，危重症多。凡危重病儿以及产科转来的高危儿（一般是指产前或产时遭到危害的异常儿）均应转入重症单位（ICU）观察、治疗，以保证连续监护及有效抢救。ICU 的建立对儿科有特殊重要的意义。

（六）传染病科医疗管理

传染病科的管理特点主要是严格执行传染病报告制度和消毒隔离制度。

1. 严格执行传染病报告制度　这对疾控机构正确估计、预测疫情，及时采取预防措施和对疫源地进行消毒等都有很重要的意义。对拟诊传染病报告，应在明确诊断后，做订正报告。如发现漏报，应及时补报。

2. 隔离制度　对确诊或拟诊传染患者必须隔置于特定场所，防止传染病的传播，使其和其他患者及健康人分开。

（1）严密隔离：用于甲类传染病，如鼠疫、霍乱、天花和一些传染性强烈的疾病如炭疽等。隔离的方法有：

1）患者单住一室（同一病种可同住一室），门窗不得随意打开，患者不得擅离病室；

2）工作人员进入病室应穿戴好隔离衣、帽子、口罩及隔离鞋。离开病室时，应脱去隔离衣，帽子、口罩、隔离鞋及洗手，并随手关门；

3）患者的分泌物、排泄物及用品必须进行严格消毒后才能拿出室外；

4）工作人员手指皮肤有破损时，应戴手套或暂停护理此类患者；

5）病室每天用紫外线进行空气消毒 1～2 次，或用 0.5%～1% 过氧乙酸或 0.2% 漂白粉澄清液喷雾消毒；

6）如有条件，病室内应设厕所及浴室，以免患者外出；

7）患者出院或死亡后，病室及室内物品必须进行终末消毒。

（2）呼吸道隔离：用于呼吸道传染病，如白喉、百日咳、流行性脑脊髓膜炎、流行性腮腺炎等。隔离的方法如下：

1）同一病种患者同住一室，患者不得擅离病室；

2）工作人员进入病室必须穿戴帽子、口罩及隔离衣；

3）患者的食具、痰杯及呼吸道分泌物，必须定时进行消毒；

4）病室每天用紫外线消毒 1 ~ 2 次，消毒后应进行通风；

5）如有条件，病室内应设厕所及浴室，以免患者外出。

（3）消化道隔离：用于消化道传染病，如伤寒及副伤寒、细菌性痢疾、病毒性肝炎、脊髓灰质炎等。隔离的方法如下。

1）最好能同一病种收住同一病室；

2）工作人员密切接触患者时，应穿隔离衣、戴帽子及口罩，进入病室时应穿隔离鞋；

3）患者的用品、食具、便器、排泄物、呕吐物均须消毒；

4）病室应有防蝇及灭蝇设施。

（4）接触隔离：用于破伤风等。隔离的方法有：

1）按消化道隔离方法；

2）工作人员手有皮肤破损时，应暂停接触此类患者；

3）患者用过的敷料、棉球等均应焚毁，污染的用品应予消毒。

（5）虫媒隔离：用于虫媒传染病，如流行性乙型脑炎、疟疾、丝虫病、回归热、黑热病等。应防蚊、灭蚊、灭虱、灭蚤及消灭白蛉等。

除建立上述隔离制度和方法外，全体工作人员应牢固树立消毒隔离观念，自觉遵守消毒隔离制度，熟练掌握消毒隔离方法和技术。患者入院后，应由护士详细介绍病房消毒隔离制度，患者在指定范围内活动，不能随意串病房或至不该停留的地区。病房的污物、污水及粪便必须进行严格消毒后才能向外排放。患者病愈出院时，必须进行卫生处理、淋浴、更衣。入院时的衣服及住院时的物品必须经过消毒后方能带出院外。患者家属原则上不能陪住。探视患者应遵守探视制度。

3. 消毒制度

（1）目的和意义：消毒是预防传染病的重要措施，通过清除或杀灭人体表面及其周围环境中的病原体，切断病原体的传播途径，控制传染病的发生和流行。

（2）消毒的种类。

1）疫源地消毒：是对传染源存在的场所及其排泄物进行消毒。

A. 随时消毒：指有传染源存在时的消毒措施。对传染源的分泌物、排泄物、污染物及病室进行随时消毒。

B．终末消毒：是指患者病愈出院或死亡后，对疫源地进行最终彻底消毒。

2）预防性消毒：是指可能有病原体存在时所做的消毒措施，预防传染病的发生。如食具消毒、饮用水加氯消毒、饮水煮沸、牛奶加热消毒、住室通风或消毒等。

（3）消毒的方法：应根据病原体的抵抗力、消毒对象不同等因素，选择高效、速效、低毒、简便、价廉的消毒方法。常用的消毒方法如下。

1）物理消毒法：有机械方法（如洗刷、通风、戴口罩等）、日晒、紫外线、煮沸、流动蒸汽、高压蒸汽、干热、红外线及微波等消毒法；

2）化学消毒法：是应用化学消毒剂使病原体的蛋白质发生凝固而死亡。常用的化学消毒剂有漂白粉、煤酚皂液（来苏液）、10% 甲醛（福尔马林）、过氧乙酸、70% 乙醇（酒精）、苯扎溴铵（新洁尔灭）等。

（徐秀军）

第六节　医技科室管理

一、医技科室的设置及管理体制

医技科室的设置应考虑医院的规模、医院开展的业务范围、医学科学技术发展需要、医院技术力量和装备条件、专业特点等因素。目前，我国各级各类医院医技科室的结构组成、学科专业设置不尽相同，没有固定统一的模式，但大致分为以下四类：一是以临床提供诊断依据为主的科室，如临床检验科、病理科等；二是既能为临床提供诊断依据又能对一些疾病独立完成治疗的科室，如放射科；三是以临床提供治疗手段为主的科室，如康复科、理疗科、针灸科、放疗科、激光科、营养科等；四是以临床提供医疗物质保障为主的科室，如供应室。

目前 500 张床位以上的综合医院设置的医技科室有：检验科、放射科或医学影像中心、药剂科、病理科、麻醉科、手术室、康复理疗科、特检科、供应室等。各医院根据条件设置放射科、血库、腔镜室或腔镜中心、高压氧治疗中心等。其中检验科包括门诊检验和住院检验，有的临床科室设立实验室。住院检验室一般包含生化检验室、细胞检验室、微生物检验室、体液检验室、免疫血清检验室、血库等；药剂科包括门诊西药房、门诊中药房、住院药房、西药库、中药库、制剂室、药监室；特检科根据所拥有的仪器设备设置，包括 B 超室、心电图室、电生理检查室、脑电地形图室等；放射科又可根据专业分神经放射、胸部放射、腹部放射、介入放射，或根据仪器分为 X 线、CT、MRI、核医学及介入放射等。

医技科室应按专业划分来组建科室，实行科主任负责制，下设若干个组长。组建新专业科室，应具备掌握本专业技能的中级以上技术人员和专用仪器设备两个基本条件。医技科室技术人员应由初级、中级、高级卫生技术人员及工程技术人员组成，各级各类技术人员应按专业分工，按相应职级实行岗位责任制，技术人员要定向培训提高，做到专业化。

二、医技科室工作的特点

1. 技术专业化和相对独立性　医技各个科室作为一个整体构成医院的组成部分，但其所含的各个科室（如放射、检验、B 超等）专业性强，有各自的特点和工作要求，每一个科室或每一个专业均有各自不同功能的仪器设备，即便是同一专业同一功能的仪器设备，往往也是型号不一、形体各异，工作人员都具备一定的专业特长，相互间不可替代，有其独立性。因此，医院管理者不但要注意整体的共性，而且要考虑各自专业的个性，尤其要重视人才知识结构和专业特长。

2. 面向临床和患者服务的双向性　医院医技科室的工作大多是为各临床诊疗科室提供诊疗依据，帮助临床医师明确诊断，制定合理的治疗方案，也为开展全院的科研和教学服务。临床诊疗越来越依赖各种仪器设备的检查结果，因此医技科室仪器设备的先进程度、技术人员的专门技术能力、工作质量优劣，是否准确、及时，直接影响着医院全院的医疗、科研、教学工作的效果。医技科室对临床的指导作用是提高医疗技术水平和保证医疗质量的重要方面，现代医院的药剂科已不仅是调剂、供应药品的机构，而且要开展临床药学工作，指导各临床科室合理用药，并建立临床药理实验室，深入地参与和指导临床药物治疗。

3. 技术发展既高度综合又高度分化　医学科学技术的飞跃发展和新兴边缘学科的不断出现，使医技科室的发展呈现不断的综合与分化，这种特点有利于各学科形成特色，集中人力和物力完成医疗、教学、科研等任务。医技科室对医疗仪器设备的依赖程度大，是人机结合的复杂系统，因其工作的特殊性和技术的复杂性，需要有合理（理、工、医复合型）的人才结构才能完成工作。

4. 服务方式从辅助检查职能转向治疗职能　医技科室辅助临床医师明确诊断和治疗的基本职能没有改变，但随着医学科学技术的进步，各种治疗型的仪器设备不断涌现，医院出现了新型组织即各种诊疗中心，这些诊疗中心都利用各种先进设备，配备训练有素的技术人员和临床医师，共同完成对患者的治疗工作，如血液透析中心、碎石中心、介入治疗中心等。

5. 业务技术标准化　医技科室的业务活动多数可以单项考核评价它的技术效果和经济效果，容易做到技术经济指标数据化。每一个医技科室都面向全院各临床科室和患者，其技术水平的高低和工作质量的优劣，直接影响着全院医疗、教学、科研工作的效果，有些诊断、治疗直接影响患者病情的转归。

6. 仪器设备多，资金投入大，更新周期短　医技科室集中了医院大部分先进仪器设备，投入资金多，并需配备专门的人才及房屋建筑设施，因此管理者在引进高、精、尖设备时，要进行可行性论证，制定使用计划。医学技术的高度发展使医疗设备的更新周期缩短，管理者要注重投入与产出的效益管理。

三、医技科室管理的基本要求

医技科室管理是一个系统工程，不同的科室有不同的管理特点和要求，就医技科室管理的共性来讲，应建立技术标准，规范操作流程，培训合格的技术人才，严格各项规章制度。

（1）各医技科室应树立面向临床医疗的观点，开展新技术要走在临床的前面，促进临床医疗技术水平的提高。每项检查的技术操作均应认真、细致、及时、准确，每项检查结果均应结合临床作出全面、辩证的综合判断。

（2）加强人才管理，提高技术人员素质。目前我国各大医院医技队伍力量薄弱，因此应根据不同的专业和发展特点，采取不同的途径和方式，培养高知识水准、了解临床特点、精通专业技术和擅长科学管理的新一代医技人才。

（3）加强横向联系，协调好与临床科室的关系。要建立临床科主任与医技科主任联席会制度，采取直接对话的方式研讨问题。要对重点、疑难、危重抢救患者坚持随访制度，跟踪治疗效果，提高医技诊断和临床诊断的符合率。要定期向临床科室发放征求意见书，依据临床提出的问题认真研究，改进工作。要充分利用每月的目标考评，搜集临床信息并及时反馈给医技科室，加强技术管理，促进医疗、教学、科研的发展。

（4）加强学科整合，发挥优势学科群的作用。结合医技科室的特点，遵循学科建设发展的内在规律，加强学科整合，优化资源配置，发挥综合学科的优势。积极组建医学影像中心、医学检验中心和体疗康复中心等优势学科，为解决疑难病例创造条件，更好地服务于患者。

（5）加强卫生防护，防止有害物质损伤卫生技术人员和患者的机体。医技科室大多有自己专用的设备和设置，有可能发生职业病，因此要加强对特殊仪器设备的管理，操作人员要严格遵守操作规程，防止意外事故发生。如安装防护核元素及放射线损害的装置，对微生物、污染物进行无害化处理等，严格消毒隔离制度，将普通患者与传染患者分开。

（6）要规范管理，使各种标准科学化，操作流程化。医技科室的卫生技术人员，要熟悉医疗仪器的结构性能和技术操作规程，学会掌握和调节仪器的灵敏度及准确性。要建立严格的仪器管理制度和技术操作规程。

四、医技检查的安全管理

（1）医技科室人员在对患者检查时，必须认真阅读申请单，核对患者姓名、性别、年龄，检查部位、项目名称，防止张冠李戴。检查中应密切观察患者，经常询问患者有无不适；若患者出现反应，属正常者应给予解释，以消除其紧张恐惧心理，坚持配合检查；若为不正常者，应立即停止操作，查找原因，根据情况，以患者安全第一的原则，决定是否继续检查，必要时请临床医师协商处理。

（2）特殊检查（如造影、特殊功能检查、介入治疗等）应由医生携带急救药品陪同检查。检查中遇有疑难问题，或对检查结果有怀疑应及时主动与临床医师联系，协商，必要时复查。

（3）妥善保管检查资料，及时归档，严格借阅手续，防止丢失。报告单发送应有登记，病房及门诊的重要检查要有签收手续。

（4）遵守操作规程，认真执行医疗器械管理制度，定期保养、检测，保证安全。

（5）对于菌种、毒种、剧毒试剂，易燃、易爆、强酸、强碱物品要指定专人保管，定期检查。严格质量控制制度。

五、医技科室质量管理

（1）各医技科室应逐步建立切实可行的单项质量考核指标。如诊断符合率，X线片与报告符合率，X线合格片率及废片率，生化、微生物临检等检验项目单项质量控制情况，尸检率、切片合格率、病理报告合格率等。

（2）诊断要准确，一时不能明确作出肯定诊断的要提出建议。重要诊断由上级医师或科主任签名。

（3）报告单书写必须规范，应确切、全面、客观描述所发现病变的位置、大小、形态、性质和特征，对临床诊断有帮助的阴性征象亦应记载，数据应准确，计量单位采用法定计量单位。各种检查按报告时限及时报告。

（4）制定各项技术操作常规，各类仪器设备保管保养制度和各种物资管理制度。制定采用新技术、开展新诊疗方法，以及新仪器的经济技术效果评价标准。

（徐秀军）

第七节 康复管理

一、康复医学的定义及内容

1. 康复评定　康复医学与临床医学显著不同点之一就是以康复评定代替临床疾病的诊断。康复评定是康复治疗的基础，没有评定就无法规划治疗和评价治疗效果。评定的内容主要是躯体功能、精神（心理）功能、言语功能和社会功能四个方面。康复评定的形式，一般是由康复医师主持召开康复治疗小组会议，在会上由小组成员根据对患者功能障碍的性质、部位、程度、发展、预后及康复目标充分发表意见，提出各自的对策、目标和治疗处理意见（包括近、中、远期），然后由康复医师归纳总结为一个完整的康复评定和治疗方案,再指派各专业人员分头实施。治疗中期再召开小组会,对康复疗效进行总结,并为下一阶段的治疗或出院后康复提出意见。康复治疗小组除康复医师外,还有物理治疗师、作业治疗师、言语治疗师、心理治疗师、中医康复治疗师、假肢矫形器技师、社会工作人员和康复护士组成。

2. 康复医疗　现代康复疗法主要运用物理疗法、作业疗法、言语疗法、心理疗法、康复工程、职业训练、社区康复及我国传统的中医疗法等治疗体系来进行综合性的、系统的康复治疗,达到恢复功能、提高患者生存质量的目的。

康复医师指示治疗师采取康复治疗措施需要用到康复处方,它与临床服药的处方截然不同。康复处方是以处方的形式给治疗师确定治疗的种类、方法、治疗强度、治疗量,并提出在治疗中应注意的事项。目前国内康复治疗师大部分经过康复专业知识的系统教育和培训,而康复医师只有少数人受过大学专门教育。康复处方并不像服药处方那样简单,对没有康复医疗知识和经验的医师颇为困难。对此,医师可只提出治疗技术种类和范畴,至于技术细节,由治疗师在训练患者时酌情具体掌握,使其能根据实际病情和治疗反应充分发挥自身的治疗技术。同时,要加紧对康复医师的培训,使其尽快能开出更加规范的康复处方。

二、康复治疗流程

从接诊至出院,康复医疗的整个流程如下。

康复科门诊及由临床各科转来的患者→接诊→临床诊察→影像检查、实验室检查及有关专科的会诊→患者初期功能和能力的康复评定→制定康复治疗计划→门诊或住院康复治疗→治疗中期再次康复评定→治疗计划的修订→进一步康复治疗→治疗后期的康复评定和结局评定→出院后安排(职业培训、重返工作岗位、转到休养所治疗、继续门诊治疗或在当地社区治疗等)。

康复治疗组成员均要在康复流程中分头独立实施自己的治疗任务,同时也协助他人工作。

三、康复科的设置、诊疗范围、设施及特点

1. 康复科的设备及对象　康复科常用的康复设备有:手摇站立床、平衡杠、平

衡板、股四头肌训练器、悬吊床、滑板、步行车、磨砂板、肩关节活动器、肌力测定器、肌电图、手功能训练器、认知功能训练器、颈椎牵引器、腰椎牵引器、超短波治疗仪、电脑中频治疗仪、神经功能电刺激治疗仪、氦氖激光治疗仪、电针治疗仪、神灯治疗仪等医疗设备。

康复的主要对象是由于各种先天畸形、急、慢性后天性疾病或外伤等原因而导致的功能障碍或残疾的患者，以及一些老年患者。近年来，对有些病的急性期，也有采用康复医疗的某些方法进行治疗的。

2. 康复科的诊疗范围　①骨关节系统疾病：骨折术后、关节脱位后及人工关节置换术后肢体功能障碍、运动损伤（肌肉、肌腱、韧带和关节软骨损伤）、颈椎病、腰腿痛、肩周炎、骨关节炎、脊柱侧弯、截肢等。②神经系统疾病：脑出血、脑栓塞、脑梗死、蛛网膜下腔出血、颅脑外伤后、脑瘤术后、脊髓炎、脊髓肿瘤术后、多发性神经根炎（吉兰－巴雷综合征）、多发性硬化症、脊髓损伤（截瘫）、小儿脑瘫等。③内科疾病康复：糖尿病、高血压、冠心病、心肌梗死、肥胖症等。④其他：一氧化碳中毒后遗症以及各种原因引起的昏迷、言语功能障碍、吞咽功能障碍、认知功能障碍、步态不稳、平衡困难等。

患者和老年人，以及慢性病功能障碍者，不少是行动不便，甚至是生活难以自理者，有的装配了假肢或支具，有的则需要乘坐轮椅等。为此，在新建、扩建、改建医院建筑时，应当重视康复医疗对象的特殊需要，通常将其称为"无障碍设施"，有的称为"无障碍环境设施"。

3. 康复科的特点　①康复服务对象的针对性：康复科的服务对象主要是老年人、慢性患者、残疾人，总之是有不同程度功能障碍者，因此无论在医疗服务或生活服务方面，其难度和工作量都要高于其他科室；②康复服务手段的多样化：康复科的治疗手段多种多样，与其他科室的治疗手段如药物和手术不大一样，而是物理疗法、作业疗法、医疗体育多种方法。根据病情的不同采用不同的方式，目的是使残留的功能得到最大地发挥；③康复科建筑的特殊性必须适合残疾人和老年人的活动；④康复医务人员的专业性：康复科的医务人员必须是经过专业培训的专业人员，包括康复医师、理疗医师、体疗医师、作业治疗医师、言语矫治师、假肢与矫形器师、文体治疗师、社会工作者等组成；⑤康复医疗程序的灵活性：康复医疗不是针对疾病、病程，而是着眼于功能障碍的程度和恢复的情况，而且在诊治过程中通常采用康复医疗小组的灵活形式。

四、康复科业务技术管理

（1）根据实际情况制定必要的管理制度和诊疗操作常规，保证医疗质量和防止差错事故。

（2）做好初复诊的工作，康复医师接诊时首先阅读病历，根据病情结合本科条件开出康复处方，并将康复治疗种类、部位、方法和疗程次数记在病历上，将会诊的意见写在会诊单上。

（3）对临床转诊患者，认为不适合做康复治疗时，需向临床说明原因或写在病历上，让患者再回原科处理。

（4）治疗时，治疗医师应定期复查患者，将复查情况记在治疗单上，根据情况及时调整治疗方案。疗程结束时应详细检查患者，做出疗效判定。

（5）诊察室要建立会诊制度，对疑难患者应随时或定期请上级医师会诊。

（6）治疗室必须认真执行医嘱，如有不明之处，需询问医师，明确后方可实施治疗。严格遵守各项物理治疗的操作常规和注意事项，防止交叉感染，保证安全。

五、现代医院康复科的发展方向

1. 高素质的康复治疗人才　康复医疗需要集中多个学科的专业人员，不仅要有经过训练合格的康复医师，而且对于体疗、理疗、作业治疗、语言矫治、康复工程、心理治疗、康复护理、社区康复等专业治疗人员都要有计划、按比例地发展。对人才要求以"全面康复"为内容，同时还应包括社会医学、行为医学、社会工作及社区康复，学会用社会的知识和手法从事康复治疗工作，不仅要全面掌握各种康复治疗技术，也要树立对待残损、残疾和残障人的正确态度，培养高尚的医德医风。

2. 在综合康复的基础上发展专科康复治疗　随着康复医学的深入发展，康复工作相继渗透到各个临床领域，应紧密结合临床开展康复医疗和治疗，按照康复对象和病种不同，形成系统的分科，如骨科康复学、老年病康复学、儿科康复学、神经科康复学、精神科康复学、心脏病康复学、肿瘤康复学、脊髓损伤康复学等。在此基础上大力发展专科康复治疗技术，并建立各专科间的康复治疗协作组。

3. 以主动性功能训练为导向，打破传统的被动理疗手段　康复治疗手段主要依靠各种主动性的功能训练方法，治疗过程需要患者主动参与练习，才能达到更好的康复效果。由于历史原因，一些康复医学科是在原有理疗学科的基础上建立起来的，往往强调理疗应用的广泛性，强调理疗因子的治疗作用多一些，而忽略主动功能训练的重要治疗过程，造成与临床相脱节，使患者治疗过于被动。

4. 中国传统康复手段和现代康复治疗相结合　中西医理论和方法相结合而形成的运动疗法、物理疗法、作业疗法、心理疗法等提高了疗效：如在现代的运动疗法中结合太极拳、保健体操及按摩，在现代的物理疗法中加入针灸、中药离子透入、中药外治、火罐及艾灸，在现代的作业疗法中加入中国书法练习、国画、民族音乐治疗、琴、棋等，在现代心理疗法中加入气功治疗等，所有这些在慢性病、老年病、残疾的康复中均起着重要作用。

5. 加速信息康复建设　在信息社会里依靠信息技术提供各种形式的康复诊疗技术信息，建立康复信息中心，为康复医疗机构提供远程会诊，为残疾人提供康复咨询和康复治疗指导，利用多媒体指导患者自主康复和家庭康复，利用声、像、文字、电子制作康复信息资料，出版康复治疗专刊等，广泛宣传、普及康复医疗和治疗技术。

（黄丽婷）

第四章 医院感染管理

第一节 概 述

医院感染是指在医院内获得的一切感染。它伴随着医院的出现而发生，随着现代医学技术的发展而日益突出。它已成为一个全球性有关医院人群健康的公共卫生问题，涉及临床医学、流行病学、传染病学、预防医学、免疫学、微生物学、消毒学、护理学及医院管理学等多个学科，医院感染不仅直接增加患者的痛苦与经济负担，而且影响了医疗综合指标的完成，阻碍着现代医学的进步与发展，已成为现代医学、医院管理学领域中亟待探讨、研究的一个重要课题。

一、我国医院感染管理的概述

我国医院感染的研究和监控工作始于 20 世纪 80 年代初期，晚于世界上发达国家约 30 年左右。尽管起步较晚，但发展极其迅速，到目前为止已发展到遍及全国 30 多个省市自治区的 100 多所医院，已逐渐步入规范化、标准化、系统管理化的良性轨道。纵观我国医院感染的历史沿革，大体上经历了发展初期、普及发展时期、发展提高时期等三个时期。

（一）医院感染的定义

医院感染是指住院患者在医院内获得的感染，包括在住院期间发生的感染和在医院内或者出院后发生的感染；但不包括入院前已开始或入院时已存在的感染。医院工作人员在医院内获得的感染也属医院感染。

（二）医院感染对象

医院感染对象应涵盖医院这一特定范围内、所在医院这一特定时间内的所有人员，包括住院患者、门诊患者、探视者、陪护人员及医院工作的各类人员等。从理论上讲，上述人员在医院内所获得的感染和疾病都应视为"医院感染"。但就客观现状而言，门诊患者、探视者、陪护家属及其他流动人员，由于在医院停留时间短暂，加之其他感染因素甚多，常难于确定感染是否来自医院。就此而言，人们在确定医院感染对象时，主要指的是住院患者和医院工作人员。实际上医院工作人员亦很难排除医院外感染，因此统计医院感染发生率时，其对象仅限于住院患者。

医院感染是指患者在住院期间和出院后不久发生的感染，不包括患者入院前已存在或入院时已处于潜伏期的感染。有规定认为"不论受感染者在医院期间或是出院后出现症状均为医院感染，对潜伏期不明的感染，若发生于入院后亦列入医院感染"。同样若患者某次住院前和住院后的感染是受前次住院期间所得，也应列为医院感染。

二、医院感染的分类

通常情况下，医院感染可根据病原体的来源、感染部位、感染的微生物种类等进行分类。如果按病原体来源进行分类，则可分为内源性感染和外源性感染两大类，简述如下。

（一）内源性医院感染

内源性医院感染亦称自身医院感染，通常是指在医院内由于各种原因，患者受到其自身固有细菌侵袭而发生的感染。内源性感染的特点是定植或寄生在人体的正常菌群，在一特定的条件下，由于人体间的平衡被打破而成为条件致病菌而导致各种内源性感染。通常有下列几种情况：①寄居部位的改变；②宿主的局部或全身免疫功能低下；③菌群失调；④双重感染等。

（二）外源性医院感染

外源性医院感染也称交叉感染，是指患者遭受医院内非本人自身存在的各种病原体侵袭而发生的感染。这种感染绝大多数情况下是通过人与人之间的传播所引起的，如从患者到患者、从患者到医务人员或医务人员到患者的直接感染。此外尚可通过物品、环境（空气传播）对人体间接感染。

三、医院感染的原因

1. 客观因素

（1）病原体的变化：病原体的变异增加、耐药性增强：抗生素等药物的使用使医院内感染的病原体有了明显的改变，革兰阳性菌造成的感染下降，革兰阴性菌造成的感染比例上升；同时使医院内定植的病原微生物大多是对抗生素耐药的菌株，给感染预防性治疗带来困难。

（2）医疗技术的变化：各种侵入性（包括介入性）诊治疗法的广泛应用，如动静脉插管、气管插管、引流管、监控仪器探头、各种内窥镜等，形成感染传播的直接途径。例如，血管内装置的留置是医院败血症的重要危险因素，有报道认为90%的导管相关败血症是由于静脉导管引起的；各种内镜（胃镜、腹腔镜、支气管镜）和各类导管（动静脉插头、心导管、气管插管）在一些程度上破坏了人体的正常防御屏障，为病原菌入侵打开了门户，尤其是在内窥镜操作过程中，使用者的血液及体内其他物质可以黏附在内窥镜的管道上，而因其结构复杂、管道细长、不耐热、难于清洗与消毒，如果使用后消毒不干净，可能将细菌等致病物质传播给另一名使用者。

（3）医疗环境的变化：随着社会经济的发展、医学的进步和人们健康意识的提高，医院尤其是大型医院每天接待患者及陪同人员的数量持续升高，人员的高流动性使得医院的带菌者明显增多，这也是医院感染增加的原因之一。

（4）患者的原因：免疫制剂的使用降低了患者的抵抗力，增加了易感性；大量抗生素的使用导致患者正常菌群失调，这是造成内源性感染的直接原因。

2. 主观因素

（1）对医院感染的危害性认识不足，重视不够：主要是部分医院领导和管理人员对医院感染造成的损失和带来的危害没有足够的认识，对医院感染管理的迫切性、重要性认识不足，认为进行医院感染管理投入多而没有经济效益，因此忽视这项工作，造成医院感染管理无人负责，规章制度不落实的问题。

（2）医院感染管理制度不健全或不严格执行，医务人员感染知识缺乏：某些医院没有按照《医院感染管理办法》的规定设立相应的组织机构，或医院感染组织机构的设置归口不合理，感染管理科没有发挥应有的作用；部分医院的感染预防措施和制度缺乏或不健全，医院领导不重视医院感染管理制度与知识培训；有些医院即使制定了规章制度也因缺乏有效的督促、监测手段和措施而往往流于形式发生医院感染后控制失当；隔离、消毒和治疗均不及时、不到位。这些都造成了医院感染的隐患。

（3）医务人员的观念淡薄：部分医院的医务人员缺乏医院感染知识，消毒隔离、无菌观念淡漠，有些医务人员不会洗手甚至不洗手，器械消毒不规范、不彻底；医务人员，甚至有医务人员不知道何为医院感染，存在违背医护常规的各种操作行为，更难以严格执行控制医院感染所必需的规章制度，直接造成了医院感染的发生。

（4）抗生素使用不合理：由于医务人员抗生素使用知识的不足和抗生素使用规章制度的不全，造成临床大量不合理使用抗生素的现象，如无适应证而使用抗生素、无适应证而使用广谱抗生素、广泛使用高级抗生素、不合理联合用药、超剂量用药、超范围预防性使用抗生素等，从而导致患者菌群失调和耐药菌株的增加，这是造成内源性感染的直接因素。

四、医院感染诊断原则

卫生部 2001 年发布的《医院感染诊断标准》（试行）中，明确了医院感染的诊断原则和各系统感染的诊断标准。

1. 属于医院感染的情况

（1）无明确潜伏期的感染，规定入院 48 小时后发生的感染为医院感染；有明确潜伏期的感染，自入院时起超过平均潜伏期后发生的感染为医院感染。

（2）本次感染直接与上次住院有关。

（3）在原有感染基础上出现其他部位新的感染（除外脓毒血症迁徙灶），或在原有感染已知病原体基础上又分离出新的病原体（排除污染和原来的混合感染）的感染。

（4）新生儿在分娩过程中和产后获得的感染。

（5）由于诊疗措施激活的潜在性感染，如疱疹病毒、结核分枝杆菌等的感染。

（6）医务人员在医院工作期间获得的感染。

2．不属于医院感染的情况

（1）皮肤黏膜开放性伤口只有细菌定植而无炎症表现。

（2）由于创伤或非生物性因子刺激而产生的炎症表现。

（3）新生儿经胎盘获得（出生后48小时内发病）的感染，如单纯疱疹、弓形体病、水痘等。

（4）患者原有的慢性感染在医院内急性发作。

3．医院感染的诊断标准　包括呼吸系统、心血管系统、血液系统、腹部和消化系统、中枢神经系统、泌尿系统、手术部位、皮肤和软组织、骨与关节、生殖道、口腔和其他部位共12个系统的诊断标准。

五、医院感染管理的重要性

1．医院感染管理的概念　医院感染管理是针对在医疗、护理活动过程中不断出现的感染情况，运用有关的理论和方法，总结医院感染发生规律，并为减少医院感染而进行的有组织、有计划的控制活动。医院感染管理是医院管理中的重要组成部分。

2．医院感染管理的重要性　医院是一个污染的环境，是易感人群集中和聚集的场所；伴随医学的发展、医疗手段的多样化和现代化，医院感染问题日益复杂、加剧，如抗生素滥用造成了大量的耐药菌株，直接导致了感染的发生；各种监护仪、导管、插管、内镜等新技术、新疗法的侵入性操作大大增加了感染的机会；器官移植和免疫失衡性患者长期使用免疫抑制剂、肿瘤治疗的化疗、放疗等都使患者机体抵抗力降低，感染危险大大增加。医院感染已成为一个严重的公共卫生问题，也是一个重大的医院管理课题。住院患者患医院感染，增加了患者痛苦、延长住院时间，加重了医院负担，增加了医疗费用开支。严重的医院感染常使患者不能达到预期的疗效或使治疗失败，甚至产生后遗症或造成死亡。据统计，国外医院感染率为3%～17%。美国医院感染率为5%，每年约7.7万人死于医院感染，多支出医疗费用40亿美元。我国每年发生医院感染病例约500万，损失约2 000万个病床，多支出医疗费用100亿～150亿元人民币。可见医院感染对患者及家庭和社会都造成了严重的危害。医院感染的预防和控制，可以完善管理措施、更新对策、提高对感染的检测水平、强化科研意识，还可以减少感染发生率、缩短住院时间、减轻患者经济负担、提高医疗质量和患者满意度。

（程荣锋）

第二节　医院感染流行病学特征

一、医院感染的来源

医院感染根据其来源不同大致可分为三个方面。

1. 外源性　外源性感染是指患者在住院期间通过污染的物品、器械、空气、水、食品等直接或间接方式，形成住院患者、陪护人员、医务人员之间交叉感染。造成这种感染最主要的原因是未能实行严格的消毒隔离制度及无菌操作规程。

2. 内源性　此类感染系某些条件致病菌所致，多源于患者自身，如一些患有较为严重疾病的患者，尤其是老年和小孩患者，在其自身免疫力减低、抗病能力下降时，人体内一些通常不致病的微生物而引起感染。

3. 医源性　由于医学科学的不断进步，各种新的诊断治疗手段不断推出，这些手段一方面为临床解决了诸多实际问题，但另一方面则易给患者造成感染。

二、医院感染的分布

医院感染的分布大体上可分为三种。

1. 人群分布　大量调查表明，医院感染与年龄密切相关，即婴幼儿和老年人感染率高，主要与抵抗力降低有关。某些部位的感染存在性别差异，如泌尿道感染女性多见。此外，尚与患者自身所患基础疾病相关，如恶性肿瘤、血液系统疾病以及内分泌、营养代谢和免疫缺陷患者，医院感染率明显增高。

2. 科室分布　国外大量资料分析认为外科系统所属科室较高，在我国则以内科系统偏高，其次为外科和儿科，五官科发病率最低。

3. 部位分布 根据现有的全国医院感染监控系统资料，我国医院的感染率为8%，以下呼吸道、外科切口部位、消化道和泌尿道感染为主，这四个部位占整个感染部位的70%，其中下呼吸道和手术切口部位感染分别占33%和21%。

三、医院感染的传播途径

医院感染的传播途径大致可归纳为三种途径。

1. 接触传播 是医院感染最常见和最重要的传播方式之一。根据病原体从感染源排出到侵入易感人群之前是否在外界停留，又可分为直接传播与间接传播，前者是指患者或医务人员直接与感染源接触而获得感染；后者是指病原体从感染源到医务人员手，再污染医疗设备设施和患者用具，再传播给其他患者。

2. 空气传播 空气飞沫传播在医院感染中占有很大比重，如流感病毒、结核分枝杆菌等均可在病房内传播。此外，某些含病原体分泌物，散落在地面或各种物品上，干燥后，在清扫、人员走动、机械抖动、病床整理、物品递送时可将尘埃扬起，形成菌尘传播。

3. 媒介传播 患者治疗所用的血制品、药品、食品、饮水等均可传播。如输血后可发生肝炎、疟疾甚至艾滋病，食品被污染可发生菌痢等。

四、医院感染的易感人群

医院感染的易感人群主要包括以下几个。

1. 婴幼儿及老年人 因为婴幼儿免疫功能尚未发育成熟，而老年人由于年龄老化生理防御功能减退。

2. 临床上长期使用广谱抗菌药物治疗者 由于长期使用广谱高效抗菌药物，使得细菌产生耐药和菌群失调而使病原菌易感。

3. 机体免疫功能受损患者 如患血液系统疾病、恶性肿瘤、慢性肾病、肝病患者等，由于机体免疫能力低下而对病原微生物易感。

4. 长期接受免疫抑制剂治疗者 如抗癌药物、皮质激素、放疗等，均可对患者的免疫功能造成损害而易感。

5. 接受各种侵袭性操作患者 各种有创操作均可直接损伤皮肤与黏膜的屏障作用，为病原微生物入侵提供便利。

6. 长期住院患者 一般说来，患者住院时间愈长，病原微生物定植的几率就愈大，相对发生医院感染的危险性则愈大。

7. 手术时间长者 手术时间越长，则意味着麻醉时间也越长，手术部位组织受损状况也越严重，这样易导致患者局限及全身抵抗能力下降，加之手术者因疲劳使得操作准确性降低等因素，使患者对病原微生物易感。

（陈建社）

第三节 医院感染监测

一、医院感染监测的形成

在 20 世纪 50 年代，美国发现了耐甲氧西林金葡菌（MRSA）的出现与流行，美国疾病控制中心（CDC）对 MRSA 进行监测的过程中发现了流行病学方法对医源性监测的重要意义。20 世纪 60 年代末，美国 CDC 组建了由 8 所医院参加的医院感染监测试点工作，在 20 世纪 70 年代建立了世界上第一个约有 80 所医院参加的全国医院感染监测系统。1986 年，CDC 根据全美国医院感染工作的情况，提出了目标性监测，包括成人和小儿 ICU 的监测、新生儿室监测、外科患者的监测，对美国医院感染的控制起到了极其重要的作用。

1986 年，卫生部医政司成立了医院感染监控管理协调组，开始对 40 家医院进行医院感染情况调查，此后各省、市、自治区也相继组建了本地区医院感染监控网络，到目前我国医院感染监测网络系统已组建，为医院感染管理相关政策制度的制定提供了重要依据。据全国医院感染监控网中心对全国 126 所网络医院的监测，1998 ~ 1999 年，医院感染率为 3.92%，而到了 2001 年，这些医院的人次感染率和例次感染率分别为 5.22% 和 5.58%，发病科室由高到低依次为内科、外科、儿科、妇科、产科和五官科，发生的部位排在前五位的依次为呼吸道、泌尿道、手术部位、胃肠道和皮肤软组织；感染率最高的医院为 8.25%，最低的只有 0.21%。这说明医院间感染控制的差距较大。尤其需要注意的是，这些数据均来自规模较大、管理规范的医院，这表明医院感染管理工作仍任重而道远。

二、医院感染监测概念与意义

1. 医院感染监测的概念　医院感染监测是指长期地、系统地、连续地观察收集和分析医院感染在一定的人群中的发生和分布及其影响因素，并将监测结果报送和反馈给有关部门和科室，为医院感染的预防控制和宏观管理提供科学依据。它具有如下特点：①监测是一个长期的、系统的、连续的工作，因此要有一个长期的监测计划。单次的调查不能当作监测；②必须系统地收集医院感染及其相关资料；③对监测资料必须定期地进行汇总分析，并及时反馈，以便及时采取有效的控制措施；④对监测事件必须规定明确简练的定义，如医院感染诊断标准，以便广大医务人员易于掌握，同时也使收集到的资料具有科学性和可比性。

各医院通过监测获得医院感染的第一手资料，并可分析医院感染的发展趋势及与类似医院进行比较，发现其问题和薄弱环节，为采取有效控制措施提供科学依据。

2. 医院感染监测的意义

（1）通过监测，及时掌握医院感染的各种信息，深入认识其特征和规律性，寻找有效的预防和控制办法，避免和减少工作的盲目性，通过监测——控制——再监测，最终达到减少和控制医院感染的目的。

（2）通过完善的病情监测网络及对监测资料进行定期分析，可以得到医院感染的本底数据，如发病率、危险因素、易感人群，常见病原体及其耐药谱等，以及早期发现医院感染的流行暴发。

（3）监测结果可用来对全体医务人员进行宣传教育，以科学的数据提高他们对医院感染的认识，使医院感染的预防控制成为他们的自觉行动。同时应进一步完善信息报告系统，建立应对突发事件的信息报告中心和应急反应指挥中心。

（4）通过监测发现问题，以便采取控制措施，而控制措施的效果如何又必须通过监测来评价，因此对各种监测方法和控制措施进行绩效评估是医院感染监测的一项重要内容。

（5）通过监测，为医院感染的研究提供重要信息和参考依据。

（6）为医院感染的控制、制定决策、资源的分配等宏观管理提供科学依据。

三、医院感染监测方法

1. 按监测范围分类

（1）全面综合性监测：对全院所有患者和工作人员的医院感染及其相关因素进行综合性监测，这种方法常在监测工作的开始阶段采用。如美国和我国的全国医院感染监测系统开始时均开展的是全面综合性监测。全面综合性监测具有如下优点：①能得到全院医院感染的全面情况，如各科、各病房的感染率；各感染部位的感染率；各系统疾病的感染率；各种危险因素、侵入性操作和易感人群、病原体种类特点及其耐药性等；各种相关因素如抗菌药物的合理应用，消毒灭菌及隔离工作中的问题与薄弱环节及医护人员不良的习惯性操作方法等；②能及早发现医院感染聚集性发生或暴发流行的趋势；③能收集和分析大量的资料，为开展目标性监测和深入的研究打下基础。其缺点是花费大、耗时、劳动强度大。

（2）目标性监测：对监测事件确定明确的目标，然后开展监测工作以达到既定的目标，即为目标性监测。目标性监测常是建立在全面综合性监测基础之上，如美国从 20 世纪 70 年代初期即在医院开始全面综合性监测，经过 10 余年的工作，直到 1986 年才推出目标性监测。目标性监测的优点在于目标明确，经济效益高；其缺点是得不到未监测的医院感染或相关事件的基数，所以不易及时发现医院感染的聚集性发生或暴发流行。目标性监测包括特殊感染部位监测、特殊部门监测、轮转监测和暴发监测。

总之，不同的监测方法有不同的特点，要求不同的条件，医院在选择监测方法时，应根据实际情况而定。

2. 调查方法分类

（1）前瞻性调查：指对每一个住院患者进行跟踪直至出院，也包括对出院患者的随访，从而及时发现医院感染的病例及危险因素，并能及时发现医院感染的聚集性发生和暴发流行。这种调查方法准确率较高，但费事费时。

（2）回顾性调查：指患者出院后，由医院感染专职人员到病案室查看出院病历，以发现并登记医院感染病例。

四、医院感染监测指标

1. 发病率 发病率指一定时间内处于一定危险人群中新发医院感染病例的频率。

发病率＝同期新发医院感染病例数 / 观察期间危险人群人数 ×100%

在计算医院感染发病率时应使用医院感染漏报率，通过漏报调查，可以统计发病率，并校正原先发病率。

漏报率＝漏报病例数 /（漏报病例数＋已报病例数）＋100%

2. 罹患率 罹患率是用来衡量处于危险人群中新发生医院感染的频率，多用于小范围或短时间的暴发或流行，观察时间可以是 1 天、几天或几周、1 个月等，分母必须是易感人群数。

罹患率＝同期新发医院感染例数 / 观察期间处于危险中的人群人数 ×100%

3. 现患率 现患率是指一定时间内处于一定危险人群中实际感染病例（包括以往发病至调查时）的百分比。现患率调查又称现况调查或横断面调查，它利用普查或抽样调查的方法，收集一个特定时间内，即在某一时点或短时间内，有关实际处于医院感染状态的病例资料，从而描述医院感染及其影响因素的关系。可以根据现患率估计发病率，由于现患率包括新、老病例，所以大于发病率。

现患率＝同期存在的新旧医院感染病例数 / 观察期间处于危险中患者数 ×100%

4. 病死率 病死率是指某种医院感染的全部病例中因该感染死亡病例的比值，反映了医院感染的严重程度。

病死率＝因该感染死亡的例数 / 某医院感染的病例数 ×100%

（程荣锋）

第四节　医院感染的预防和控制

一、严格遵守有关规章制度和技术规范

（1）医院应当按照《消毒管理办法》（2002 年版），严格执行医疗器械、器具的消毒工作技术规范，并达到以下要求：①进入人体组织、无菌器官的医疗器械、器具和物品必须达到灭菌水平；②接触皮肤、黏膜的医疗器械、器具和物品必须达到消毒水平；③各种用于注射、穿刺、采血等有创操作的医疗器具必须一用一灭菌。医疗机构使用的消毒药械、一次性医疗器械和器具应当符合国家有关规定。一次性使用的医疗器械、器具不得重复使用。

（2）医院应当严格按照《抗菌药物临床应用指导原则》，加强抗菌药物临床使用和耐药菌监测管理。

（3）医院应当按照《医院感染诊断标准》（2001 版），建立有效的医院感染监测制度，分析医院感染的危险因素，并针对导致医院感染的危险因素，实施预防与控制措施。应当及时发现医院感染病例和医院感染的暴发，分析感染源、感染途径，采取有效的处理和控制措施，积极救治患者。

（4）医院应当按照《医院感染管理办法》（2006 版）进行医院感染病例的报告：

1）经调查证实发生以下情形时，应当于 12 小时内向所在地的县级地方人民政府卫生行政部门报告，并同时向所在地疾病预防控制机构报告。所在地的县级地方人民政府卫生行政部门确认后，应当于 24 小时内逐级上报至省级人民政府卫生行政部门。省级人民政府卫生行政部门审核后，应当在 24 小时内上报至国家卫生健康委员会：①5 例以上医院感染暴发；②由于医院感染暴发直接导致患者死亡；③由于医院感染暴发导致 3 人以上人身损害后果。

2）经调查证实发生以下情形时：①10 例以上的医院感染暴发事件；②发生特殊病原体或者新发病原体的医院感染；③可能造成重大公共影响或者严重后果的医院感染时，应当按照《国家突发公共卫生事件相关信息报告管理工作规范》（试行）的要求进行报告。

二、建立健全医院感染分类教育与培训制度

（1）各级卫生行政部门和医疗机构应当重视医院感染管理的学科建设，建立专业人才培养制度，充分发挥医院感染专业技术人员在预防和控制医院感染工作中的作用。

（2）省级人民政府卫生行政部门应当建立医院感染专业人员岗位规范化培训和考核制度，加强继续教育，提高医院感染专业人员的业务技术水平。

（3）医疗机构应当制定对本机构工作人员的培训计划，对全体工作人员进行医院感染相关法律法规、医院感染管理相关工作规范和标准、专业技术知识的培训。

（4）医院感染专业人员应当具备医院感染预防与控制工作的专业知识，并能够承担医院感染管理和业务技术工作。

（5）医务人员应当掌握与本职工作相关的医院感染预防与控制方面的知识，落实医院感染管理规章制度、工作规范和要求。工勤人员应当掌握有关预防和控制医院感染的基础卫生学和消毒隔离知识，并在工作中正确运用。

因此，有必要建立健全的医院感染分类教育与培训制度，在医务人员和各级管理人员中开展针对性教育和医院感染知识的培训，使广大医务工作者充分认识到医院感染知识的重要性，不同程度地掌握医院感染的基本知识和技术，从而促进医院感染的有效控制。

三、加强医院感染的监督与管理

（1）县级以上地方人民政府卫生行政部门应当按照有关法律法规和《医院感染管理办法》的规定，对所辖区域的医疗机构进行监督检查。对医疗机构监督检查的主要内容是：①医院感染管理的规章制度及落实情况；②针对医院感染危险因素的各项工作和控制措施；③消毒灭菌与隔离、医疗废物管理及医务人员职业卫生防护工作状况；④医院感染病例和医院感染暴发的监测工作情况；⑤现场检查。

（2）卫生行政部门在检查中发现医疗机构存在医院感染隐患时，应当责令限期整改或者暂时关闭相关科室或者暂停相关诊疗科目。

（3）医疗机构对卫生行政部门的检查、调查取证等工作，应当予以配合，不得

拒绝和阻碍，不得提供虚假材料。

四、切断传染链

预防医院感染就必须控制感染源、切断传播途径、保护易感人群，提高易感人群的抵抗能力，即切断传染链。

（一）控制感染源

1. 早期发现，及时隔离　隔离就是把感染患者的活动限制到规定的最小范围。隔离是控制传染源最基本的措施。任何隔离措施，必须同时有消毒措施，隔离和消毒往往是密切不可分割的预防手段。总之，对感染源应做到早发现、早报告、早隔离、早治疗、早预防。根据传染病的病种和对预防传染病流行的要求不同，隔离期限也不同，一般要求从潜伏期至临床症状消失，并理化检查正常以后。如麻疹、白喉等在潜伏期和前驱期即有很强的传染性，最好根据病史和可疑症状即行隔离观察，若待确诊后始行隔离，则为时过晚。而有的传染病，虽然症状消失，临床治愈，但仍是带菌者，具有传染性，如伤寒、痢疾等。这就需要在医院内继续隔离治疗，直至大便检查 3 次阴性时，方可解除隔离。

2. 隔离方式

（1）烈性传染病的严密隔离：在医院内最好单设隔离区，隔离区和房间内均应严密消毒，严防向外传播。适用于甲类传染病、炭疽病。

（2）单间隔离：在一个房间内，只收同一种传染病，适合于呼吸道传染病的隔离。

（3）床边隔离：有时由于条件所限，几种不同的肠道传染病，需收在同一个房间内时，要求病床与病床之间的距离应在 1 ~ 1.5 m 以上，并采取必要的隔离措施，防止患者之间互相接触，患者的排泄物、分泌物要严格消毒，医护人员接触患者时，要严格执行消毒制度。此种隔离适合于一般肠道传染病。

（4）虫媒传染病的隔离：适合于虫媒（如蚊、虱、蚤等）引起的传染病隔离。重点是做好防蚊、灭蚊、灭虱、灭蚤等工作。

（5）非传染病的特殊隔离：其实质是保护易感者，用于大面积烧伤、实行骨髓移植的白血病患者、抗免疫治疗患者等。这些患者机体免疫功能低下，对各种微生物极易感染，因此必须实行单间特殊隔离。

（二）切断传播途径

1. 消毒与灭菌　消毒与灭菌是切断传播途径、预防医院感染的最有效措施。

（1）消毒与灭菌的概念：消毒是指杀灭或清除外环境中传播媒介物上的病原微生物及有害微生物，使其达到无害化水平。外环境中传播媒介物泛指人类生存环境中体外存在的各种固体、气体、液体等无生命物质。消毒概念需要强调的含义有两点：①消毒目的主要针对的是杀灭或清除病原微生物及有害微生物；②消毒作用是将微生物污染状况降低到对人体无害化的水平。

消毒处理方式及其所采用的方法通常是根据微生物的传播特点来确定的。针对不同的处理对象，消毒处理的侧重性有所不同。预防传染病传播、流行，消毒的作用环节主要是切断传染病传播途径。例如，预防肠道传染病传播、流行，消毒侧重于切断粪 - 口传播途径。使用消毒剂处理粪便，对饮食、饮水及其饮食器具等进行相应的消毒处理；预防呼吸道传染病传播、流行，采用开窗通风、净化空气、消毒等有关处理措施，重点是对污染空气的处理，同时必须对患有呼吸道传染病的患者进行隔离。因此，对于预防、控制疾病的传播及其流行来说，消毒与隔离常常是密不可分的。

灭菌是指杀灭外环境中传播媒介物上所有的、活的微生物。既包括病原微生物及有害微生物，同时也包括其他非病原微生物及非有害微生物；既包括各类细菌繁殖体、细菌芽孢，同时也包括各类真菌及真菌孢子。对微生物的杀灭作用既无种类选择性，也无强弱差异。灭菌的最终目的是使被处理的各种外环境中无生命物体上达到无活的微生物存在的状态。

灭菌概念需要强调的含义有两点：①灭菌是对外环境中无生命物体上微生物的处理过程，不涉及人体的体表及其体腔；②灭菌是杀灭处理对象上的微生物，是杀灭活的微生物。

消毒是个相对的概念，经消毒处理之后，被消毒处理的对象上允许残留一定数量的活的微生物，但允许残留微生物的种类和数量是限定的，并要达到对人体无害的水平。灭菌属于绝对的概念，经灭菌处理之后，被灭菌处理的对象上不允许残留任何活的微生物，无种类和数量上的限定。但是，在自然界中，任何生物的灭绝均是遵循一定的概率，灭菌概念也无法超越这一自然规律。根据《消毒技术规范》规定，经灭菌处理后，被灭菌处理对象上微生物存活的概率必须减少菌到 10^{-6}。

（2）消毒的分类：①预防性消毒，是指对确认或怀疑被污染的环境及其物品进行的消毒，目的是预防疾病的发生和传播；②经常性消毒，也叫随时消毒，主要是对患者的排泄物、呕吐物、分泌物、接触物及污物、污水等随时进行的消毒，目的是及时杀灭和消除病原微生物，防止扩散蔓延；③终末消毒，是指在患者出院、转院、转科、死亡后对其接触物消毒。目前医院沿袭下来仍多采用紫外线灯或电子灭菌灯在病房内照射消毒被褥方法。这种方法效果如何已引起有关专家的关注。专家们认为，紫外线在空气中传播时可被悬浮的离子阻挡，不易穿透物体深部，同时受湿度和微生物数量的影响，也无法将物体表面各类细菌彻底杀灭，更谈不上深层次消毒，而采用环氧乙烷气体消毒，值得推广。

2. 病房通风和空气自然净化　病房通风即是用室外新鲜空气来稀释室内空气污染物，使其浓度降低，是最方便快捷的方法。目前，有些医院新建办公楼、病房楼也开始建成集中控制式中央空调系统或分散控制式中央空调系统。有些医院对已建成的办公楼、病房楼进行相应改建。分散控制式中央空调系统的各房间内设有末端空调控制装置，可根据不同室内需要对室内温度进行调节。无论是集中控制式或分散控制式中央空调系统，其作用仅仅是给需要空调的房间提供温、湿度适宜的空气，没有任何提高或保持室内空气洁净度的作用。人们不停地呼吸，排出大量污浊的废气停留在室内排不出去，新鲜空气不能得到及时补充，造成室内缺氧、空气污染。

经常通风换气是减少呼吸道传染病感染机会、预防疾病的重要的、有效的、简便易行的方法之一，然而却经常被人们所忽略。这是因为吸收病原体量的多少与是否发病及病情的轻重密切相关，开窗通风可以稀释致病因子，减少吸入量，从而减少发病机会，减轻病情。在春、秋天，天气温和宜人，开窗通风人们自然就做到了。在寒冷的冬天，每天上午、下午至少也要做到开窗通风一次，每次 15～30 分钟；在炎热的夏天，开空调的房间，每天上午、下午至少也要做到开窗通风一次，每次 15～30 分钟。为了保持室内空气清新度，需要常年坚持这样做。

3. 建设好洁净手术室　建设好洁净手术室是现代化医院管理的一个重要标志。高标准净化手术室采用医用净化空调机组，防菌壁面嵌板，导静电地板，自动气密门及医用不锈钢柜橱等，确保 100 级、1 000 级等无菌手术室要求。电动气密门、全不锈钢门框、其中有八角形净化手术室、圆角型净化手术室、标准型净化手术室、洁净走廊等。

4. 加强一次性注射器、输液器临床使用与管理　要加强对一次性输液（输血、注射）器临床使用管理，废弃的输液（输血、注射）器必须及时消毒、毁形或采取区域性集中销毁措施，严禁未经毁形的废弃输液（输血、注射）器流向社会。要加强对一次性注射、输液器进行"购货渠道""质量验收""保管、发放""使用情况""使用后处理"等环节的管理。

应提倡使用一次性自毁性注射器，这种注射器使用后会自动报废。例如：法国研制的注射器在使用一次后会自动缩到针管里去，无法取出。我国研制的注射器，在使用后会自动锁死，无法取出。为保证免疫注射的安全，世界卫生组织、联合国儿童基金会、联合国人口基金会、国际红十字会联合发出号召，要求各国在免疫注射中，全部使用自毁性一次性注射器，以防止每年因滥用或重复使用未经消毒的注射器或针头造成的数以百万计肝炎、艾滋病患者等病毒感染。

（三）合理使用抗菌药物，保护易感者

1. 目前存在的主要问题

（1）把抗生素作为"预防炎症"的常规药：不少人走入"抗生素可以预防炎症"的误区，对临床上已经诊断明确的病毒感染却要用大量抗生素，殊不知，抗生素起不到"防患于未然"的作用。据专家分析，每用一次抗生素就产生 10% 的耐药率。我国医院的抗菌药物使用率在 2007 年仍然高达 74%，门诊处方抗菌药物使用率也在 21% 以上。其频率和强度都高于欧美国家 20% ~ 50%。一些医生和患者甚至将抗生素视为万能药，感觉不舒服就服用一点。

（2）不做药敏实验，盲目选用新型抗生素：有关资料表明，我国根据药敏实验选择抗生素仅占 10% ~ 14%，盲目选用，频繁更换，多种联用已成为当前不合理应用抗生素的特点。要知道，如果在老品种抗生素仍然敏感的情况下，盲目使用新品种抗生素则使得细菌经常有机会接触新品种，从而引起细菌对新型抗生素的耐药，且将这种适应能力遗传给新繁殖的细菌。而事实上，未必新的抗生素就比老的抗生素好，比如红霉素是老牌抗生素，价格也很便宜，它对于军团菌和支原体感染的肺炎有相当好的疗效，而三代头孢菌素治疗这些病疗效远不如红霉素。

（3）用药方法不当：不少患者使用抗生素 1 ~ 2 天后，没有明显好转，就要求医生换其他种抗生素。其实对急性感染，抗生素一般用 3 ~ 5 天。抗生素的使用原则应是能用窄谱的就不用广谱的；能用低级的就不用高级的；对于轻度或中度感染，

一般不联合使用抗生素。

由于不合理使用抗菌药物，人体的正常菌群受到抑制，耐药性菌株大量繁殖，使原先具有定植抵抗力的正常微生态平衡受到破坏。这些耐药菌常导致自身感染型的医院感染的发生。在现代的医疗条件下，存在着大量的免疫力低下宿主、被破坏的微生态平衡和大量的耐药性（多耐药性）细菌，这些聚积的感染危险因素，造成了当今医院中新的灾难性的医院感染。这些医院感染常破坏现代化医疗技术的效果，发生非典型的临床症状和不同于常规的细菌学和免疫学检验反应，给医院感染管理带来极大的隐患。

2. 抗菌药物管理的组织与职责　详见本章第五节。

3. 抗菌药物临床应用的分组管理　详见本章第五节。

4. 抗菌药物临床应用管理督查　详见本章第五节。

5. 抗菌药物治疗性应用的基本原则

（1）诊断为细菌性感染者，方有指征应用抗菌药物：根据患者的症状、体征及血、尿常规等实验室检查结果，初步诊断为细菌性感染者，以及经病原检查确诊为细菌性感染者，方有指征应用抗菌药物；由真菌、结核分枝杆菌、非结核分枝杆菌、支原体、衣原体、螺旋体、立克次体及部分原虫等病原微生物所致的感染亦有指征应用抗菌药物。缺乏细菌及上述病原微生物感染的证据，诊断不能成立者，以及病毒性感染者，均无指征应用抗菌药物。

（2）尽早查明感染病原，根据病原种类及细菌药物敏感试验结果选用抗菌药物：抗菌药物品种的选用，原则上应根据病原菌种类及病原菌对抗菌药物敏感或耐药性，即细菌药物敏感试验（以下简称药敏）的结果而定。因此有条件的医疗机构，住院患者必须在开始抗菌治疗前，先留取相应标本，立即送细菌培养，以尽早明确病原菌和药敏结果；门诊患者可以根据病情需要开展药敏工作。

危重患者在未获知病原菌及药敏结果前，可根据患者的发病情况、发病场所、原发病灶、基础疾病等推断最可能的病原菌，并结合当地细菌耐药状况先给予抗菌药物经验治疗，获知细菌培养及药敏结果后，对疗效不佳的患者调整给药方案。

（3）按照药物的抗菌作用特点及其体内过程特点选择用药：各种抗菌药物的药效学（抗菌谱和抗菌活性）和人体药代动力学（吸收、分布、代谢和排出过程）特点不同，因此各有不同的临床适应证。临床医师应根据各种抗菌药物的上述特点，按临床适应证正确选用抗菌药物。

（4）抗菌药物治疗方案应综合患者病情、病原菌种类及抗菌药物特点制定：根据病原菌、感染部位、感染严重程度和患者的生理、病理情况制定抗菌药物治疗方案，包括抗菌药物的选用品种、剂量、给药次数、给药途径、疗程及联合用药等。

6. 抗菌药物预防性应用的基本原则

（1）内科及儿科预防用药：用于预防一种或两种特定病原菌入侵体内引起的感染，可能有效；如目的在于防止任何细菌入侵，则往往无效。预防在一段时间内发生的感染可能有效；长期预防用药，常不能达到目的。患者原发疾病可以治愈或缓解者，预防用药可能有效。原发疾病不能治愈或缓解者（如免疫缺陷者），预防用药应尽量不用或少用。对免疫缺陷患者，宜严密观察其病情，一旦出现感染征兆时，在送检有关标本作培养的同时，首先给予经验治疗。通常不宜常规预防性应用抗菌药物的情况：普通感冒、麻疹、水痘等病毒性疾病，昏迷、休克、中毒、心力衰竭、肿瘤、应用肾上腺皮质激素等患者。

（2）外科手术预防用药：

1）外科手术预防用药目的：预防手术后切口感染，以及预防清洁-污染手术或污染手术后可能发生的局部感染或全身性感染。

2）外科手术预防用药基本原则：根据手术野有否污染或污染可能，决定是否采用预防抗菌药物。①清洁手术：手术野为人体无菌部位，局部无炎症、无损伤，也不涉及呼吸道、消化道、泌尿生殖道等人体与外界相通的器官。手术野无污染，通常不需用抗菌药物预防，仅在下列情况时可考虑预防用药：手术范围大、时间长、污染机会增加；手术涉及重要脏器，一旦发生感染将造成严重后果者，如头颅手术、心脏手术、眼内手术等；异物植入手术，如人工心瓣膜植入、永久性心脏起搏器放置、人工关节置换等；高龄或免疫缺陷者等高危人群；②清洁-污染手术：上、下呼吸道手术；上、下消化道手术；泌尿生殖道手术；或经以上器官的手术，如经口咽部大手术、经阴道子宫切除术、经直肠前列腺手术，以及开放性骨折或创伤手术。由于手术部位存在大量人体寄殖菌群，手术时可能污染手术野引致感染，故此类手术需预防用抗菌药物；③污染手术：由于胃肠道、尿路、胆道体液大量溢出或开放性创伤未经扩创等已造成手术野严重污染的手术。此类手术需预防用抗菌药物。术前已存在细菌性感染的手术，如腹腔脏器穿孔腹膜炎、脓肿切除术、气性坏疽截肢术等，属抗菌药物治疗性应用，不属预防应用范畴。

3）外科预防用抗菌药物的选择及给药方法：抗菌药物的选择视预防目的而定。

为预防术后切口感染，应针对金黄色葡萄球菌（以下简称金葡菌）选用药物。预防手术部位感染或全身性感染，则需依据手术野污染或可能的污染菌种类选用，如结肠或直肠手术前应选用对大肠埃希菌和脆弱拟杆菌有效的抗菌药物。选用的抗菌药物必须是疗效肯定、安全、使用方便及价格相对较低的品种。

4）给药方法：接受清洁手术者，在术前0.5～2小时内给药，或麻醉开始时给药，使手术切口暴露时局部组织中已达到足以杀灭手术过程中入侵切口细菌的药物浓度。如果手术时间超过3小时，或失血量大（＞1500 mL），可手术中给予第2剂。抗菌药物的有效覆盖时间应包括整个手术过程和手术结束后4小时，总的预防用药时间不超过24小时，个别情况可延长至48小时。手术时间较短（＜2小时）的清洁手术，术前用药1次即可。接受清洁－污染手术者的手术时预防用药时间亦为24小时，必要时延长至48小时。污染手术可依据患者情况酌量延长。对手术前已形成感染者，抗菌药物使用时间应按治疗性应用而定。

（程荣锋）

第五节　抗菌药物与医院感染

一、抗菌药物使用中存在的问题

1. 病原菌不明，任意使用抗菌药　使用抗菌药物要有明确指征（适应证），绝不能滥用。有的医生在没有药敏实验结果之前就使用抗菌药物，病原菌不明，用药带有盲目性；有些临床医生出于保险起见，放宽抗菌药物预防感染的用药范围，或直接使用限制和特殊使用的抗菌药物。

2. 对抗菌药物有关基础知识缺乏了解

（1）药物选择、给药时间、剂量、途径不合理，片面认为新的抗菌药物作用更好。例如，在慢性支气管炎（以下简称"慢支"）的治疗中，抗生素是常规使用药物，但慢支发作的诱因并不都是细菌性感染。有确凿证据表明，慢支急性发作只有在气急加重、痰量增加和脓性痰这三项征象全部具备时才应该使用抗生素。但有的医生对慢支发作常规使用抗生素。

（2）认为加大剂量可增加疗效。加大剂量不一定增加疗效。药效学研究证明，并不是所有药物的剂量效应都是成正比的，例如，时间依赖型抗生素（如 β–内酰胺类、大环内酯类）决定其疗效的是血清浓度高于最低抑菌浓度的持续时间，一般要求达到给药间歇时间的 60% 才能发挥最好疗效，并减少耐药性的产生。

（3）认为静脉滴注效果好于口服。有些人总以为静脉给药比口服给药作用快、疗效好，其实口服给药绝大多数抗生素在 1～2 小时也都能达到血药高峰。所以只要药物口服吸收率在 50% 以上，一般情况下，口服和静脉给药疗效是一样的，并不都需要经静脉途径给药。

（4）给药时间把握不准。有的医生不清楚药物的正确用法，不加区别地一天一次给药，殊不知，青霉素的半衰期不足 1 小时，应该每隔 4～6 小时给药一次，才能保证血清药物浓度高于最低抑菌浓度的持续时间达到规定要求。

3. 擅自扩大预防用药指征　一种十分不良的倾向是过于扩大抗菌药物的预防用药指征。例如，急性上呼吸道感染主要病原体是病毒，根本没有使用抗生素的指征。另外就是对待感冒大多医生会处方抗生素，意在"预防继发细菌感染"，其实这对原本健康者并没有必要。实际上，预防性用药极易产生耐药性。

4. 滥用广谱抗生素　在使用抗生素的时候还有一种现象，就是对广谱抗生素和窄谱抗生素不加区别使用，出现滥用广谱抗生素的情况。实际上，在必须使用抗生素时，首先要考虑选用窄谱抗生素，而要慎用广谱抗生素。使用广谱抗生素易出现耐药性。

二、抗感染药物增加患者的易感性

1. 抗感染药物对免疫功能的不良影响

（1）破坏正常的皮肤黏膜防御屏障功能：某些抗感染药物的过敏反应会发生皮炎，皮疹甚至出现剥脱性皮炎，破坏正常的皮肤黏膜防御屏障功能，增加细菌侵袭致病的机会。

（2）抑制吞噬细胞的功能：吞噬细胞参与体内多种特异性和非特异性的免疫过程。四环素、磺胺类等可不同程度抑制吞噬细胞的趋化性，吞噬作用或杀伤作用几个环节，影响吞噬细胞的功能。

（3）抑制淋巴细胞转化：一些抗感染药物可抑制淋巴细胞转化为免疫活性细胞，而淋巴细胞只有转化为免疫活性细胞才能参与机体特异性免疫过程。

（4）抑制抗原抗体反应：复方磺胺甲唑、利福平等抗感染药物可抑制抗原抗体反应。综上所述，对于机体免疫的不同环节，一些抗感染药物有不同程度的抑制作用。这些作用不仅不利于原有感染的控制，并且会因为机体防御功能下降而导致新的感染。

2. 抗感染药物对人体重要代谢器官的毒性反应　某些抗感染药物有一些不良反应——对人体重要代谢器官有毒性作用。例如，四环素类有肝毒性，可引起脂肪肝，氨基糖苷类抗生素肾毒性发生率为10%，利福平可致肺间质浸润，导致肺组织损伤，影响呼吸功能和机体有氧代谢。抗感染药物对人体重要代谢器官的毒性作用干扰了机体新陈代谢过程，使毒性产物不转化或排除，导致机体防御能力下降，对细菌易感性增加。

3. 抗感染药物对机体微生态的影响　抗感染药物能抑制或杀伤了一些对药物敏感的致病微生物，也杀死体内正常菌群，而相应地使一些耐药的细菌大量增殖，如青霉素 G 能抑制咽喉内甲种链球菌的生长，却使该处原有的大肠杆菌等得以无竞争的增殖。抗感染药物的作用使人体微生态系统原有的动态平衡紊乱，当体内的菌群超过正常标准产生"菌群失调"。如条件致病菌繁殖引起各种症状，发生新的感染性疾病称为双重感染。抗菌谱越广，发生微生态平衡失调甚至双重感染的概率越大。

4. 抗感染药物治疗中细菌耐药性的问题　从 20 世纪 40 年代青霉素问世以来，随着抗感染药物的不断增多，耐药菌株也不断变化、增多，为了克服这一问题，新的抗感染药物不断出现。青霉素应用后不久，金黄色葡萄球菌产生了青霉素水解酶，对青霉素耐药。到 60 年代，耐青霉素菌株迅速增长至 85% ~ 90%，为解决耐药的问题开发了第二代耐酸耐酶的半合成青霉素如氯唑西林，其对治疗金黄色葡萄球菌败血症和骨髓炎等严重感染起了肯定的作用。到了 70 年代出现了耐甲氧西林的菌株（MRSA），1987 年 MRSA 达 24%。MRSA 对所有 β - 内酰胺酶类抗生素，包括头孢菌素均耐药，因此开始加用 β - 内酰胺抑制剂如氨苄西林，但现已出现耐药现象。为治疗 MRSA 菌株，临床医生开始换用万古霉素或氨基糖苷类抗生素，但氨基糖苷类抗生素的肾毒性较大，而万古霉素已出现耐药菌株。

三、抗感染药物的合理使用

抗感染药物的使用同医院感染密切相关，通过对医院内感染危险因素的调查分析表明，抗感染药物应用成为院内感染的主要危险因素。有调查结果提示联合应用抗感染药物两种以上和抗感染药物使用两周以上两个因素是多病种医院感染的危险因素。

与抗感染药物有关的医院感染多为内源性感染，易在原有感染病灶部位发生双重感染。多见于消化道、下呼吸道、尿道等部位，甚至发生败血症。病原菌以真菌、绿脓杆菌、肠杆菌科、厌氧菌等多见。

为控制医院感染发病率，必须重视抗感染药物的合理使用。有关专家提出以下合理使用抗生素的建议。

1. 严格掌握使用抗生素的指征　病毒性感染或病毒感染可能性较大的患者，一般不使用抗生素；对发热原因不明，且无可疑细菌感染征象者，不宜使用抗生素；对病情严重或细菌性感染不能排除者，可针对性地选用抗生素，并密切注意病情变化，一旦确认为非细菌性感染者，应立即停用抗生素。

2. 使用过程中监测抗生素的使用情况　凡怀疑细菌感染的病例，应力争在使用抗生素前按疾病诊疗常规采集标本，进行细菌培养和体外药敏试验。根据细菌学检查结果，结合临床选用敏感的抗生素或对原来使用的抗生素进行必要的调整，同时要注意药品的来源及价格。明确诊断的急性细菌性感染在使用某种抗生素72小时后，如果临床效果不明显或病情加重者，应多方面分析原因，确属于抗生素使用问题时，应调整剂量，给药途径或根据细菌培养及药敏试验结果改用其他敏感性药物。要避免外用青霉素类、头孢菌素类及氨基糖苷类抗生素；对眼科、耳鼻喉科、外科、妇产科及皮肤科使用的外用抗生素也应严格管理、掌握适应证、避免滥用。

细菌性感染所致发热，经抗生素治疗体温正常、主要症状消失后，及时停用抗生素。但败血症、骨髓炎、细菌性心内膜炎、化脓性内膜炎及某些重症感染可视情况而定。

3. 预防用药及联合用药要慎重　联合使用要有严格的指征，一般适用于一种抗生素不能控制的严重感染（包括败血症、细菌性心内膜炎、化脓性脑膜炎等）、混合感染、难治性感染、双重感染以及需要长期用药而细菌又容易产生耐药的病例。

严格禁止无根据地随意联合用药。

一般情况下不因预防目的而使用抗生素，特别是滥用广谱抗生素。对内科无感染征象的心血管病、脑血管意外、恶性肿瘤等一般不应预防性使用抗生素；只对急性风湿热患者，可定期使用青霉素 G；所有胃肠道手术及胆囊手术除其他术前处理外，可术前 1 小时给予抗生素预防治疗；对其他选择性手术，特别是心脏手术、颅内手术及骨与关节手术、矫正手术可在术前一天开始使用抗生素，手术后使用时间根据病情决定。

四、抗菌药物应用的管理

1. 抗菌药物管理的组织与职责　由医院药事委员会全面负责抗感染药物的管理，下设抗感染药物管理办公室。

药剂科全面负责医院抗感染药物的应用管理，定期总结、分析和通报应用情况，及时为临床提供抗感染药物信息；组织专家对全院抗感染药物应用进行指导和咨询。

医院感染管理科协助拟定合理用药的规章制度，并参与监督实施。负责相关内容的培训，定期向抗感染药物管理办公室提交医院感染的相关信息。

检验科负责微生物学监测。开展病原体的培养、分离、鉴定、药敏试验及特殊病原体的耐药性监测，定期总结、分析并向抗感染药物管理办公室反馈。

医务处、护理部负责督促、指导医护人员严格执行抗感染药物合理应用的相关制度，协助组织医护人员的相关培训。

临床医师应提高用药前相关标本的送检率，根据细菌培养和药敏试验结果，合理选药；护士应根据各种抗感染药物药理作用、配伍禁忌和配制要求，准确执行医嘱，并注意观察患者用药后反应。

2. 抗菌药物临床应用的基本原则　抗菌药物的应用涉及临床各科，正确、合理应用抗菌药物是提高疗效、降低不良反应发生率，以及减少或减缓细菌耐药性发生的关键。抗菌药物临床应用是否正确、合理，主要基于以下两方面：一是有无指征应用抗菌药物；二是选用的品种及给药方案是否正确、合理。

3. 抗菌药物临床应用的管理

（1）抗菌药物实行分级管理。各医疗机构应结合本机构实际，根据抗菌药物特点、临床疗效、细菌耐药、不良反应，以及当地社会经济状况、药品价格等因素，将抗菌药物分为非限制使用、限制使用与特殊使用三类进行分级管理。

（2）病原微生物检测。各级医院应重视病原微生物检测工作，切实提高病原学诊断水平，逐步建立正确的病原微生物培养、分离、鉴定技术和规范的细菌药物敏感试验条件与方法，并及时报告细菌药敏试验结果，作为临床医师正确选用抗菌药物的依据。

三级医院必须建立符合标准的临床微生物实验室，配备相应设备及专业技术人员，开展病原微生物培养、分离、鉴定及细菌药敏试验工作；并建立室内质量控制标准，接受室间质量评价检查。

二级医院应创造和逐步完善条件，在具备相应的专业技术人员及设备后，也应建立临床做生物实验室，正确开展病原微生物的培养、分离、鉴定和规范的细菌药物敏感试验。目前不具备条件的，可成立地区微生物中心实验室或依托邻近医院的微生物实验室开展临床病原检测工作。

（3）管理与督查。

1）各级医疗机构必须加强抗菌药物临床应用的管理，根据相关规定结合本机构实际情况制定"抗菌药物临床应用实施细则"。建立、健全本机构促进、指导、监督抗菌药物临床合理应用的管理制度，并将抗菌药物合理使用纳入医疗质量和综合目标管理考核体系。

2）各地医疗机构应按照《医疗机构药事管理暂行规定》、军队医疗机构应按照《军队医疗机构药事管理规定》的规定，建立和完善药事管理专业委员会，并履行其职责，开展合理用药培训与教育，督导本机构临床合理用药工作；依据相关规定和"实施细则"，定期与不定期进行监督检查，内容包括抗菌药物使用情况调查分析及医师、药师与护理人员抗菌药物知识调查以及本机构细菌耐药趋势分析等；对不合理用药情况提出纠正与改进意见。

3）加强合理用药管理，杜绝不适当的经济激励。医疗机构不准以任何形式将处方者开出的药品处方与个人或科室经济利益挂钩。

（程荣锋）

第六节　医疗废物管理

一、医疗废物概述

医疗废物是指由医院、诊所、动物医院、输血中心、透析中心、核医学部门、化疗诊所、药店、病理实验室、生物实验室等处产生的任何废物。

1988 年世界卫生组织将医疗废物分为 8 类：即一般废物、病理性废物（人体或动物组织、器官）、感染性废物（被血液、体液及传染病患者排泄物污染的物品，能传播感染性疾病）、损伤性废物（主要是注射器针头和手术刀片等锐器）、化学性废物、药物性废物、放射性废物、爆炸性废物（压力容器废物）。以上基本涵盖了医疗废物的各个方面。

1. 感染性废物　感染性废物指携带病原微生物、具有引发感染性疾病传播危险的医疗废物。包括被患者血液、体液、排泄物污染的物品，医疗机构收治的隔离传染病患者或疑似传染病患者的生活垃圾，病原体的培养基、标本和菌种、毒种保存液，各种废弃的医学标本，废弃的血液、血清，使用后的一次性使用医疗用品及一次性医疗器械。

2. 病理性废物　病理性废物指诊疗过程中产生的人体废弃物和医学实验动物尸体等。包括手术及其他诊疗过程中产生的废弃的人体组织、器官等，医学实验动物的组织、尸体，病理切片后废弃的人体组织、病理蜡块等。

3. 损伤性废物　损伤性废物指能够刺伤或者割伤人体的废弃的医用锐器。包括医用针头、缝合针、医用锐器、载玻片、玻璃试管、玻璃安瓿等。

4. 药物性废物　药物性废物指过期、淘汰、变质或被污染的废弃的药品。包括废弃的一般药品（如抗生素、非处方类药品等），废弃的细胞毒性药物和遗传毒性药物，废弃的疫苗、血液制品等。

5. 化学性废物　化学性废物指具有毒性、腐蚀性、易燃易爆性的废弃的化学物品。包括医学影像室、实验室的化学试剂，废弃的过氧乙酸、戊二醛等化学消毒剂，废弃的水银血压计、水银温度计。

医疗废物是伴随医疗活动产生的，也是伴随着医院的产生而产生的。因此，医疗废物本身并不是一个新的事务。但是，近两年来，医疗废物问题引起了社会的广泛关注，其中固然有医疗废物随着医疗活动的增加而增加的原因，但是主要原因是医疗废物在社会非医疗领域引发的不良影响，例如废弃医疗用絮棉制品被用于"黑心棉"的生产；丢弃在社会垃圾中的废弃的一次性注射器成为儿童的玩具，对儿童造成直接伤害或成为潜在的健康威胁；以及本应销毁的一次性注射器通过违法途径重新流入医院被重新使用等。

以往医疗废物的管理是在医院内完成的，但是，在复杂的社会形势下，仅仅关注于医院内的医疗废物管理是远远不够的，卫生行政部门和医院必须认识到医疗废物问题对整个社会产生的影响，并使用社会物流的观念对待和处理整个社会面临的医疗废物问题。

二、医院废物处理的现状

（1）国家在《医院感染管理规范》和《医院消毒技术规范》中对医院废物的处理有一些规定，但不具体，比如哪些可以回收，哪些不能回收利用，哪些应该焚烧。缺乏适合我国国情并适合于不同大小、不同经济发展水平地区具体情况的处理办法。各地执行情况不一，大医院执行相对较好，中小医院特别是县和县以下医院相对较差。各地经济条件有差距，一些经济落后地区的医院难以达到规范要求。

（2）各省对医院废物处理与管理水平参差不齐，部分省市可以开展此项工作并制定相应措施，但在执行中仍有许多具体困难，如经费来源、环保要求等。

（3）少数医院如诊所、保健院等，由于管理不严，或缺乏处理办法或缺乏处理设施或缺乏处理经费等原因，仍存在将废弃医疗用品，主要是一次性输液（血）器、注射器卖给个体回收人员，或有个体回收人员主动到医院收取，有的省份甚至形成了这些物品的大规模集散地，社会危害很大。

（4）对医疗废物分类不明确，一些机构将医疗废物混入生活垃圾中，造成处理困难。医院自行处理特别是焚烧时造成环境污染（二次污染），在一些地方已经引起周围群众的不满和新闻媒体的关注。《医院感染管理规范》要求部分废物应焚烧，但由于缺乏经费和场地，部分机构缺乏符合要求的焚烧炉，当地又无统一焚烧机构，在不符合要求的焚烧炉焚烧，环境保护部门又不同意，造成废物处理的两难境地。

（5）随着人民医疗卫生保健水平的提高，一次性医疗用品的使用量增加。除一次性使用注射器、输液、输血器外，血液透析器、一次性血管导管（含心导管）、一次性麻醉包、一次性使用引流瓶等接触血液体液的一次性用品使用量与日俱增，甚至一次性妇科检查器械、一次性尿壶、一次性便尿盆等正在逐步普及。由于一次性医疗用品使用量的急剧增加，使原本就难以处理的一次性医疗用品的处理难上加难。

（6）对医疗废物的管理是一个系统工程，涉及环境保护、工商、市政建设、运输、公安等部门，例如个体收购者从医院收集的废物公开或隐蔽出售，光靠卫生部门检查不能解决根本问题，需要工商、运输、公安等部门的分工与合作。又例如，要建设符合要求的焚烧炉，需要环境保护、市政建设部门的配合行动。但目前仅由卫生部门在管理此事，缺乏足够的精力和能力。

（7）缺乏适合我国国情并适合于不同大小医院、不同经济发展水平地区具体情况的医疗废物处理办法。

（8）经费问题的障碍，处理医疗废物需要一笔不小的开支，由谁来支付，医院能力十分有限，由医院独家负担显失公允。特别是在农村地区，由于医疗机构少，产生的医疗废物数量有限，集中处理增加运输成本，而分散处理又往往不能保证得到全部合乎要求的处理。

三、医疗废物处理的指导原则

在 1995 年 1 月 30 日全国人大常委会第十六次会议通过的《中华人民共和国固体废物污染环境防治法》（以下简称《固体废物防治法》）明确提出固体废物处理的基本原则，即减量化、资源化和无害化。医疗废物的处理也同样遵循该原则。

1. 减量化 减少废物的产生是减少医疗废物环境污染的第一位措施。1987 年，为控制肝炎等疾病的医源性传播，卫生部发布了《关于推广使用一次性塑料注射器、输液、输血管、针的通知》，要求"在传染病医院、综合医院传染科、检验科、外宾医疗、国境卫生检疫所、各级血站、防疫站的检验科等继续加强消毒隔离的单位或科室首先推广使用一次性注射器，并同时要求严防废物处理不当引起传染和污染环境"。很快，各种一次性医疗用品在各级各类医院被迅速推广，种类也在迅速增多，从几毛钱的拭纸到上万元的医疗介入治疗用导管。因此，目前的医疗废物，特别是引起社会反响的各种医疗废物中，一次性用品占有相当大的比例。

一次性医疗用品作为原有可反复使用的玻璃、絮棉质量的医疗用品的替代物确实起到了减少疾病的医源性传播的作用，但是也带来相当复杂的处理问题。由于一次性医疗用品在毁形之前必须经过消毒，因此使用一次性医疗用品同样面临原有玻璃、絮棉质量的医疗用品所面临的消毒灭菌问题。此外，要求医院对一次性医疗用品经过毁形，比玻璃、絮棉质量医疗用品废物的处理环节增加。如果没有经过规范的消毒过程就被废弃则直接造成了环境的污染和其他社会危害。

目前，可反复使用的玻璃、絮棉质量的医疗用品的消毒技术，如高压蒸汽灭菌等技术已经是成熟技术，成本较低。而一次性医疗用品的消毒毁形大量采用焚烧办法，往往成为新的污染源，如焚烧塑料制针管会产生二恶英等严重的空气污染物已经日益为人们所重视。很多医院通过加强管理，重新使用可重复使用的医疗用品而减少一次性医疗废物的产生。医院工作者也在积极进行尝试，探索将昂贵的一次性医疗用品重复使用的科学途径，如导管的重复使用。

2. 资源化　对于无法避免、必须产生的医疗废物，尽可能增加其再利用也是减少废物污染的重要途径，即医疗废物的资源化问题。但是在各个医疗废物处理的环节中，资源化是尤其明显超过医院处理能力的，尤其需要各个有关的部门或者行业的积极参与，例如环保部门、制造业。如一些制作输血、输液器的塑料为质量优异的高分子材料，应积极探索开发再利用的途径。建议将医疗废物的资源化问题列入国家环保产业的一部分，由环保部门制定标准，同时积极鼓励研究、开发将医疗废物再利用的途径和方法，走产业化的道路；规范再生制品的产品种类，规定医疗废物再生制品的可能用途，禁止其进入食品包装材料等与人民群众健康直接相关的产品领域。因此，在医疗废物的资源化问题上，需要环保部门、国家经贸委以及各个产业领域的积极沟通和配合，不断开发和研究不同类型医疗废物再利用的价值，创造有利于医疗废物资源再利用的最佳途径。

3. 无害化　医疗废物的无害化是以医疗废物的详细分类为前提的，应建立从医疗用品的生产环节开始的统一的医疗用品分类标示制度，用不同的颜色标示需要不同无害化处理途径的医疗用品，并在医院的回收、处理、运输等环节中使用统一的标示。

目前，很多医院沿用以往的配备焚烧炉的方法对医疗废物进行无害化处理。但是，由于一些医院规模较小，特别是中等规模、小型的医院，焚烧炉也较小，只能达到几百度，而高分子材料制成的输液器等一次性医疗用品的焚烧需要上千度的高温，造成实际上这些机构并不具备处理医疗废物的能力，由于产生的量又非常有限，生产厂家和专业回收机构都没有积极性做这部分医疗废物的回收处理工作。有的小医院只好将其在医院的角落里堆放，造成了流向社会的潜在可能。

四、医疗废物的管理

1. 医院对医疗废物的管理职责

（1）医院应当建立、健全医疗废物管理责任制，其法定代表人或者主要负责人为第一责任人，设置负责医疗废物管理的监控部门或者专（兼）职人员，制定并落实医疗废物管理的规章制度、工作流程和要求、有关人员的工作职责及发生医疗废物流失、泄漏、扩散和意外事故的应急方案。

（2）医院发生医疗废物流失、泄漏、扩散和意外事故时，应当按照规定采取相应紧急处理措施，并在 48 小时内向所在地的县级人民政府卫生行政主管部门、环境保护行政主管部门报告。调查处理工作结束后，医院应当将调查处理结果向所在地的县级人民政府卫生行政主管部门、环境保护行政主管部门报告。

（3）医院发生因医疗废物管理不当导致 1 人以上死亡或者 3 人以上健康损害或导致 3 人以上死亡或者 10 人以上健康损害，需要对患者提供医疗救护和现场救援的重大事故时，应分别在 12 小时内、6 小时内向所在地的县级人民政府卫生行政主管部门报告，并按规定采取相应紧急处理措施。发生医疗废物管理不当导致传染病传播事故，或者有证据证明传染病传播的事故有可能发生时，应当按照《传染病防治法》及有关规定报告，并采取相应措施。

2. 医疗废物的分类收集、运送与暂时贮存

（1）分类收集医疗废物：根据医疗废物的类别，将医疗废物分置于符合《医疗废物专用包装物、容器的标准和警示标识的规定》的包装物或者容器内；感染性废物、病理性废物、损伤性废物、药物性废物及化学性废物不能混合收集。少量的药物性废物可以混入感染性废物，但应当在标签上注明；化学性废物中批量的废化学试剂、废消毒剂应当交由专门机构处置；批量的含有汞的体温计、血压计等医疗器具报废时，应当交由专门机构处置；医疗废物中病原体的培养基、标本和菌种、毒种保存液等高危险废物，应当首先在产生地点进行压力蒸汽灭菌或者化学消毒处理，然后按感

染性废物收集处理；隔离的传染病患者或者疑似传染病患者产生的具有感染性的排泄物，应当按照国家规定严格消毒，达到国家规定的排放标准后方可排入污水系统；隔离的传染病患者或者疑似传染病患者产生的医疗废物应当使用双层包装物，并及时密封。

（2）内部运送与暂时贮存：医院应当建立医疗废物暂时贮存设施设备并达到相关要求，不得露天存放医疗废物；医疗废物暂时贮存的时间不得超过2天。运送人员每天检查包装物（或容器）的标志、标签及封口是否符合要求，使用防渗漏、防遗撒、无锐利边角、易于装卸和清洁的专用运送工具，从医疗废物产生地点，将分类包装后的医疗废物按照规定时间和路线运送至院内指定暂贮地点。运送工作结束后，应当对运送工具及时进行清洁和消毒。

（3）转运与登记：医院应当将医疗废物交由取得县级以上人民政府环境保护行政主管部门许可的医疗集中处置单位处置，依照危险废物转移联单制度填写和保存转移联单。对医疗废物进行登记，登记内容应当包括医疗废物的来源、种类、重量或者数量、交接时间、最终去向，以及经办人签名等项目。登记资料至少保存3年。医疗废物转交出去后，应当对暂时贮存地点、设施及时进行清洁和消毒处理。禁止医院及其工作人员转让、买卖医疗废物。

3. 人员培训和职业安全防护

（1）医院应当对本机构工作人员进行培训，提高全体工作人员对医疗废物管理工作的认识。对从事医疗废物分类收集、运送、暂时贮存、处置等工作的人员和管理人员，进行相关法律和专业技术、安全防护，以及紧急处理等知识的培训。

（2）医疗废物相关工作人员和管理人员应当达到以下要求：掌握相关法律法规、规章制度、工作流程和各项工作要求；掌握医疗废物分类收集、运送、暂时贮存的正确方法和操作程序；掌握医疗废物分类中的安全知识、专业技术、职业卫生安全防护等知识；掌握在医疗废物分类收集、运送、暂时贮存及处置过程中预防被医疗废物刺伤、擦伤等伤害的措施及发生后的处理措施；掌握发生医疗废物流失、泄漏、扩散和意外事故情况时的紧急处理措施。

（3）医院应当根据接触医疗废物种类及风险大小的不同，采取适宜、有效的职业卫生防护措施，为机构内从事医疗废物分类收集、运送、暂时贮存和处置等工作的人员和管理人员配备必要的防护用品，定期进行健康检查，必要时对有关人员进行免疫接种，防止其受到健康损害。

4．监督管理与罚则

（1）县级以上地方人民政府卫生行政主管部门应当依照《医疗废物管理条例》和本办法的规定，对所辖区域的医院进行定期监督检查和不定期抽查。

（2）医院违反规定，由县级以上地方人民政府卫生行政主管部门责令限期改正、给予警告；逾期不改正的，根据不同情况，处以 2000 元以上 3 万元以下的罚款；造成传染病传播的，由原发证部门暂扣或者吊销医院执业许可证件；构成犯罪的，依法追究刑事责任；导致传染病传播，给他人造成损害的，依法承担民事赔偿责任。

五、医疗废物管理中突出对危险废物的重点管理

世界卫生组织将医疗废物分为 8 类，但各类医疗废物对社会的危害程度以及危害的方式是非常不同的。根据医疗废物可能造成的直接社会危害程度，可以将医疗废物分为 3 类：一是一般危险性的医疗废物，如门诊、住院患者的生活废物，不与患者接触的输液瓶和药品包装箱等；二是中等危险度的医疗废物，如输液器、输血器等；三是特殊危险的医疗废物，如法定传染病患者使用的医疗用品和生活垃圾。国外研究认为，第三部分仅占全部医疗废物数量的 10% ~ 15%。因此，对特殊危害的医疗废物进行重点管理就是要用最经济的手段达到最佳的管理效果。

国际上很多国家严格确定医疗废物的危害程度，对不同危害程度的医疗废物采取不同的处理措施。例如，非传染病患者产生的生活垃圾，由于产生的地点是医院，所以应该计入医疗废物的一部分，但实际上，与该患者在家庭或者其他社会场所中产生的生活垃圾没有本质的区别，它的处理也就采取与普通生活垃圾的处理一样的处理方法和途径。而感染性废物是必须经过严格的消毒，包括一次性输血、输液器等器皿的毁形工作。

（程荣锋）

第五章　医院质量管理

第一节　概　　述

一、医院质量管理的概念

1. 质量

（1）概念：质量一词来自拉丁文 qualis，即本性的意思。人们对质量的认识多种多样，传统的质量定义大多偏重于从服务的基础设施、服务过程、服务效果等专业角度进行定义，现在则更注重消费者的感受，有些质量管理专家认为质量应该是由客户定义的，他们认为质量的价值在于客户的认可和满意。

（2）客观规定性：①质量受客观因素的制约（如技术因素、经济因素、管理因素等）；②质量是可以分析、区别、比较、鉴定的；③质量有它自身形成的规律；④质量应有预定的标准，质量标准要符合客观实际；⑤质量有一定的范围。

2. 医院质量管理　医院质量管理的概念是对医院质量管理如何理解的思想认识问题，医院管理者及医务人员有什么样的质量管理概念就有什么样的质量管理。因此，质量管理概念是指导医院管理的重要认识问题。

（1）狭义的概念：医院的传统质量管理即医疗质量管理是一种狭义的质量管理概念，其主要特征：一是以临床医疗科室作为主要的质量管理单位；二是主要由医生通过执行医疗制度、常规和自我评价进行医疗质量控制；三是以传统的医疗指标作为医疗终末质量统计评价指标；四是局限于医疗技术和医疗效果的质量管理，基本不涉及服务质量及医疗费用管理。

这种狭义的质量管理范围，虽然逐渐地扩展到护理部门和各医技科室，但仍是医疗业务部门分别进行的局部质量控制，而不是系统化的质量管理概念。

（2）广义的概念：包含基础质量、环节质量和终末质量，以及医疗技术质量和服务质量的全方位系统化的质量管理概念，是指医院在确定质量方针、目标和职责，以及在质量体系中进行的诸如质量策划、质量控制、质量保证和质量改进等措施时，使医院提供的服务质量达到规范要求和患者满意的全部管理职能活动。

二、医院质量管理的主要内容

1. 制定方针　质量方针是由组织的最高管理者正式发布的该组织总的质量宗旨和方向。质量方针是组织的总方针的一个重要组成部分，所以质量方针必须与本组织的总方针相一致。医院的质量方针是指导医院质量管理工作的核心，是医院经营方针的重要组成部分。因此，要与医院的经营目标和市场定位相适应，并且要符合患者的期望和要求，医院的质量方针要在医院组织内正式发布，同时应得到医院各个层次工作人员的理解和支持。

2. 明确职责　医院内所有涉及医院质量的管理人员、执行人员和检验人员，包括负有执行职责的管理者，应明确他们被授予的职责和权限，特别是要明确对控制医院质量体系的所有要素和过程负有决定职责和权限的人员，规范他们的工作要求并形成文件。这些内容应该在医院的质量体系组织结构图、质量体系要素与各部门职能的关系表和岗位职责中体现出来。

3. 管理质量资源　为了实现医院的质量方针和目标，满足患者的需要和期望，医院管理者应根据质量要求配置并合理使用资源。明确达到医院既定质量目标对资源的需求，包括医院的建筑要求、环境要求、仪器设备、服务设施、服务流程、人员培训的内容和形式、员工的作业指导和工作方式，并据此制定相应的资源配置计划，按计划加以实施。

4. 监控过程　质量监控包括确定监控对象、制定监控标准、明确所采用的监控方法等，其目的是控制产品和服务产生、形成或实现过程中的各个环节，使他们达到规定的要求，把缺陷控制在其形成的早期并加以消除。质量管理体系的每一个过程都直接或间接地影响到医疗服务的质量，因此必须采用适当的措施对医院的服务过程进行监控和评价，以确保医疗服务过程的准确和高效。

5. 持续改进 医院质量的持续改进是医院质量管理的重要工作。持续改进的对象可以是质量管理体系、过程和医疗服务等，质量的持续改进体系可以在医院的各个过程中使用 PDCA 循环的方法实现。对于医院出现的特定质量问题，可以组成质量改进小组进行专项研究，提出改进意见。

6. 建立和完善文件 医院质量管理文件是指导和规范医院医疗服务和管理工作的指导性文件，包括各项标准和规范，这些文件是医院质量管理体系正常运行的保证。在医院质量管理中要规定对哪些医疗服务过程、医院工作形成文件，以及形成文件的形式、载体等内容，以文件的形式对医院质量管理体系中的内容进行固定。医院质量管理文件的类型通常有国家和行业制定的标准和规范、医院的质量管理计划、医院质量管理过程中形成的程序、作业指导书、质量记录等。

7. 考虑医疗质量成本 医疗质量成本主要由质量管理成本和质量管理失误产生的成本两部分组成。质量管理成本包括医院实施质量规划、质量过程控制、质量数据的收集和分析、员工的质量培训、服务个性化、质量管理系统的完善、质量问题报告、质量改进措施等质量管理活动形成的成本。质量管理失误产生的成本包括内部失误造成的成本消耗，外部失误造成的成本消耗，如医疗纠纷的处理、法律诉讼等。

医院在提供医疗服务时要讲究质量成本，在满足患者需要的前提下，不应盲目追求高质量，而宜根据患者的需求为其提供适度质量的医疗服务。因为对质量的进一步要求一般意味着成本的增高，会加大患者的经济负担。在对医疗质量进行评价时，不仅要求其技术上具备科学性和先进性，而且要求在经济上也是合理的。医院提供给患者的医疗服务不能脱离社会的经济发展水平和居民的经济承受能力。

三、医院质量管理的发展阶段及发展趋势

1. 发展阶段

（1）质量检验阶段（1920—1940 年）：20 世纪初，美国管理学家泰勒提出了科学管理的思想，一方面研究了工作作业的合理化问题；另一方面，研究了管理职能与操作职能的分工，特别是将质量检验作为一种专门的职能和工序，成立了质量检验车间部门，形成了早期科学管理中的质量管理。

（2）统计质量控制阶段（1940—1960 年）：随着现代工业迅速发展，产品数量

剧增，不但要求用经济的方法进行质量检验，而且迫切要求防止缺陷和预防废品的产生。特别是20世纪40年代，第二次世界大战期间，战争对军需品的质量要求很高，由于事先无法预防废品的发生，导致质量事故频发，严重影响部队战斗力。于是美国政府要求企业一律采用统计方法控制产品质量，结果新产品质量迅速提高，成本大幅度降低。后来这种方法被世界各国在生产中沿用，从而使质量管理从事后把关的质量检验阶段进入事先预防的统计质量控制阶段。

（3）全面质量管理阶段（1960年至今）：随着科学技术和管理理论的迅速发展，出现了一些新情况，如工业产品更新换代频繁；组织部门间联系增加；消费者对产品质量也提出了更高要求。20世纪60年代，美国质量管理专家费根堡姆和朱兰提出了全面质量管理（简称TQC）的概念，开始了质量管理的TQC阶段。全面质量管理作为一种新型的现代质量管理方法，显示出它强大的生命力，经过多年广泛地研究与应用，它的内涵也在不断得到充实。

综上所述，上述三个阶段中的每个阶段都是在继承前一阶段行之有效部分的基础上，加以改进提高而发展起来的，并不是对前一阶段的否定和取消，其结果使质量管理日趋完善。

2. 发展趋势

（1）从病例医疗质量管理向病种医疗质量管理发展：传统的医疗质量管理是以病例为基本质量单元，质量管理的方法主要是采用终末质量统计指标评价方法。这些医疗统计指标，从医疗服务的一个方面或整体去反映医疗质量，但是，由于各个病例病种的差异、疾病轻重的差异等具有较大的不确定性和局限性，这些指标不能十分确切地反映医院的医疗质量水平。因此，产生了以病种为基本质量单元的病种医疗质量管理模式。它从疾病的诊断、治疗、疗程、医疗安全等医疗技术质量扩展到患者的满意程度和医疗费用管理。

（2）从医疗质量管理向医院全面质量管理发展：医院的质量管理从狭义的医疗质量管理延伸为广义的医院服务质量管理，不仅涵盖了诊疗质量的内容，还强调患者的满意度、医疗工作效率、医疗技术的经济效果，以及医疗服务的连续性和系统性。医院质量概念的外延在逐渐扩大，其内涵也更加丰富。而医疗服务流程中的任何一个环节，都可以影响医疗质量。所以，只有对医疗服务的全过程进行系统、严格的质量监控，才能全面提高总体的医疗服务质量。因此，在医疗服务质量管理中提出了全面质量管理的要求。

（3）从个体质量控制向临床科室质量管理、医院质量管理体系发展：传统的医疗质量是以病例为基本质量单元的医疗质量，传统医疗质量管理的最基本形式是个体质量控制。医务人员的岗位职责、敬业精神、学识、技能和经验在医疗质量方面具有相当重要的作用。医院中医疗服务工作的质量虽然与每个医务人员个体直接相关，但这些医务人员必须按照医疗服务的流程要求将其岗位、责任等连接起来，形成一个完整的医疗服务链，共同来实现有效的目标质量。因此，医院质量管理从个体质量控制发展到临床科室质量管理。医院的医疗服务不仅由各个临床科室完成，还需要后勤服务科室、行政管理科室共同完成，因此需要建立质量方针和质量目标并将实现这些目标的所有的相关事务有机地整合在一起，形成一个质量管理体系，在医院质量方针的引导下，为实现确立的质量目标而相互配合、相互促进、协调运转。

（4）从终末质量管理向过程质量管理发展：传统的医疗质量管理认为，医疗质量就是医疗服务的效果，所以称为终末质量。它采用医疗统计指标进行管理，对各种医疗服务信息进行收集、整理、统计和分析，从中发现问题并提出质量改进的措施，这些都是事后质量管理。但是，医疗服务的特性之一是医疗服务的结果往往无法逆转。因此，不应局限于对医疗服务质量进行事后检查和回顾性分析，而应强调对环节质量和基础质量的控制，以达到预防、控制以及保证医疗服务质量的目的。

（5）从管理者推动向受益者推动发展：传统的医院质量管理往往是"管理者推动"，即从医院内部上层开始，通过组织层次层层推动。所以，难免出现医疗服务质量管理的目的不是积极不断地提高医疗服务质量，努力做到让患者满意，而是如何避免出现质量问题，避免承担质量责任。但是，随着医学模式的转变，在医院质量管理中，必须形成以"受益者推动"的思维来保证和提高医疗服务质量。所以医院的工作必须以患者为中心，坚持"患者第一"的原则，从受益者的需要出发，设计医疗服务流程，为患者提供满意的医疗服务。不仅要满足患者必需的医疗服务，而且要最大限度地满足患者的合理要求，不断地增进患者的满意度。

（6）从质量控制向标准化管理发展：传统的医院质量管理把重心放在了临床医疗质量缺陷的控制和评价上，认为医院质量管理是把质量教育贯彻始终，按照医院质量形成的规律，运用现代科学管理方法，有效控制质量服务信息，以及人力、物力、设备和技术等，以达到预定质量目标的活动过程。但是，医院质量的形成不是单纯靠"检查"或者"控制"得来的，而是靠科学设计，靠医院各个科室和全体员工扎扎实实地工作干出来的。因此，世界各国医院的质量管理已经从单一的质量控制向医院质量标准化发展。医院质量标准化管理是医院科学管理的基础。这主要是由于医院的医疗服务有90%～95%的工作是可重复性的，需要采用规范化、制度化、标准化的管理模式，通过对医疗服务中重复性事物、程序的规范，制度、标准的统一，获得医疗服务的最佳秩序和效益，以保证和不断地提高其工作质量。

（7）从质量保证向持续改进发展：随着社会的进步、科学的发展、患者需求的变化，医院向患者提供的医疗服务仅仅停留在质量保证上已经远远不够，质量保证只是医院的基本要求，需要在质量保证的基础上，做到持续改进。所以，一些国家医院的质量管理普遍建立了持续质量改进系统，将持续质量改进作为医院的一个永恒的目标，旨在通过持续质量改进不断地增进顾客满意。

（8）从医疗安全向患者满意发展：医疗安全是医疗质量管理水平较高的重要标志之一。医疗安全管理对于提高医疗质量、提高医院经济效益，以及保证医院医疗服务功能的有效发挥具有极其重要的意义。但是，医疗安全应该是医疗服务质量的"底线"要求，或者说是最低要求，而尊重、关爱患者，维护患者的合法权益，让患者满意则是医疗服务质量的最高要求。质量的核心是满足顾客要求，可见，患者满意才是医院质量管理的核心。自2005年开始，国家卫生健康委员会、国家中医药管理局在全国联合开展的"医院管理年"活动，正式颁布了《医院管理评价指南》，其目的是围绕构建和谐的医患关系，解决人民群众"看病难"、"看病贵"等热点难点问题，切实加强医疗卫生机构的内涵建设，以患者为中心，以医院质量、服务、安全、管理、绩效为重点，全面开展医疗服务评价和监督检查工作，从整体上推进医疗服务的规范化、法治化和标准化。

（程荣锋）

第二节　医院质量管理的主要内容

一、制定方针

质量方针是由组织的最高管理者正式发布的该组织总的质量宗旨和方向。质量方针是组织的总方针的一个重要组成部分，所以质量方针必须与本组织的总方针相一致。医院的质量方针是指导医院质量管理工作的核心，是医院经营方针的重要组成部分。因此，要与医院的经营目标和市场定位相适应，并且要符合患者的期望和要求，医院的质量方针要在医院组织内正式发布，同时应得到医院各个层次工作人员的理解和支持。

二、明确职责

医院内所有涉及医院质量的管理人员、执行人员和检验人员，包括负有执行职责的管理者，应明确他们被授予的职责和权限，特别是要明确对控制医院质量体系的所有要素和过程负有决定职责和权限的人员，规范他们的工作要求并形成文件。这些内容应该在医院的质量体系组织结构图、质量体系要素与各部门职能的关系表和岗位职责中体现出来。

三、管理质量资源

为了实现医院的质量方针和目标，满足患者的需要和期望，医院管理者应根据质量要求配置并合理使用资源。明确达到医院既定质量目标对资源的需求，包括医院的建筑要求、环境要求、仪器设备、服务设施、服务流程、人员培训的内容和形式、员工的作业指导和工作方式，并据此制定相应的资源配置计划，按计划加以实施。

四、监控过程

质量监控包括确定监控对象、制定监控标准、明确所采用的监控方法等，其目的是控制产品和服务产生、形成或实现过程中的各个环节，使他们达到规定的要求，把缺陷控制在其形成的早期并加以消除。质量管理体系的每一个过程都直接或间接地影响到医疗服务的质量，因此必须采用适当的措施对医院的服务过程进行监控和评价，以确保医疗服务过程的准确和高效。

五、持续改进

医院质量的持续改进是医院质量管理的重要工作。持续改进的对象可以是质量管理体系、过程和医疗服务等，质量的持续改进体系可以在医院的各个过程中使用PDCA循环的方法实现。对于医院出现的特定质量问题，可以组成质量改进小组进行专项研究，提出改进意见。

六、建立和完善文件

医院质量管理文件是指导和规范医院医疗服务和管理工作的指导性文件，包括各项标准和规范，这些文件是医院质量管理体系正常运行的保证。在医院质量管理中要规定对哪些医疗服务过程、医院工作形成文件，以及形成文件的形式、载体等内容，以文件的形式对医院质量管理体系中的内容进行固定。医院质量管理文件的类型通常有国家和行业制定的标准和规范、医院的质量管理计划、医院质量管理过程中形成的程序、作业指导书、质量记录等。

七、考虑医疗质量成本

医疗质量成本主要由质量管理成本和质量管理失误产生的成本两部分组成。质量管理成本包括医院实施质量规划、质量过程控制、质量数据的收集和分析、员工的质量培训、服务个性化、质量管理系统的完善、质量问题报告、质量改进措施等质量管理活动形成的成本。质量管理失误产生的成本包括内部失误造成的成本消耗，外部失误造成的成本消耗，如医疗纠纷的处理、法律诉讼等。

医院在提供医疗服务时要讲究质量成本，在满足患者需要的前提下，不应盲目追求高质量，而宜根据患者的需求为其提供适度质量的医疗服务。因为对质量的进一步要求一般意味着成本的增高，会加大患者的经济负担。在对医疗质量进行评价时，不仅要求其技术上具备科学性和先进性，而且要求在经济上也是合理的。医院提供给患者的医疗服务不能脱离社会的经济发展水平和居民的经济承受能力。

（孙中礼）

第三节　医疗质量管理的常用工具

质量管理的工具目前有十几种，最常用的 7 种工具是：因果图、排列图、分层法、检查散布图、直方图、控制图，即所谓的"质量控制老 7 种工具"。新的质量管理 7 种工具：关系图法、系统图法、矩阵图法、矩阵数据分析法、PDCA 法、KJ 法、网络图法。这是目前国内外质量管理采用的工具。这里重点介绍医院质量管理中比较常用的排列图、因果图和控制图。

一、排列图

排列图又叫主次因素排列图法、主次因素分析图法、帕累托法。它是找出影响质量的主要因素的一种简单而有效的方法。它的指导思想是在管理过程中必须抓住主要问题，只要抓住影响质量的关键因素，就会提高整个质量水平。

排列图一般由两个纵坐标，一个横坐标，若干个按高低顺序排列的直方图和一条累积百分比曲线所构成。左侧纵坐标表示事件发生的频数，右侧纵坐标表示事件发生的频率，横坐表示影响质量的各个因素，按影响程度的大小从左向右排列。直方图的高度表示某个因素影响的大小。曲线是各影响因素大小的累计百分数连线，又称帕累托曲线，也称之为排列曲线。

根据"关键的少数，次要的多数"的原理，累加百分比在 0% ~ 80% 的因素为 A 类因，即主要因素，是医疗质量的主要问题；累加百分比在 80% ~ 90% 的因素为 B 类因，即次要因素，是医疗质量的次要问题；累加百分比在 90% ~ 100% 的因素为 C 类因，即一般因素，是一般性质量问题。

绘制排列图时，应注意以下事项。

（1）主要问题只宜有 1 ~ 2 个，至多不超过 3 个，否则就失去了寻找主要问题的意义。

（2）一般性的项目很多时，通常都把它们列入"其他"栏内，以免横轴变得很长。

（3）根据不同情况，可以绘制几个不同分类的排列图，以便比较，使提供的情况更加充分。

二、因果图

因果图又称因果分析图或特性要素图、鱼刺图。因果图是一种质量管理分析图，主要是为了寻找产生质量问题的原因，采用召开相关人员调查会的办法，集思广益，将员工的意见反映在因果图上。探讨一个问题产生的原因要从主要原因到次要原因，从大到小，从粗到细，寻根究底，直至能具体采取措施为止。因果图是分析和寻找影响质量问题原因的一种简便而有效的方法。

绘制因果图时，应注意以下事项。

（1）要充分发扬民主，集思广益。

（2）原因分析应当细到能采取措施为止。

（3）主要原因又包括许多具体原因，因此，必须层层深入，找到具体关键环节。

（4）措施实施后，还应再用排列图检查其效果。

三、控制图

控制图又称管理图。利用这种画有控制界限的图形来反映医疗服务过程中的质量监控指示的动态变化，可以及时了解医疗服务质量情况，以便发现问题，分析原因，采取措施，进行控制。它可以对医疗服务过程中出现的异常情况起到控制和警示作用。

控制图的横坐标表示发生的事件，纵坐标表示质量要求值。与横坐标平行的一般有三条线，中间一条实线叫中心线（CL）或均线，由质量控制指标的平均值或要达到的质量目标来决定，中心线上面的一条虚线叫上控制线，下面的一条虚线叫下控制线，分别由均数的倍标准差或标准误差确定。在控制图上，采取系统取样方式取得的子样质量特性值，用圆点描在图上的相应位置。若圆点全部落在上下控制界限之间，且圆点排列没有什么异常状况时，就说明生产过程是处于稳定状态。否则，则判定生产过程中出现异常因素，应查明原因，设法消除。

（叶　科）

第四节 医疗质量评价方法

医疗质量包括门急诊质量、护理质量、医技质量、后勤服务质量，且以住院诊疗质量为临床医疗质量的集中体现。

一、评价内容

医疗质量评价是一个比较复杂的环节，由于卫生服务系统的基本框架是由结构、过程、系统及健康结果这些方面动态构成的，也即医疗服务系统与社会的联系是通过这几个过程协同完成的。所以医疗质量评价亦应包括以下3个方面：结构评价——反映可能提供医疗服务的规模和潜在能力；过程评价——反映做了些什么事情；结果评价——反映医疗行为的结果。

1. 医疗质量的评价 医疗质量的结构评价内容包括医疗组织机构设置是否合理、固定资产情况、医疗程序、组织形式及其特征等。从管理学角度看，其评价信息从现有文件及简单调查中即可获得，评价方法较简便，且费用不高，但结构评价不能成为医疗质量评价的主要内容，在于其评价的效度较低，只单纯依据医疗机构所做的质量评价假设。因此，结构评价只能是医疗质量评价的基本组成部分，而非最有效的评价方法。

2. 医疗质量的过程评价 过程评价在国外医院管理界是很受欢迎的，因为这类测量在工作中比结果评价容易获得，时间上较自由、费用亦节省，它不依赖于费用昂贵的患者随访研究，因为医疗档案尽管不完备但仍能合理反映某些医院的医疗过程。此方法的局限性在于健康结果的敏感性较差，很少研究能证明在医疗过程与结果之间存在很强的联系。因此，医疗服务存在着相同过程、不同结果和不同过程、结果相同的情况。

3. 医疗质量的结果评价 医疗的结果反映了健康状况因医疗保健而发生的净变化。对于医疗服务质量的测量，其结果是最重要的，如果有较大的投入以及规范的行医过程，但是健康产出的结果不大，仍不能说是高质量医疗服务。因此，结果评价在国内外的医疗质量评价中得到广泛重视和应用。可以说，在上述3种测量方法中，结果评价的评价效度最高、敏感性最强，评价方法亦较复杂，费用最高。

健康受许多因素影响，假如结果作为医疗质量的产出，那么它对医疗过程与内容上不同水平的质量必须是敏感的，也就是说医疗过程改变，结果应随之变化。

结果评价分为两大类：中间结果评价和最终结果评价。

（1）中间结果评价是指某一医疗过程结束时的评价也称为临床结果评价，如患者出院、转科等，结果指标大多为疾病专一性指标，来自出院病史记录。包括：疾病归因死亡率、某病症状的出现及消失、特定疾病的行为致残。中间结果评价的特点是易测量、指标易获得、测量范用小、对医疗因素敏感，对临床质量评定与控制不失为简单易行的方法，局限性在于忽视了患者的生命质量评价。

（2）最终结果评价是着眼于患者接受某医疗过程后的全程生命质量，通常采用一般健康状况指标。一般健康状况测量是多维的，包括身体、精神和社会等诸方面。健康测量可以根据个人对自己健康的自我感觉，也可以根据不依赖患者自我感受的独立性评估。一般健康状况指标的优点是可反映多方面的健康变化，而这些变化是通过特定的技术性测量（如血压水平变化）所无法检测的；其缺点是对非医疗性因素可能太敏感，如在进行因悲痛性脊柱融合术的医疗结果评估时，一般健康状况测量侧重于测量患者工作能力及情绪上的不足，但除外科手术外还有许多因素会影响患者的工作能力以及对精神压抑具有易感性。由于该种方法偏重于患者的生存质量，故对患者的医疗质量管理范围增大，尤其对医学技术的进步和发展方向提供信息依据。

总之，两种方法虽侧重点不同，但对医疗结果的评价相辅相成，实际操作过程中可相互补充。许多结果评价的数据因未记录在案而应向患者进行问卷调查。

二、评价单位

医疗质量评价单位是测量各项评价指标的规定性作用。如医院、科室、病种、项目等不同的评价单位反映质量范围和目标均有所不同，以病种项目及病例为病量单位的评价称基本单位评价，以医院科室作为质量单位的评价称为综合单位评价。前者的作用在于可剖析多个层面的管理，前提是具有相同的诊疗过程和相似的医疗成本，因而使得评价结果更具可比性和可追溯性。以医疗项目作为质量评价单位主要用于医学技术评估（technology assessment care，TAC），以病例侧重为质量评价单位主要从患者角度考察供方的服务质量。后者的对象常为医院或部门的整体效果，其功能是反映该院（科）的工作优劣排序及相应的管理水平，缺点是评价结果受多种因素的影响，受不同的医院级别不同、科室设置、病种不同的影响，评价结果不能真实反映实际管理水平。

三、评价方法

1. 病理医疗质量评价　病理医疗质量评价属质量统计评价范畴，把每个病例作为质量单元且以终末质量为统计依据为能如实准确地反映医疗服务质量的差异，应尽量将病例质量的情况资料转变为计量资料病例医疗质量评分法：用设计的评分计算卡计算，总公式如下：

总得分＝医疗结果评分 ± 治愈者住院日评分－医疗差错事故评分

该评分方法，把病例分为 4 型，转归简化为 6 种（也可将病例分型简化为 2 型，转归简化为 4 种），质量判定（总得分）分为 5 级。治愈者住院日评分系与过去同病种的平均住院日对照，长于平均住院日者减分，短于平均住院日者加分。医疗差错事故评分有固定数值。

2. 群体医疗质量统计评价

（1）传统统计指标评价法：关于医疗统计指标，美国的潘顿和麦克依陈在 20 世纪 20 年代提出 10 项指标。日本三藤宽博士综合各家意见，提出了 13 项指标：①病床平均使用率（日本综合医院平均使用率为 80% ~ 90%）；②病床周转次数；③平均住院日；④院内麻醉死亡率（标准值不超过 0.02%）；⑤院内术后死亡率（指术后 10 天内死亡，标准值不超过 1%）；⑥院内分娩死亡率（标准值为 0.25%）；⑦院内新生儿死亡率（标准值为 2%）；⑧尸检率（标准值 25% 以上）；⑨会诊率（标准值美国为 15% ~ 20%）；10 院内感染率（无菌切口、分娩感染率标准值为 1% ~ 2% 以下）；11 不必要手术率（标准值为 5%）；12 并发症发生率（标准值 3% ~ 4%）；13 临床病例讨论会次数。

我国传统医疗指标一般常用的有：①工作效率指标：病床使用率、平均住院日、病床周转率、日均门急诊人次数、急诊抢救成功率、每床日门诊指数、平均术前住院日、尸检率等；②诊断质量指标：门诊出院诊断符合率、入院三日确诊率、入院出院诊断符合率、临床病理诊断符合率、术前术后诊断符合率；③治疗质量指标：治愈者平均住院日、无菌手术甲级愈合率、住院抢救成功率、门诊抢救成功率；④管理质量指标：院内感染率、手术并发症发生率、无菌切口感染率、三级事故发生率、差错发生率、处方合格率、甲级病案率；⑤单病种质量指标：（单病种）治愈率、（单病种）平均住院日。

我国医院分级管理等级评审标准中，对各级医院统计指标有明确规定：一级医院 39 项，二级医院 51 项，二级医院 50 项。

（2）医疗质量综合评价方法：综合评价值可以用来对某病种、某临床科室或某医院的医疗工作进行综合评价，可以帮助管理人员分析医院工作概况，并对不同时期不同单位进行纵向横向比较。

3. 病种病例分型、质量费用引导质控模式　病种病例分型是将第一诊断相同的病例依据病情、技术、时限等因素将其分为不同的病种病例分型组合，按照每组典型的住院天数和预定的医疗费用标准衡量医疗产出的方法。病种病例分型以疾病诊断为基础，其相关因素应包括病情轻重程度、诊治技术的复杂程度、所需医疗手段和医疗技术强度等；病种病例组合的确定常采用变量的筛选、统计方法的选择、计算机程序设计与接口、管理模型的设计、指标的设定等方法。

病种病例分型组合是现代医疗质量管理中的一个重要概念，是优于床位数、住院患者数和床位使用率等传统医疗指标的一个相对科学的衡量基准，可以较为准确地反映医院医疗活动的实际效益。它采用引导的方式，也是人本主义思想在管理实践中的体现。

（徐秀军）

第六章　医疗安全管理

第一节　概　　述

近年来，随着科学技术的发展，各种新技术新方法的广泛应用，造成医疗不安全的可能性增大，加之患者对医疗效果期望值的增加，法律意识的增强，医疗纠纷的发生明显增加。经过司法审理解决的医疗纠纷的数量不断上升，严重干扰了医院工作秩序并占用了大量的司法资源。因此，医疗安全管理成为医院管理的重大课题。

一、医疗安全的概念

医疗安全是整体医疗质量的重要组成部分，是衡量医院管理水平的重要客观的指标。保证医疗安全是提高医疗质量的前提，实施医疗安全管理对于提高医疗质量、保障医院两个效益的增长具有极其重要的意义。

在传统意义上，医疗安全是指医疗机构及其医务人员在医疗活动中，按照卫生行业的法律、行政法规、部门规章和诊疗护理规范、常规进行，保障就医者获得合理的、规范的医疗，不发生法律和医疗技术允许外的心理、机体结构或功能上的障碍、缺陷或死亡。

广义的医疗安全是指医疗机构在其法定的空间范围和时间范围内，按照国家法律法规的规定，保障医务人员和患者不发生法律和法规允许范围以外的心理、机体结构或功能上的损害、障碍、缺陷或死亡。

与传统的观念相比，广义的医疗安全增加了对医务人员在执业工作中的安全保障的内容。近年来，由于类似患者或家属在医疗场所内发生摔伤等损害后果而引发的医疗安全问题也在增多，并引起了医院管理者的重视。因此，应该看到，随着法制的进一步完善和医疗技术的不断发展，医疗安全的内容也在不断地增加。

二、医疗安全的分类

按医疗安全的保障对象可分为：患者的医疗安全、医务人员的医疗安全和其他医疗活动相关人员的医疗安全。保障患者的医疗安全主要是指保障患者获得合理的、规范的、医疗护理规范范围内的医疗活动，包括：明确诊断、安全实施医疗检查、合理的医疗治疗措施等。保障医务人员的医疗安全主要是指保障医务人员在安全的工作范围内工作并提供安全的防护设施。保障其他医疗活动的相关人员的医疗安全是医疗机构作为一个公众场所的附带义务。

按引发医疗安全问题的因素分为：火、电、水引发的医疗安全问题，放射源引发的医疗安全问题，药品引发的医疗安全问题，手术引发的医疗安全问题等。

按引发医疗安全问题的主观原因分为：疏忽大意引发的医疗安全问题、过于自信引发的医疗安全问题。

三、影响医疗安全的因素

影响医疗安全的因素，或称医疗不安全因素是多种多样的，往往一起医疗不安全事件涉及多个因素，而且有些影响医疗安全因素的界限并不十分明显。常见因素主要有：

1. 医源性非技术因素　该因素主要是医务人员的言语或行为不当给患者造成了安全隐患或不安全结果。主要有医务人员不当地告知误导患者进行手术等特殊治疗，或未经告知患者，医生就擅自实施特殊检查和治疗。如：未经患者同意，医师就给患者实施创伤性的检查或治疗。

2. 医疗技术因素　由于医学是一门专业性很强的技术性学科，因此医务人员对于医疗技术掌握的高低和熟练程度就直接影响到了患者的治疗效果。技术性因素也就成为影响医疗安全的一个重要因素。如在实施子宫全切手术中，由于技术操作不当而导致输尿管的损伤。

3. 药源性因素 指由于使用药物不当而引起不良后果的因素，如临床用药剂量过大、配伍禁忌或连续服用超过最高限量等，这些通常可以导致患者不同程度的过敏、毒性反应、成瘾和对机体的不可逆性损伤，甚至死亡。

4. 医院卫生学因素 该因素是多种多样的，其中直接影响医疗安全的因素有院内感染、环境污染、食品污染反射线污染等。

5. 管理因素 管理上的缺失是导致医疗安全问题的主要原因。由于职业道德教育落实不够、各项医疗管理制度不健全、业务技术培训抓得不紧、设备物资管理不善、防止环境污染的措施不力等，都可以成为影响医疗安全的组织管理因素。其中，规章制度不健全、无章可循或有章不循、不认真执行技术操作规程、不认真执行查对制度，甚至玩忽职守，对患者的生命安全造成很大的威胁。如：使用过期的、不符合质量的药品，超范围执业的医疗活动等。

四、医疗安全的特征

1. 医疗安全保障对象的广泛性 医疗安全中一个重要的群体即就医者，他们是一个动态的群体，来自社会的各个层面，其主体不仅涉及国家机关和众多的企事业单位，尤其是涉及全社会的各个阶层，包括众多的患者及其家属，与生命健康权益保障相关的人群。同时还包括医务人员，因此具有保障对象的广泛性。

2. 医疗安全保障内容的根本性 医疗活动是医方提供医疗服务，而患者选择并接受医疗服务的过程，其中涉及每一个公民最根本的权利生命健康权的维护和保障。医疗安全是相对于医疗不安全而言，因此医疗安全的内容就是要防止医疗不安全，要在医疗活动中保障就医者的生命健康权不受非法的侵害。

3. 医疗安全法律关系的复杂性 医疗法律关系中既涉及民事法律关系，也涉及行政法律关系和刑事法律关系，具有多样性、综合性和纵横交错的特点。即使是同一主体，在不同情况下，所涉及医疗法律关系的性质也表现出多样性和纵横交错的特点

五、医疗安全的重要性

1. 医疗安全影响医疗质量　医疗活动可能产生正反两方面截然不同的结果，它既可促使疾病向好的方向转化，亦可朝着相反的方向转化。医疗安全和医疗效果是并存于医疗活动中，其中医疗安全是保障高质量医疗效果的重要前提。

2. 医疗安全直接影响医院的社会效益与经济效益　由于医疗不安全会带来延长病程和治疗方法复杂化等后果，不仅增加了医疗成本和患者的经济负担，如果构成医疗事故或者有过错，医院就有可能因为侵权而承担经济赔偿等有关的法律责任这些都直接影响到医院的经济效益、社会信誉和形象。

3. 医疗安全管理直接影响到医务人员的自身利益　医疗安全除保障患者的安全外，还包括保障医院内从事医疗护理及医学工程技术等医务人员的健康与安全。医疗场所的各种污染、放射性危害、物理化学有毒制剂等也会对院内工作人员和社会群体构成危害。只有健全完善的医疗安全措施，才能最大限度地保障工作人员的健康，更有效发挥医疗机构的功能。

（程荣锋）

第二节　患者的权利和义务

一、患者权利的发展

患者的权利是指在医疗活动中，患者所享有的、不受侵犯的利益。历史上，患者权利的发展大致经过了两个阶段：第一阶段是第二次世界大战以前，患者的权利以基本的生命权和身体权为主，主要是"接受治疗的权利"。这一时期，伴随着人权运动的兴起，人人都平等地享有接受医疗的权利是患者权利的核心，同时妇女、儿童的权益也日益受到社会的重视。18世纪90年代法国确立了公民（尤其是穷人）在预防接种、医疗上享有平等权是这一时期患者权利发展的高峰；第二阶段是第二次世界大战结束至今，患者的权利在强调生命权、身体权、健康权等基本的人身权和"接受治疗权利"的基础上，发展了患者的"拒绝治疗的权利"。这一时期，随着医学模式由"医生主导的被动医疗型模式"转化为"医患共同参与互动型医疗模式"，患者的知情权和选择权得到了充分的发展。

二、患者的权利

1. 国外关于患者权利的规定　1972 年美国医院协会颁布了《患者权利宣言》，首次明确提出了患者拥有的 12 项权利。

（1）患者有权得到考虑周到的、尊重人的医疗、护理。

（2）患者有权从医生处得到诊断、治疗和愈后的完全最新的信息。

（3）患者有权从医生处接受在任何治疗开始前的知情同意信息。

（4）患者有权在法律限度内拒绝任何治疗，并要求告知其后果的知情权。

（5）患者有权在不受任何干扰的情况下，考虑自己的医疗选择权、决定权。

（6）患者有期望与医生的谈话等内容获得保密的权利。

（7）患者有要求医院在能力范围内提供服务的权力。

（8）患者有权从医院获得有关自己病情的相关信息。

（9）患者有权拒绝参与有不利影响的人体实验计划。

（10）患者有获得医疗护理的合理的延续性的权利。

（11）患者有审核医疗费用并获得解释的权利。

（12）患者有知悉医院规章制度中有关自身的内容。

只有患者懂得享有的权利，才不至于对医师提出无理的要求，甚至干扰医师或滥告医师；同时医师才能重视患者的权利，尊重其人格尊严，彼此之间的关系才能更加融洽，误会或纠纷自然会减少。

2. 我国患者的权利　我国没有以立法或宣言等较明确的方式提出患者权利的内容，但是在《宪法》《民法典》到《医疗事故处理条例》等法律法规中，都对患者的权利作出了相关的规定。总的来看，目前国内普遍认可的患者在医疗活动中享有的权利主要表现在以下方面。

（1）患者享有适宜医疗权。

（2）患者享有合理限度内的医疗自主权。

（3）患者享有知情同意权。

（4）患者享有人身财产安全不受侵害权。

（5）患者享有隐私权。

（6）患者在接受医疗服务时，享有人格尊严、民族风俗习惯得到尊重的权利。

（7）患者享有获得患者权益方面知识的权益。

（8）患者享有获得客观病历资料的权利。

（9）患者享有依法免除一定社会责任的权利。

三、患者的义务

权利与义务是对等的，享有权利的同时必然承担相应的义务，对于患者的义务，目前普遍的看法有以下几个方面。

（1）自觉遵守医院规章的义务。

（2）诚实提供病史，积极与医师合作，配合医疗机构诊治的义务。

（3）自觉缴纳医疗费用的义务。

（4）在医务人员告知的情况下，对自己的治疗选择作出决定的义务。

（5）正常出院的义务。

（程荣锋）

第三节 医 疗 纠 纷

一、医疗纠纷概念

医疗纠纷是指医院及其医务人员在向患者提供医疗服务时，医患双方出现的争执。广义而言，凡是患者及其亲属对医疗服务不满意，认为患者出现的痛苦增多、诊疗延期、伤残或死亡等不良后果是由于医务人员在诊疗护理过程中存在过错所造成的，要求追究当事方责任或要求赔偿损失的事件，统称为医疗纠纷。其特征是医患双方对医疗后果的认定有分歧，分歧的焦点是对医疗后果（主要指不良后果）产生的原因、性质和危害性的认识差距，患者及其家属要求追究发生不良后果的责任，并要求对造成的损害进行经济赔偿。要构成医疗纠纷必须满足：①纠纷的主体是医患双方；②是因不良后果产生的分歧；③不良后果是因为诊疗过程中的行为造成的。

二、医疗纠纷的分类

1. 有过失医疗纠纷　指患者不良后果的发生确属医务人员在诊疗护理过程中有过失所致，但由于医患双方对不良后果的性质、程度以及处理的意见等有分歧所造成的医患纠葛。根据是否构成医疗事故，有过失医疗纠纷又可分为医疗事故和医疗差错。

（1）医疗事故：指医疗机构及其医务人员在医疗活动中，违反医疗卫生管理法律、行政法规、部门规章和诊疗护理规范、常规，过失造成患者人身损害的事故。医疗事故是影响医疗安全因素中性质最为严重的情形，也是引发医疗纠纷最常见的原因。

（2）医疗差错：指由于医疗机构及其医务人员在医疗活动中，违反医疗卫生法律法规，虽有过失情形但未造成患者人身损害，即损害没有达到产生不良后果的程度。

2. 无过失医疗纠纷　指患者不良后果的发生并非医务人员在诊疗护理过程中有过失所致，而患者或其家属认为医务人员在诊疗护理过程中有过失，以致产生纠纷。

（1）医疗意外：指在诊疗护理过程中，由于无法抗拒的原因，导致患者出现难以预料和防范的不良后果。医疗意外的发生并不是由于医务人员的失职行为或技术过失直接造成的，也并不是医务人员本身的和现代医学科学技术所能预防和防范的，而是由于患者自身体质变化以及某种特殊疾病突然发生而造成的。

（2）医疗并发症：医疗并发症是指在诊疗护理过程中，患者发生了现代医学能够预见但不能避免和预防的不良后果，这种不良后果的发生与医务人员的失职或技术过失没有直接的因果关系。

（3）后遗症：后遗症是指医疗行为终结后患者仍遗留某些身体功能障碍，严重者尚存在医疗依赖，需依靠医疗手段支持来维持身体的功能。这类后遗症不是医务人员的过失造成，而是在现代医学条件下不能避免或无法预料的。

三、医疗纠纷产生的原因

1. 医院方面的原因

（1）医疗事故引起的纠纷：医院方面为了回避矛盾，怕承担责任，对医疗事故不做实事求是地处理而引起的纠纷。

（2）医疗差错引起的纠纷：这类纠纷常常是因为患者和医生对是否是医疗事故的意见不一致引起的。

（3）服务态度引起的纠纷：这类纠纷多是因为医护人员的态度生硬、对患者缺乏耐心、缺乏同情心或者语言不当等原因造成，特别是当患者出现不良后果时，即使不是医务人员的过失，也容易引发医疗纠纷。

（4）不良行为引起的纠纷：医疗人员的不良行为如索要红包、开人情假等都可能造成医疗纠纷。

2. 患者及其家属方面的原因

（1）对医疗服务的要求和期望值越来越高：随着社会科学技术水平的进步，物质水平的提高，不少人对享有的医疗保健水平同其他生活水平一样有更高的要求无可非议，由于患者和家属没有真正考虑病情的严重程度、医学的未知性和诊疗过程的风险性等特殊情况，总认为既然花钱挂了主任、主治号，医院就有义务、更应该有相应的医疗技术医治好自己的疾病，达到预期的目的。患者普遍把就医作为一种消费，抱有付出后必须获得等值回报的心理，一旦没达到理想的治疗效果就会引发医疗纠纷。

（2）缺乏医学知识和对医院规章制度不理解：面对医院繁琐的就医程序、严格的规章制度，患者及其家属不能理解医院工作的特殊性，本能地从自身利益出发，认为这些程序、规章给自己带来了许多不便，总认为医院的服务不够人性化。

（3）不良动机造成的纠纷：极少数患者及家属企图通过吵闹来达到某些不良目的，再加上某些有失公允的媒体报道，使得普通群众加深了对医院和医务人员的不信任甚至是敌视的态度，目前这类医疗纠纷呈现不断增长的趋势。

四、医疗纠纷的防范措施

1. 加强医疗安全管理，提高医疗质量　加强医疗安全意识教育和医德医风教育，树立正确、积极的医疗风险意识，增强医疗安全责任感，克服自身及周围有关方面存在不安全因素的自觉性和主动性；加强组织医务人员认真学习文明服务规范，使其牢固树立以患者为中心的服务理念，尊重患者的合法权益，满足患者的需求，提高自身的人文素质。

建立、健全医疗管理制度，设立奖惩机制，培养医务人员的责任心；严格贯彻落实首诊负责制度、三级查房制度和疑难、危重病例会诊讨论制度，以及术前讨论制度、死亡病例讨论制度、"三查七对"制度、病历书写制度等各项规章制度，做到恪尽职守，严防医疗事故的发生。

2. 强化法律意识，树立法治观念　加强法律学习，加大医疗法规的宣传力度，让医务人员懂得学法、守法的重要性，增强其法律意识，使其懂得如何用法律武器保护自己，更重要的是使医护人员具有纠纷防范意识、举证责任意识和自我保护意识，自觉地依法行医，避免医疗纠纷的发生。

3. 加强医患沟通　构建和谐的医患关系需要医患之间加强沟通，需要医院、医务人员和患者三方共建理解和信任。医院应该始终坚持为人民健康服务的办院宗旨，彰显其公益性质，建立、完善并落实医患沟通制度、投诉处理制度，及时受理和处理患者投诉，定期收集患者对医院的意见，并努力加以改进；医务人员作为医疗服务的提供者，要转变服务理念，尊重和维护患者的知情权和选择权，体恤和同情患者，努力让患者获得最佳的治疗效果；同时，患者也要信任和理解医务人员，体谅他们的困难。

（赵俊皓）

第四节　医疗事故

一、医疗事故概念与构成要素

1. 主体是医疗机构及其医务人员　医疗事故的主体必须是依法取得执业许可或执业资格的医疗机构及其医务人员。同时，医疗事故发生的场所及范围应当合法，即依法取得执业许可或执业资格的医疗机构及其医务人员在其合法的医疗活动中发生的事故。未取得《医疗机构执业许可证》的单位和组织，以及未取得执业医师或护士资格的人，他们只能是非法行医的主体，而非法行医造成患者身体健康损害的，不属于医疗事故。另外，患者由于自己的过错造成的不良后果，也不能认定为医疗事故。

2. 行为的违法性　医疗事故是医疗机构及其医务人员在医疗活动中违反医疗卫生管理法律、行政法规、部门规章和诊疗护理规范、常规而发生的事故。这是导致发生医疗事故的直接原因，也是判断医疗事故的标准。

3. 过失造成患者人身损害　《医疗事故处理条例》将造成患者死亡、残废、组织器官损伤导致功能障碍以及明显的人身损害的其他后果的，定为医疗事故。这里应当注意：一是对患者要有"人身损害"的后果；二是人身损害的后果是由"过失"造成的，即医务人员的过失行为，包括疏忽大意的过失和过于自信的过失，而不是有伤害患者的主观故意。

4. 过失行为与损害后果之间存在直接的因果关系　这是指患者人身损害的后果是由于医疗机构及其医务人员的过失行为直接造成的。虽然存在过失，但是并未给患者造成损害后果，不应该视为医疗事故；虽然存在损害后果，但是医疗机构及其医务人员并没有过失行为，也不能判定为医疗事故。这种因果关系的判定，还关系到追究医疗机构及其医务人员的责任、确定对患者的赔偿数额等。可见，是否存在因果关系是判断是否是医疗事故的一个重要方面，也是公正处理医疗事故的关键。

二、医疗事故等级与非医疗事故情形

1. 医疗事故等级　《医疗事故处理条例》中规定：根据对患者人身造成的损害程度，将医疗事故分为四级。《医疗事故分级标准（试行）》方案，进一步将医疗事故划分为四级十二等。

2. 非医疗事故情形　现代医学科学虽然有了很大的发展，但由于目前对人体的特异性和复杂性以及许多疾病的发病机理尚未完全认识，对某些治疗措施的结果也不能完全预测，因而有时尽管医护人员在诊疗护理过程中竭尽全力，但由于种种原因仍然不能使患者痊愈。

三、医疗事故产生的原因

1. 医疗制度

（1）医院的规章制度不健全，职责划分不明确，部门之间、个人之间对工作互相推诿、扯皮。

（2）相关的医疗制度与规范落实不到位，如首诊负责制、查对制度、查房制度、请示汇报等制度等未执行或执行不严。

2. 医疗技术

（1）医疗技术不熟练，医务人员经验不足，对新知识、新技术缺乏了解，容易造成漏诊、误诊和误治。

（2）"三基"不扎实，如抢救危急重患者应急反应慢或综合实力不足。

3. 职业道德　医德修养差，责任心不强，粗心大意，不按技术操作规程工作，甚至违反诊疗常规，造成漏诊、误诊等。

4. 基础条件

（1）医院建筑、自备电源等存在不安全因素，未能及时排除。

（2）医疗设施陈旧、不完善，未处于应急状态以致贻误抢救最佳时机。

（3）药品、医疗器械、医疗卫生材料等质量不符合要求、品种不齐全，不能及时供给。

四、医疗事故的处理

医疗事故原则上由当事的医疗机构与患者及其家属根据《医疗事故处理条例》的规定协商解决。在实际工作中，大多数医疗事故是当事双方协商解决的。因此医疗事故发生以后，医疗机构应该主动找当事人了解情况，核实事故发生的情况，再向有关科室负责人了解患者的病情和治疗情况以及对事故原因的分析，掌握可靠的客观资料，拿出初步处理意见。

处理医疗事故，应该坚持以事实为依据，以法律为准绳，维护医患双方的合法权益。对于医患双方分歧较小，能够达成一致意见的，应尽快协商解决；协商解决医疗事故需要进行医疗事故技术鉴定的，由双方当事人共同委托负责医疗事故技术鉴定工作的医学会组织鉴定。对双方意见分歧较大的事故，可由患者或医院提请当地卫生行政主管部门申请医疗事故技术鉴定。

发生医疗事故，当事人申请卫生行政部门处理的，应提交书面申请，由医疗机构所在地的县级人民政府卫生行政部门受理。医疗机构所在地是直辖市的，由医疗机构所在地的区、县人民政府卫生行政部门受理。对于有患者死亡或可能为二级以上医疗事故的，县级人民政府卫生行政部门应当直接到医疗机构的报告或当事人提出医疗事故争议处理申请之日起 7 日内移送上一级人民政府卫生行政部门处理。

五、医疗事故技术鉴定

1. 鉴定主体及鉴定机构　《医疗事故处理条例》将鉴定主体由过去的卫生行政部门设置的"医疗事故技术鉴定委员会"改为"医学会"，医学会是一个独立的医学专业性社会团体法人，由其组织鉴定，为科学公正地鉴定医疗事故奠定了基础。

鉴定分首次鉴定和再次鉴定，首次医疗事故技术鉴定工作由设区的市级地方医学会和省、自治区、直辖市直接管辖的县（市）地方医学会负责组织；再次鉴定工作由省、自治区、直辖市地方医学会负责组织。必要时，中华医学会可以组织疑难、复杂并在全国有重大影响的医疗事故争议的技术鉴定工作。

2. 鉴定人员及办法　《医疗事故处理条例》第二十三条、二十四条、二十五条对实施鉴定的人员及办法做了规定，负责组织医疗事故技术鉴定工作的医学会应当建立专家库。医疗事故技术鉴定，由负责组织医疗事故技术鉴定工作的医学会组织专家鉴定组进行。参加医疗事故技术鉴定的相关专业的专家，由医患双方在医学会主持下从专家库中随机抽取。专家鉴定组进行医疗事故技术鉴定，实行合议制。专家鉴定组人数为单数，涉及的主要学科的专家一般不得少于鉴定组成员的二分之一。这也是医疗事故技术鉴定体制上的一项重大改革，专家库的建立，避免了以前由少部分固定成员组成医疗事故技术鉴定小组的诸多不利因素，保证了医疗事故技术鉴定在程序上的公正性及公开性。

此外，《医疗事故技术鉴定暂行办法》规范了专家库的建立、鉴定的提起、鉴定的受理、专家鉴定组的组成等。

3. 鉴定内容　《医疗事故处理条例》对医疗事故鉴定的内容在第三十一条作出了明确规定，包括"医疗行为是否违反医疗卫生管理法律、行政法规、部门规章和诊疗护理规范、常规；医疗过失行为与人身损害后果之间是否存在因果关系；医疗过失行为在医疗事故损害后果中的责任程度；医疗事故的等级"等。

4. 鉴定费用　《医疗事故处理条例》对医疗事故鉴定费用由谁支付在第三十四条作出了规定"经鉴定属于医疗事故的，鉴定费用由医疗机构支付；不属于医疗事故的，鉴定费用由提出医疗事故处理申请的一方支付"。

六、医疗事故的预防

1. 完善和贯彻落实各项规章制度　《医疗事故处理条例》明确指出了医疗事故的预防措施，其第七条规定"医疗机构应当设置医疗服务质量监控部门或者配备专（兼）职人员，具体负责监督本医疗机构的医务人员的医疗服务工作，检查医务人员执业情况，接受患者对医疗服务的投诉，向其提供咨询服务"。第十二条规定"医疗机构应当制定防范、处理医疗事故的预案，预防医疗事故的发生，减轻医疗事故的损害"。发生医疗事故后，第十四条规定"医疗机构应当按照规定向所在地卫生行政部门报告。发生重大医疗过失行为的，医疗机构应当在12小时内向所在地卫生行政部门报"。关于医疗事故上报的程序，第十三条明确规定"医务人员在医疗活动中发生或者发现医疗事故、可能引起医疗事故的医疗过失行为或者发生医疗事故争议的，应当立即向所在科室负责人报告，科室负责人应当及时向本医疗机构负责医疗服务质量监控的部门或者专（兼）职人员报告；负责医疗服务质量监控的部门或者专（兼）职人员接到报告后，应当立即进行调查、核实，将有关情况如实向本医疗机构的负责人报告，并向患者通报、解释"。

司法裁判往往是解决医疗事故纠纷的最终方式，在重视诊疗操作规范的同时，鉴于病历在诉讼中的重要作用，对病历的书写与保管显得尤为重要。《医疗事故处理条例》第十条明确规定"患者有权复印或者复制其门诊病历、住院志、体温单、医嘱单、化验单（检验报告）、医学影像检查资料、特殊检查同意书、手术同意书、手术及麻醉记录单、病理资料、护理记录以及国务院卫生行政部门规定的其他病历资料"。

2．贯彻知情同意原则　知情同意权，对患者是权利，对医务人员是义务。医患之间最早的"知情同意权"是"手术协议书"，之后，不断外延。目前，医务人员在为患者做手术、特殊检查或特殊治疗等时，必须征得患者同意，而且要有签字。无法取得患者意见时，要取得家属同意并签字。无法得到患者签字同意或者其家属签字同意时，由医生写出医疗处置方案，医院负责人批准后实施。

3．正确理解"举证责任倒置"的含义　最高人民法院发布的《最高人民法院关于民事诉讼证据的若干规定》是我国第一次以司法解释的形式规定医疗侵权适用"部分举证责任倒置"。它意味着患者提起对医院的侵权之诉只要证明自己受损害的事实和到医院就诊的事实即可，至于医疗行为的正当性、合法性和医务人员的主观过错及医疗行为和损害后果之间的因果关系则需要医疗机构证明。

（程荣锋）

第五节　医疗安全防范与处理

一、医疗安全的防范

1．树立强烈的医疗质量意识　在医院改革、各单位都比较重视经济效益的情况下，在重视经济效益的同时，也要强化质量意识。提高医疗质量和提高经济效益两者并不矛盾，只有医疗质量意识的提高，患者和员工的满意度增加，才可能创造更大的经济利益。有了质量才有数量，有了质量才可能真正地使纠纷发生率下降，这样可以节省更多的财力、精力去从事有效的管理。因此，要有效地防止医疗纠纷的发生，作为医院的管理层首先应该有正确的态度，明确的质量意识，把主要精力放在服务对象和医院内部员工的满意度上，要让每一个医务工作人员都树立强烈的医疗质量意识。

2. 建立严格的医疗质量监督体系 要有效的提高医疗质量、防范医疗纠纷，把质量意识落到实处，必须遵循严格的程序，通过贯彻制度，才能够真正的实现质量的提高。因此，在树立了强烈的医疗意识之后，应该要建立严格的、合理的程序和制度来保障医疗质量。现代医院已经摆脱了传统医疗行业个体行医的模式，医院成为一个庞大的、复杂的系统。每诊治一个患者的疾病，都需要启动全部的系统，如后勤保障、医技科室、各临床专业之间的相互配合，才能够完成一个患者的诊治过程。如果按照程序做了，一般来讲并不会出现什么问题。相反，如果不按照程序、简单从事，把本来要求的程序中途省略，凭经验或主观臆断，对病情作出盲目的诊断，就可能会出现问题。这就是按程序办事的重要性。

长期以来，在医疗实践中，已经形成了一整套的医疗规章制度，这些制度有些已经通过卫生行政部门或者立法部门，以法规的形式确定下来。这是减少医疗失误、预防事故、预防纠纷的重要保障。因此，医疗纠纷发生的原因虽然非常复杂，但是只要每一个医务人员都能够按照程序和制度办事，一般不会出现问题。即使在特殊情况下出现问题，也不会酿成纠纷或承担责任。

3. 医务人员要树立团结协作的工作作风 大量的实践证明，许多案件最初的起因并不在于患者本身，而是由于其他医务人员言语不慎、或故意的挑唆而发生的。这种现象既可以表现在一个医院内部科室之间不同的意见分歧，或语言不慎，又可以发生在不同医院医务人员当中。古人有云：医家慎言和戒毁同道。在现在医疗机构人员增加、成分复杂、分工精细，社会上各个医疗机构之间竞争激烈、医患矛盾突出的情况下，更应该强调医务人员自身的团结协作问题，否则将会因为医务人员自身的因素及不慎而招来更大的麻烦。这实际上就是医生人文素质方面的问题，这些问题虽然并非技术性的，但是它对技术有重要的影响和制约作用。作为一个单位，必须有统一的意志、统一的步伐，对是非标准有统一的认识、一致的道德标准，在与患者和家属的交流过程中，才能够不授人以柄，从而免于被动。

4. 加强责任心，强化医疗服务意识 作为一名医务人员要有高度的责任感，把患者当作亲人，要一切为患者着想，事事考虑周全，而不是将患者当做一个简单的治疗对象。要想患者所想、做患者所需，不断提高自身诊治技术水平和医疗服务质量，加强基本理论、基本知识、基本技能训练。强烈的工作责任心和良好的医疗技术都是避免医疗事故的重要因素。随着现代医学模式的转变，医务人员必须做好以下内容：

（1）树立以患者为中心的服务思想，强化医疗服务意识。

（2）及时服务，提高服务工作效率。

（3）注意服务态度、尊重患者。

（4）尊重患者的权利，尤其是患者的知情权和隐私权。

5. 提高病历书写质量，加强病案的管理　病历是医疗过程的真实记录，它具有法律上的重要意义，最高人民法院《关于民事诉讼证据的若干规定》明确指出：因为医疗行为引起的侵权诉讼，由医疗机构就医疗行为与损害结果之间不存在因果关系及不存在医疗过错承担举证责任。因此，病历就成为了医疗司法活动中医疗机构进行举证的重要证据。在实践工作中，医疗机构的工作人员要注意做好以下的工作。

（1）对重要病情变化要及时记录，用词准确、贴切。

（2）实施检查和治疗应及时记录，尤其是重患者，采取治疗手段后应严密观察、详细记录。

（3）手术前的讨论、会诊意见、术式选择、出现问题的处理，记录要详细、全面。

（4）对患者的术前谈话、操作前的交代、术后的预后交代、临床药物试验等特殊治疗的谈话应当详细记录。每一次对患者的重要谈话如交代病情、出院医嘱、特殊用药以及术中发现新情况需采取其他紧急措施等，一定让患者或其家属签字。患者家属拒绝签字的，要在病历中记录在案，并请医院工作人员以外的第二人在场作证。

二、医疗纠纷的处理

（一）处理的原则

医疗纠纷的本质是民事纠纷。因此，处理医疗纠纷的基本原则与处理其他民事纠纷一样应该遵循公平、公开、公正的原则。以保护患者和医疗机构及其医务人员的合法权益，维护医疗秩序，保障医疗安全，促进医学科学的发展作为处理医疗纠纷的指导思想。

医院管理者在面对医疗纠纷时一定不要躲避，不要一味推诿、企图用拖延的方式来解决问题。这样往往会导致医疗纠纷的升级，引发恶性的医疗纠纷暴力事件，给医院特别是医务人员造成更大的伤害。对此，《医疗事故处理条例》中明确了及时和便民的处理原则。近年来，一些医疗机构也在有针对性的设立专门的管理部门受理和处理患者的投诉，及时处理医疗纠纷，有效地维护了医患的合法权益。

（二）处理途径

《医疗事故处理条例》第 46 条规定"发生医疗事故的赔偿等民事责任争议，医患双方可以协商解决，不愿意协商解决或协商不成的，当事人可以向卫生行政部门申请调解，也可以直接向人民法院提出民事诉讼"。这明确了处理医疗事故的三种途径：协商解决、行政调解和司法诉讼。当事的双方可以根据实际情况、根据双方的意思、自由选择这三条途径。

法律对于民事纠纷的解决方式没有固定为某种方式，协商解决是解决民事纠纷的一个基本的途径，即使是采取行政调解和司法诉讼，也并不排斥协商解决。

（三）民事赔偿

关于医疗纠纷的民事赔偿问题，我们以法律诉讼来说明赔偿的内容和范围，以及计算的方法。

1. 医疗事故侵权行为引起的赔偿纠纷　在医疗服务过程中因过失致患者人身损害引起的赔偿纠纷，本质上属于民事侵权损害赔偿纠纷，原则上应当适用我国的《民法典》处理。为了妥善处理医疗事故纠纷，国务院于 2002 年 4 月 4 日公布了《医疗事故处理条例》。《医疗事故处理条例》属于行政法规，其法律位阶低于《民法典》；但由于《医疗事故处理条例》是专门处理医疗事故的行政法规，体现了国家对医疗事故处理及其损害赔偿的特殊立法政策，因此，人民法院处理医疗事故引起的人身损害赔偿纠纷时应当以《医疗事故处理条例》为依据。

按照《医疗事故处理条例》的规定，赔偿的内容和标准如下。

（1）医疗费 A：按照医疗事故对患者造成的人身损害进行治疗所发生的医疗费用计算，凭据支付，但不包括原发病医疗费用。结案后确实需要继续治疗的，按照基本医疗费用支付。

（2）误工费 B：患者有固定收入的，按照本人因误工减少的固定收入计算，对收入高于医疗事故发生地上一年度职工年平均工资 3 倍以上的，按照 3 倍计算；无固定收入的，按照医疗事故发生地上一年度职工年平均工资计算。

（3）住院伙食补助费 C：按照医疗事故发生地国家机关一般工作人员的出差伙食补助标准计算。

（4）陪护费 D：患者住院期间需要专人陪护的，按照医疗事故发生地上一年度职工年平均工资计算。

（5）残疾生活补助费 E：根据伤残等级，按照医疗事故发生地居民年平均生活费计算，自定残之月起最长赔偿 30 年；但是 60 周岁以上的，不超过 15 年；70 周岁以上的，不超过 5 年。

（6）残疾用具费 F：因残疾需要配置补偿功能器具的，凭医疗机构证明，按照普及型器具的费用计算。

（7）丧葬费 G：按照医疗事故发生地规定的丧葬费补助标准计算。

（8）被扶养人生活费 H：以死者生前或者残疾者丧失劳动能力前实际扶养且没有劳动能力的人为限，按照其户籍所在地或者居所地居民最低生活保障标准计算。对不满 16 周岁的，扶养到 16 周岁。对年满 16 周岁但无劳动能力的，扶养 20 年。但是，60 周岁以上的，不超过 15 年；70 周岁以上的，不超过 5 年。

（9）交通费 I：按照患者实际必需的交通费用计算，凭据支付。

（10）住宿费 J：按照医疗事故发生地国家机关一般工作人员的出差住宿补助标准计算，凭据支付。

（11）精神损害抚慰金 K：按照医疗事故发生地居民年平均生活费计算。造成患者死亡的，赔偿年限最长不超过 6 年；造成患者残疾的，赔偿年限最长不超过 3 年。

（12）参加医疗事故处理的患者近亲属所需交通费、误工费、住宿费 L：参照以上的规定计算，计算费用的人数不超过 2 人。

医疗事故的赔偿应当考虑：医疗事故等级、医疗过失行为在医疗事故损害后果中的责任程度和医疗事故损害后果与患者原有疾病状况之间的关系，确定具体赔偿数额。不属于医疗事故的，医疗机构不承担赔偿责任。

具体赔偿的金额＝Z×U

Z＝A＋B＋C＋D＋E＋F＋G＋H＋I＋J＋K＋L，没有该项目的记 0。

U 为责任程度，在司法实践中，通常完全责任为 100%，主要责任不低于 70%，，次要责任 30% ～ 50%，轻微责任不超过 30%。

2. 非医疗事故侵权行为或者医疗事故以外的其他原因引起的医疗赔偿纠纷　《医疗事故处理条例》是处理医疗事故的特别规定，其适用的范围仅限于医疗事故引起的人身损害赔偿纠纷。对因医疗事故以外的其他医疗行为引起的医疗纠纷，已经超出了作为处理医疗事故特别规定的《医疗事故处理条例》的调整范围。因此，对这类纠纷的处理，不能适用《医疗事故处理条例》的规定处理，而应当适用《民法典》的相关规定处理。

（程荣锋）

第七章 医院护理管理

第一节 概 述

一、护理管理学的概念

护理管理学是研究护理活动中的管理问题，是管理学理论、原理、原则、方法在护理管理活动中的具体应用。世界卫生组织（WHO）对护理的定义：护理管理是为了提高人们的健康水平，系统地利用护士的潜在能力和有关其他人员和设备、环境以及社会活动的过程。

二、护理管理的发展历史

1. 国外护理管理的发展

护理管理随着护理学的产生而产生，随着护理学的发展而发展。在南丁格尔创立现代护理学的同时，护理管理思想开始萌芽。南丁格尔对护理管理的主要贡献表现在以下几个方面。

（1）建立管理制度、确立护理组织机构：南丁格尔提出护理管理要采用系统化的管理思想，医院必须制定相应的政策，使护理人员担负起护理患者的责任。在护理组织结构的设立上，医院必须设立护理部并有护理部主任来管理护理工作。

（2）提出并设立了医院设备及环境方面的管理要求：护理人员应重视改善病房

环境，使患者有一个舒适的康复环境。同时还应研究、寻找如何节省人力及物力资源的方法。

（3）努力提高护理工作效率及护理素质：要求护理人员做好患者的护理记录，及时认真地对患者护理情况进行统计。强调护理人员除了照顾患者的身体之外，必须重视患者的心理问题。

（4）注重护理人员的训练及资历要求：护理人员必须经过专门的培训，护理管理人员必须接受管理训练。

2. 我国护理管理的发展　我国护理的诞生和发展是跟随国际护理管理的发展而发展的。

（1）形成了护理管理学科体系：20世纪70年代以来，在管理学理论的引导下，我国护理管理者开始探索创立适合我国国情的护理管理体系。

（2）加强了护理教育及护士资格认证管理：随着高等教育的快速发展，护理管理人员的知识结构发生明显变化，形成了大专、本科、硕士、博士的人才梯队。同时，护理管理人员必须实行上岗培训制度。

（3）引入新型护理管理模式：20世纪90年代开始，在总结责任制护理的基础上，引入了新型的整体护理观念。

（4）护理质量管理进一步改善：医院实行了全面质量管理，如建立了三级医院的护理质量标准，引进了ISO9000国际质量认证体系，这些措施使护理质量得到了稳步提高。

（5）计算机技术的应用与开发：目前，计算机在医院护理管理中得到了普遍应用，如护理质量管理标准系统、护理部信息管理系统、病区护理信息管理系统等，这些系统的开发与应用，促进了护理管理手段的现代化。

三、护理管理的任务

护理管理是卫生事业管理的重要组成部分。它的任务是研究护理工作的特点，找出其规律性，对护理工作的诸多要素（人员、技术、信息等）进行科学的计划、组织、控制和协调，以提高护理工作的效率和效果，提高护理工作质量。所以护理管理的任务是：①研究护理工作的特点及规律的管理过程；②为人们提供最优质的护理服务。

我国的护理管理经过了几十年的磨炼，已取得一定成就，但距离国际先进管理水平仍有很大差距。目前我国护理管理面临的任务仍然很艰巨。今后应进一步加快步伐，加强护理管理科学研究，并将研究成果推广，应用到卫生改革和医院改革的实践中。主要研究方向可考虑：①我国卫生改革的发展形势和护理管理现有的环境特点；②护理管理的实践中的成功经验和存在的问题；③结合我国实际，护理管理发展战略和策略；④研究并借鉴国外先进的护理管理理论、经验和方法；⑤发展和完善具有中国特色的护理管理学科。

四、护理管理学的研究对象

1. 护理组织结构　医院护理如果缺乏良好的组织结构，其内部效能就不可能充分发挥出来，组织目标就难以实现。

2. 护理人力资源的管理　内容包括：①加快护理高级管理人才的培养；②开拓护理人才市场；③形成人才竞争机制；④创建学习型护理组织等。

3. 护理设施、设备、物资的管理　护理管理者应研究如何保证护理设备、设施、物品的完好性、随时可用性、使用有效性和提高它们的使用寿命，以保证护理安全。

4. 护理的自然、社会环境的创建和维护　医院护理环境关系到患者生命的救治。在实施救治的过程中，如何使医院的护理环境能够保证救治过程的安全、高效，是护理管理者需要认真研究的问题。

5. 护理服务的安全性　随着各种护理新技术的广泛应用，护理风险产生的几率大大增加。如何降低风险，保证护理安全是广大护理管理者高度关注的课题。

6. 护理服务的有效性　指护理人员在具体的护理活动操作中，所提供的专业服务的效果。

7. 服务对象对护理服务的满意度　如何最大限度地满足服务对象的需求，提供满意的服务，同时建立可行的质量评价体系，是目标各医疗机构护理管理部门的热门研究课题。

8. 护理教学的管理　临床带教老师的遴选，教学计划的制定、实施、评价是护理教学管理的重要的内容。

9. 护理服务成本核算　护理成本核算是制定合理护理服务价格，衡量护理服务效益和合理配置人力资源的基础，是降低医疗护理成本的前提。

10. 护理经济研究　护理经济研究与管理实践的内容包括：①多元化的护理需

求；②多层次的护理市场开发；③系统化的护理成本核算；④制度化的护理保险形式；⑤综合化的护理价值评价；⑥企业化的护理经营模式。

11. 护理相关法律、法规的研究　护理管理者应在实践中不断总结研究，为政府制定相关法律、法规提出建议和意见，以保护和约束护患双方的权利和责任。

12. 护理管理的网络化研究　护理管理人员应同网络人员合作，共同开发护理管理软件，改善管理方法，以提高管理效率。

（厉玉杰）

第二节　护理组织管理

护理组织的体制结构与高效运行是护理管理能有效、充分发挥效能的基本保证。护理组织包括护理组织目标、机构设置、人员配置、组织制度、权责划分等方面的内容。

一、护理管理体制

（一）我国护理行政管理体制

护理行政管理体制是指国家为行使卫生行政管理职权，在卫生行政管理部门设置的组织机构及其管理模式。

由于受护理工作从属于医疗的传统观念影响，我国的护理管理一直未形成独立的体制。为切实改善护理工作的管理状况，适应医院现代化发展的要求，1986 年召开的全国首届护理工作会议，提出《关于加强护理工作领导，理顺管理体制的意见》，要求大医院设护理副院长。国家公布的医院工作人员职责中也明确规定了护理部主任对各科护士长进行直接领导的体制，各科室主任对护士长是业务指导关系。这对逐步实现医院护理管理自成体系，建立独立的护理指挥系统，提高护理工作的地位与水平具有十分重要的意义。

目前，我国的卫生行政部门护理管理系统是：国务院卫生行政部门下设的医政司护理处，是主管护理工作的职能机构，负责为全国城乡医疗机构制定有关护理工作的政策法规、人员编制、规划、管理条例、工作制度、职责和技术质量标准等；配合教育人事部门对护理教育、人事等进行管理；并通过"护理中心"进行护理质量控制、技术指导、专业骨干培训和国际合作交流。

各省、自治区、直辖市政府卫生行政部门下设的医政处以及地（市）、自治州政府卫生局下设的医政科，普遍配备了一名主管护师（或主管护师以上技术职称）全面负责本地区的护理管理，有的配备了助手。部分县（市）卫生行政部门也配备了专职护理干部。此外，省级卫生行政部门均有一名副职分管医疗和护理工作，对加强护理管理发挥了重要作用。

各省、自治区、直辖市及其下属各级卫生行政部门的护理管理机构与人员的职责任务是：在各级主管护理工作的厅、局领导的领导下，根据上级的精神和实际情况，负责制定本地区护理工作的具体方针、政策、法规和技术标准；提出发展规划和工作计划，并检查执行情况，组织经验交流；负责听取护理工作汇报，研究解决存在的问题；并与护理学会的各分会互相配合，共同做好工作。

（二）医院护理管理体制

改革开放以前，医院护理管理是从属于医务管理的，护理管理部门也是附属于医务部（处），没有独立的完整的护理管理体制。改革开放以来，我国医院护理管理体制在总结新中国成立以来护理管理经验的基础上借鉴国外医院管理的先进经验，从医院工作的实际出发，护理部从医务部独立出来，逐步建立起了相对独立的护理管理体制。我国现行的医院护理管理体制有以下几种基本制度和形式。

1. 医院护理管理实行院长领导下的护理部主任负责制　1986 年颁布的《关于加强护理工作领导理顺管理体制的意见》中规定，必须建立健全与三级医院功能、任务和规模相适应的护理管理体系。这一规定确定了护理管理体制的独立的地位，并且明确了医院护理工作实行院长领导下的护理部主任负责制的管理体制。从目前实际执行的情况来看有两种情形：一是医院设专职护理副院长和护理部，实行护理工作的垂直管理；二是在医疗副院长领导下，设护理部，由护理部负责医院护理管理。

护理部是医院护理管理的职能部门，是医院领导的参谋和助手，负责护理临床、护理科研、护理教学的组织管理工作。其基本职能和任务是：

（1）负责医院护理工作计划的制订、实施、监督和总结验收。

（2）制定护理工作的制度、规范和标准，并组织贯彻执行。

（3）合理地调配护理人员，配置护理资源，考核护理质量，管理聘任护士长，负责护理人员考核、奖惩。

（4）组织护理业务技术培训，不断提高护理技术水平。

（5）开展护理科学研究，抓好护理技术建设和护理新技术的引进和开发。

（6）抓好护理临床管理和病区管理。

2. 医院护理管理实行"二级"或"三级"责任制　为了保证护理管理工作有序正常进行，医院应当根据其任务和规模，实行护理部主任、科护士长、护士长三级管理或者护理部主任（总护士长）、护士长二级管理。一般来说，100张以上床位或两个护理单元以上的大科，以及任务繁重的手术室、急诊科、门诊部应设科护士长；床位不满300张、规模较小的医院，不设护理部主任，只设总护士长，实行二级管理。

3. 医院病房护理管理实行护士长负责制　医院病房护理管理实行护士长负责制。护士长是病房护理工作的组织者和领导者，全面负责病房的护理管理工作。护士长对病房护理管理具有以下职责。

（1）在护理部主任及科护士长的领导下，在科主任的业务指导下，负责病房护理工作的行政管理和业务技术管理。

（2）负责组织制定病房护理工作计划，组织实施，督促检查，及时总结经验，不断提高护理质量。

（3）教育护理人员树立现代护理观，为患者提供生理、心理、社会、文化全方位的护理服务。

（4）负责本病房护理质量管理。

（5）参与并指导各项护理工作，对复杂的护理技术操作和危重、大手术及抢救患者的护理，应亲自参与并进行现场指导。

（6）监督护理人员严格执行各项规章制度和技术操作规程，严防差错事故，定期组织差错事故分析讨论。

（7）随同科室主任查房，参加科内会诊及大手术或新开展的手术、疑难病例、死亡病例等的讨论。

（8）组织本病区护理查房、教学查房和护理会诊。

（9）根据患者的需要科学合理安排本科室护理人员的分工和排班。

（10）有计划对本科室护士进行培训及考核，不断提高护士业务水平及工作能力。

（11）负责实习生、进修人员的管理工作，并指定有经验、有教学能力的护师以上人员临床带教工作。

（12）积极开展新业务、新技术及护理科研工作。

（13）定期召开患者座谈会，征求患者意见，对存在的问题提出改进措施。

二、护理人员的配备

1. 护理人员配备的原则　护理人员的配备应该坚持以下基本原则：①满足患者护理需要原则；②精干效率，合理结构原则；③动态调整，优化组合原则；④责、权、利相统一原则。

2. 护理人员配备依据　护理人员配备的基本依据是护理工作量。按照护理工作量来确定配备护理人员的数量是国际上通常采用的依据和方法，据此来配备护理人员，既能满足患者对护理的需求，又能确保护理人员配备经济、效率。当然，到医院就治的患者以及病情种类和程度是变化不定的，对护理工作量计算和把握也是十分复杂和困难的。虽然，国外学者研究许多计算护理工作量的理论和方法，离实用仍有差距，但依据护理工作量的大小配备护理人员的理念是我们必须重视和坚持的。

3. 护理人员配备标准　我国医院在护理人员配备上，并没有严格按照护理工作量来配备护理人员，一般是以 1978 年颁布的《综合医院组织编制原则（试行草案）》为标准进行的。城市综合医院、医学院校的综合性附属医院和县医院的护理人员配备标准是：

（1）病房护理人员配备标准：目前我国医院护理人员的编配数仍然是以 1978 年颁布的《综合医院组织编制原则（试行草案）》为依据编配的，与护理工作的实际需要极不适应。医院护理人力占医院总人力的 30% ~ 60%，合理配备护理人力是医院护理管理十分重要的内容，也是组织有效护理的保证。国内有不少护理专家对护理人力的问题进行了研究，如张惠霞等 1995 年现场调查临床科室 1 年来 13 628 例住院患者 77 项护理内容的服务所需时间，按一日普通直接护理、特殊直接护理、间接护理和不同护理级别作出了统计分析和科学计算，提出应对《综合医院组织编制原则（试行草案）》中规定床位与护士比例由 1：0.4 改为 1：0.6，并建议在综合医院建立招聘护士和配备护工制度。如何合理制定护理人员编制方案，需要医院护理行政管理者进一步参与研究。

（2）病房以外的科室护理人员配备标准：①门诊护理人员与门诊医师之比为1∶2，也可按100门诊人次配备1名护士；②急诊室护理人员与医院总床位之比为（1～1.5）∶100；③婴儿室护理人员与病床之比为1∶（3～6）；④供应室护理人员与病床之比为（2～2.5）∶100；⑤手术室护理人员与手术台之比为（2～3）∶1；⑥助产士与妇产科病床之比为1∶（8～10）。同时以上各单位每5名护理人员应增加替班1名。

（3）护理管理机构人员及领导配备标准：300张床位以上的医院应逐步设专职的护理副院长，并兼护理部主任，另设副主任2～3人，助理员（干事）若干人；300张床位以下但医、教、研任务繁重的医院，护理部设主任1人，副主任1～2人，助理员（干事）若干人；其他300张床位以下的县和县以上医院，设总护士长1名，助理员（干事）若干人。护理部主任应具有较强护理水平和管理能力，具有副主任护师以上技术职务。原则上应在精通护理专业理论和技术、有丰富的护理管理经验、德才兼备、年富力强的科护士长或护士长中选拔。科护士长应具有主管护师以上技术职务，应在具有丰富的专科护理理论和技术、有一定教学和组织管理能力的护士长中选拔。

三、护理规章制度

（一）护理规章制度及其特点

护理规章制度是指护理活动及其管理工作所应遵守的各种规范的总称。它包括护理管理规范、护理技术规范、护理质量规范等方面的法律、法规、章程、规则等规定。

护理规章制度具有规范性、强制性、科学性的特点。护理规章制度对护理及其护理管理的程序、方法、手段、要求、标准等方面都进行了全面、具体的规定，这些规范是确保护理工作正常有序进行的基础。只有严格按照护理规章制度的各项规定办事，才能保障护理工作规范有序的开展。护理规章制度是用法律、法规、规章、规则、制度等规范性文件的形式表现出来的，它对于护理人员和护理管理者来说，是具有强制性的，每个护理人员及其管理者都必须要认真遵守。如果违反这些规章制度，则要承担相应的法律和纪律责任护理规章制度是护理工作实践经验的总结与提炼，它反映了护理工作的规律和特点，并经过严格的程序，按照科学原理经过充分论证而制定出来的，它具有很强的科学性和实用性。

（二）护理规章制度的内容

护理工作是一项十分复杂而且技术性非常强的工作，护理规章制度的内容也十分庞杂和复杂。护理规章制度按照其效力层次来分，可以分为国家立法机关制定的有医疗和护理方面的法律法规、卫生部及各级卫生主管部门制定的有关医院工作和护理工作方面的规章、医院内部制定的有护理工作的各种制度规范；护理规章制度按照其内容来分，可以分为护理行政管理方面的规章制度、护理技术管理方面的规章制度、护理科学研究方面的规章制度、护理教育方面的规章制度等。根据护理工作实际，最常用的护理规章制度主要有以下几个方面。

1. 值班、交接班制度　护士值班要坚守岗位，交接班要对财产物品查点登记，对患者的病情等情况要交接清楚。

2. 查对制度　包括病房查对制度、手术室查对制度和供应室查对制度。

3. 医嘱制度　护士转抄和整理医嘱必须准确及时，并做好签名。护士一般不执行口头医嘱。在抢救患者时，护士应复述口头医嘱认准后方可执行，并尽快让医生补记医嘱。

4. 住院患者住院管理制度　患者应自觉遵守公共道德，遵守医院的作息时间，不经医务人员同意不得离开医院，不得翻阅医疗文书及资料。

5. 分级护理制度　包括特别护理、一级护理、二级护理和三级护理。

6. 病区管理制度　保持病区安静、整齐、美观、舒适。

7. 护理差错、事故登记报告制度　各护理单元均应建立差错事故登记本，一般差错应在1周内上报护理部，严重差错在24小时内报告护理部。并对差错发生的原因进行讨论，提出整改意见和措施。

（三）护理规章制度的制定和实施

1. 护理规章制度的制定　医院护理管理规章制定是医院护理管理者的重要职责，也是护理管理的重要方式和内容。医院护理管理者必须要根据国家法律法规和卫生部门的规章的规定，在总结护理实践经验的基础上，借鉴其他医院护理管理制度规范，结合自己医院护理管理的实际，制定完善的护理管理规章制度。在制定护理管理规章制度必须要坚持以下原则：①科学实用原则；②简明规范原则；③系统协调原则；

④相对稳定原则。

2. 护理规章制度的实施　再好的管理制度只有在实践中得以贯彻实施，才能发挥其效能；各项规章制度只有严格执行，才能保证护理工作有序规范。护理管理者必须要有执行制度重于制定制度的理念，要严把制度执行关。执行护理管理制度重点要把握以下几个环节：①制度的宣传学习；②严格按照规章制度办事；③加强监督检查；④奖惩兑现。

（黄丽婷）

第三节　护理质量管理

一、概述

（一）护理质量的概念

护理质量管理是要求医院护理系统中各级护理人员层层负责，用现代科学管理方法建立完整的护理质量评价体系，通过质量策划、质量控制和质量改进实施有效的护理质量控制管理的过程。护理质量管理是医院质量管理的重要组成部分和护理管理工作的核心，是衡量护理领导管理水平、护理人员素质、护理业务技术和工作效果的重要标志。

ISO 把服务单位分为三种类型：①产品销售服务，直接出售产品；②餐馆型服务，产品加工和服务相结合；③法律顾问型服务，是单一的服务。这三种类型，都穿插在护理工作中。供应室供应的物质产品、病房环境、门诊的就诊条件等类似第一种服务。护士打针、送药及基础护理操作，类似第二种服务。心理护理、健康教育计划等类似第三种服务。区分三种服务的意义在于：有产品的，不要只看到产品，同时要看到服务；没有产品的，服务本身就是产品。

护理质量管理的目的旨在使护理人员思想职业道德规范、业务素质行为活动各方面都符合质量的客观要求和患者的合理需求。通过质量控制可以阻断和改变某些不良现象，使其始终能处于对工作、对患者有利的良好的符合质量标准要求的状态，用最佳的参数、最短的时间、最好的技术、最低的成本，达到最优化的治疗护理效果，促进患者早日康复。

（二）护理质量管理的意义

1. 护理质量管理是护理工作必不可少的重要保证　质量是医院的生命，质量保证是护理工作开展的前提，因为护理服务的对象是患者，护理工作质量的优劣直接关系到患者生命的安危。所以，护理工作必须保证质量。救死扶伤、实行革命的人道主义、全心全意为人民服务的宗旨就具体体现在质量管理工作中。

2. 提高护理工作质量是护理管理的核心问题　在整个医疗系统中，护理工作是一个重要的组成部分，它不仅占有很大的人员比例，而且涉及整个医疗工作的各个环节，护理质量是医疗质量的组成部分，良好的护理质量是取得良好的医疗效果的重要保证。通过实施质量管理、质量控制，可以有效地保证和提高护理质量。

3. 建立质量管理体系是现代化护理管理的重要标志　随着现代医学科学的发展，护理工作现代化也势在必行，现代医学模式要求护理工作能提供全面的、整体的、高质量的护理，以满足患者身心各方面的需求，这就不仅要求护理人员要掌握大量的知识，提高水平，而且要有现代化的质量管理手段，所以，护理质量管理不仅对现实开展护理工作具有重要意义，而且对于促进护理学科的发展和提高护理人员的素质也具有深远意义。

（三）护理质量管理基本任务

1. 建立质量管理体系　为了使护理服务过程中影响护理质量的各要素均处于受控状态，保证为患者提供的护理服务是安全高效的，必须建立起完善的护理质量管理体系，明确每个护理人员在质量管理中的具体任务、职责和权限。

2. 进行质量教育　护理管理者应加强质量教育，不断提高护理人员的质量意识，使护理人员认识到自己在保证护理质量中的责任，了解护理质量对于社会和医院的作用，自觉运用质量管理的方法和技术，不断提高护理服务水平，满足患者的需要。

3. 制定护理质量标准　护理质量标准既是护理质量管理的基础，也是规范护士行为的依据。标准的制定一定要符合科学性并结合实际，以保证护理服务质量和满足患者需求为目的。

4. 进行全面质量控制　在护理质量管理过程中，应对所有可能影响质量的因素加以控制，收集相关资料，进行统计分析，建立质量可追溯机制，当质量出现偏差或发生质量缺陷时追查原因并积极整改。

5. 持续改进护理质量　持续质量改进是质量管理的灵魂。护理管理者要不断地根据现有的标准去发现问题、修正问题，提升质量，然后再提出新的或更高的标准。

二、护理质量管理标准

护理服务质量标准是指为实现护理质量标准化的目的，将有关标准按其内在联系形成的有机整体。护理服务质量标准体系的建立是为了实现护理质量的标准化管理，把各部门分散的护理标准分类组合成一个完整的标准体系，在各部门之间建立起相互联系、相互依赖、相互制约、相互补充的科学指标体系。

（一）医院护理服务质量标准体系

医院护理服务质量标准体系通常包括以下两类。

1. 护理技术标准体系　护理技术标准体系是对护理技术活动中需要协调统一的技术所制定标准的聚合，是作业标准，是实际护理技术操作的程序和质量要求。

2. 护理管理标准体系　护理管理标准体系是为了科学管理和协调医院的护理工作而制定的各项管理标准的聚合。护理管理标准主要包括以下几个。

（1）人员管理标准：包括人员配置、选用、职业道德及服务质量标准等。

（2）工作标准：包括各级护理人员的职责、权限、质量要求、考核等。

（3）物资、设备管理标准：包括病区环境管理标准，药品、器材管理标准等。

（二）护理质量标准的制定

1. 调查研究、收集资料　调查内容包括国内外有关资料、标准化对象的历史和现状；相关的科研成果、实践经验和技术数据的统计资料以及有关方面的意见和要求等。调查结束后，应进行认真的归纳、分析和总结，编制出切实可行的工作方案。

2. 拟定标准并进行验证　在调查的基础上，对各种资料、数据进行统计分析和全面综合研究，然后拟定标准的初稿。初稿形成后，应送交相关单位。人员征求意见，并经组织讨论后形成文件。

3. 审定、公布、实行　对拟定的标准进行审批，需根据不同标准的类别经有关机构审批通过后在一定范围内实行。

4. 标准的修订、补充　标准的修订，一是侧重于对原标准不足部分的修订；二是侧重于对新近科学技术的跟踪补充。

（三）护理质量标准的实施

护理质量标准的实施应遵循以下程序。

1. 计划　护理质量标准制定好后，应根据医院实际情况制定出实施标准的工作计划，主要内容包括贯彻标准的方式、内容、步骤、负责人、起止时间、达到的要求和目标等。

2. 准备

（1）建立机构，明确职责。

（2）宣传讲解，使全体护理人员明确标准的内容、意义、方法和步骤等。

（3）认真做好技术准备，如人员培训、护理仪器设备的配置等。

（4）充分的物质准备，如医疗护理环境和工作条件改善等。

3. 实施　标准一经实施，护理管理者就要组织本单位全体护理人员贯彻执行。在执行过程中，可针对标准中一些原则规定和缺少的内容，结合本单位的实际制定补充规定。

4. 检查　加强监督检查是为了使标准在工作中能有效实施。通过检查，找出标准中存在的问题，采取相应的纠偏措施，如此反复就可以促进标准的全面贯彻。

5. 总结　包括技术上和贯彻方法上的总结及各种文件、资料的归类，整理，立卷归档工作。

三、护理质量管理模式

护理质量管理常用的模式有 PDCA 循环、临床路径、六西格玛管理、JCI 认证、质量管理圈活动和五常法等。PDCA 循环是护理质量管理最基本的模式之一，而临床路径和五常法也在临床广泛应用。

（一）PDCA 循环管理

1. PDCA 循环概述　PDCA 循环是由美国质量管理专家爱德华·戴明提出的，又称"戴明环"。PDCA 循环由 P 计划、D 执行、C 检查、A 处理四个阶段组成。PDCA 循环的过程就是发现问题解决问题的过程。它是全面质量管理所应遵循的科学程序，在质量管理中得到广泛应用。

2. PDCA 循环步骤　每一次 PDCA 循环都要经过四个阶段、八个步骤。

（1）计划阶段：包括制定质量方针、目标、措施和管理项目等计划活动。这一阶段分为四个步骤：①调查分析质量现状，找出存在的问题；②分析调查产生质量问题的原因；③找出影响质量的主要因素；④针对主要原因，拟定对策、计划和措施。

（2）执行阶段：是管理循环的第五个步骤。它是按照拟定的质量目标、计划、措施具体组织实施和执行。

（3）检查阶段：是管理循环的第六个步骤。它是把执行结果与预定目标进行对比，检查计划目标的执行情况。在此阶段，应对每一项阶段性实施结果进行全面检查，注意发现新问题、总结经验、分析失败原因，以指导下一阶段的工作。

（4）处理阶段：包括管理循环的第七、八两个步骤。第七步为总结经验教训，将成功的经验形成标准，将失败的教训进行总结和整理，记录在案，以防再次发生类似事件。第八步是将不成功和遗留的问题转入下一循环中去解决。

3. PDCA 循环特点

（1）大环套小环，互相促进：整个医院是一个大的 PDCA 循环，护理部是其中一个中心 PDCA 循环，各护理单位如病区、门诊、急诊室、手术室等又是小的 PDCA 循环。大环套小环，直至把任务落实到每一个人；反过来小环保大环，从而推动质量管理不断提高。

（2）阶梯式运行，每转动一周就提高一步：PDCA 四个阶段周而复始地运转，每循环一圈就要使质量水平和管理水平提高一步，呈阶梯式上升。PDCA 循环的关键在于"处理阶段"，就是总结经验，肯定成绩，纠正失误，找出差距，避免在下一循环中重复错误。

（3）在 PDCA 循环中，A 是一个循环的关键：因为处理阶段就是解决存在问题、总结经验和吸取教训的阶段。该阶段的重点又在于修订标准。

（二）临床路径

1. 临床路径概念（CP）　临床路径是一组人员共同针对某一病种的治疗、护理、康复、检测等所制定的一个最适当的，能够被大部分患者所接受的照护计划。临床路径最早开展于 20 世纪 80 年代的美国。

2. 临床路径的实施　临床路径应由从事临床工作的医师、护士和管理人员组成的专家小组制定，主要采用流程图描述各个临床工作流程：①确定各个临床工作过程的合理时间，尽量缩短各个工作流程时间；②明确划分医务人员的责任和权限；③尽量减少不同医务人员之间的诊疗差异；④减少不必要的实验室诊断和流程；⑤降低医疗成本和其他服务、管理成本，提高医疗服务质量。

临床路径的制定可以依靠国内有经验的专家，也可依靠医院自己的力量。制定临床路径一定要有客观基础，可以分析参考医院的病历以及国家或本专业有关的诊疗标准或临床规范。在实施临床路径过程中，应及时评价，发现问题及时调整。

3. 临床路径的作用

（1）临床路径可以提高工作效率，降低平均住院日：临床路径通过明确医疗职责，规范临床工作程序，明确了患者检查、治疗的时间安排，避免了可引起拖延、脱节的环节，有效地提高了工作效率，降低了患者的平均住院日。

（2）提高医疗护理质量，减少医疗差错发生：由于临床路径是医疗专家共同讨论研究制定的，它使医护人员在工作中有章可循，避免了医护人员个人在工作中的随意性，有助于提高医疗护理质量。

（3）降低医疗成本：实施临床路径，规范了医疗行为，减少了医疗服务的随意性，减少了浪费，降低了医疗成本。

（三）六西格玛管理

1. 六西格玛管理概述　六西格玛（6σ）概念于 1986 年由摩托罗拉公司的比尔·史密斯提出。西格玛（Σ，σ）是希腊字母，这是统计学里的一个单位，表示与平均值的标准偏差，旨在生产过程中降低产品及流程的缺陷次数，防止产品变异，提升品质。西格玛值越大，缺陷或错误就越少。六西格玛是一个目标，这个质量水平意味的是在所有的过程和结果中，99.999 66% 是无缺陷的，也就是说做 100 万件事情，其中只有 3.4 件是有缺陷的。

六西格玛管理是一种统计评估法，通过"测量"一个过程有多少缺陷，系统地分析出怎样消除它们和尽可能的接近"零缺陷"。六西格玛管理认为，没有测量就没有管理，量出"缺陷"是改进"缺陷"的前提。从质量、成本、周期、顾客满意等方面测量出过程的缺陷，围绕这些缺陷开展质量改进活动，经营绩效就会增长。近几年来，该管理模式在医院领域得到很好的尝试与应用。

2. 六西格玛管理步骤　六西格玛管理的魅力不仅在于它强调了测量对于管理的意义，还在于它提出了一套科学严谨的用以支持过程绩效改进的方法论，其中被广泛认同并使用的是用于对现有过程进行改进的 DMAIC 方法，以及对新产品和新业务过程进行开发设计的 DFSS 方法。DMAIC 方法是由定义、测量、分析、改进和控制五个阶段构成的过程改进方法，也被称为过程改进五步法。DMAIC 方法将过程改进分为上述五个阶段，每个阶段都有特定的工作和要求。

（1）定义阶段：六西格玛管理从患者的需求出发，通过头脑风暴法、树图等常用工具和技术找到护理工作中存在的问题，确定质量关键点，为护理质量的改进寻找一个可实现的目标。

（2）测量阶段：根据六西格玛管理方法，护理工作人员先详细了解患者重视什么，期望什么，再根据患者需求制定不同类型的患者需求调查表，进行测量，收集数据。

（3）分析阶段：利用统计学方法对数据进行分析，找出有统计学意义并影响患者满意度的关键因素，提出解决的方案，最后选择可操作性最优的方案。

（4）改进阶段：根据调查和分析的结果，六西格玛管理利用最优方案，根据流程服务的标准，改进标准，同时收集反馈信息和建议，使护理改进工作做得更加平稳、更安全、更有效，更加满足患者的需要。

（5）控制阶段：六西格玛管理在实施改进的基础上，制定控制措施，进行二次数据收集，并对比分析，看护理质量是否有提高。

3. 六西格玛管理特点　六西格玛管理是以顾客为关注焦点的管理理念。通过提高顾客满意度和降低资源成本促使组织的业绩提升；注重数据和事实，使管理成为一种真正意义上基于数字上的科学；以项目为驱动力，强调骨干队伍的建设，实现对产品和流程的突破性质量改进。

（四）JCI 认证

1. JCI 认证的概念　JCI 是联合委员会国际部的简称，创建于 1998 年，是美国医疗机构认证联合委员会的国际部,也是世界卫生组织(WHO)认可的全球评估医院质量的权威评审机构。JCI认证是一种医院质量管理和改进的有效手段,属于国际医院质量评审方法。

2. JCI标准的特点　JCI标准最大的特点是以满足服务对象的全方位合理需求作为主要的依据,其理念是最大限度地实现医疗服务"以患者为中心",并建立相应的政策、制度和流程,以鼓励持续不断地质量改进,规范医院管理,为患者提供周到、优质的服务。2005年引入第二版JCI标准,结合我国通过JCI认证医院的成功经验,以"医院管理年"为契机颁布的《医院管理评价指南(试行)》,成为医院评审标准的雏形。2011年颁布的《三级综合医院评审标准(2011年版)》的特点是:突出以患者的需求为导向,更加关注患者就医的感受,以"质量、安全、服务、管理、绩效"为重点,监测指标是以过程(核心)质量与结果质量指标并重的模式展现。

3. JCI认证的意义　JCI标准的管理模式强调以患者为中心,它的意义不仅是提供一套医院服务质量标准,更是协助医院进行科学管理的工具。只要医院按照标准进行管理和持续改进,医院的各项工作都会得到提升。医疗机构必须建立连续监测患者安全的系统,以构建零风险的就医环境为最终目标。根据JCI提供的方法,以满足患者安全需求为出发点,建立患者安全监测指标及意外事件报告程序,对医疗服务细节的安全进行评估,可有效地防止不良事件的发生。

(五)ISO9000系列标准

"ISO"是国际标准化组织的缩写,是非政府性的各国标准化团体组成的世界性联合会,下设许多专业技术委员会,负责起草标准。其标准是在总结世界发达国家先进质量管理和质量保证经验的基础上编制发布的一套实用而有效的管理标准。

"ISO9000系列标准"是指由国际标准化组织中的质量管理和质量保证技术委员会(简写为ISO/TC 176)制定并发布的所有标准,"9000"是标准的编号。

ISO9000系列标准提供的是一种标准化的质量管理制度,可以为护理质量管理提供目标,明确划分为质量职能、人员培训、仪器设备质量、护理服务质量、质量监控、预防护理缺陷、质量评价、质量改进与奖惩、质量文件与记录10个方面的管理标准。

我国政府十分重视ISO9000系列标准,1988年宣布等效采用,1992年改为等同采用,并发布了GB/T 19000《质量管理和质量保证》国家标准。先后成立了"国家质量管理和质量保证标准化技术委员会"和"中国质量体系认证机构国家认可委员会"

等机构。

为了加强医院的质量管理，国内一些医院引进 ISO9000 系列标准并通过认证，用以证明医院符合国际标准，具有稳定地提供满足患者要求和适用法律法规要求的医疗服务的能力。ISO9000 系列标准的导入与建立首先可以为护理质量管理提供标准化、规范化的基础平台，其次将法律、法规和制度转化为体系约束条件，使护理工作中诸环节始终处于受控状态，再次可以从系统的角度优化整体护理工作，最后 ISO9000 系列标准属于第三方评审认证，可以提供从不同角度提供客观、科学的评价与指导。

四、护理质量评价

护理质量的评价是护理质量管理的重要手段，贯穿于护理过程的始终。通过护理质量评价可以了解护理工作质量、工作效率和人员情况，为以后的管理提供信息和依据，寻求持续质量改进的机会，从而不断提高护理质量。

（一）护理质量评价方法

1. 以要素质量为导向的评价　以要素质量为导向的评价是以构成护理服务要素质量基本内容的各个方面为导向所进行的评价。这些基本内容包括：与护理活动相关的组织结构、物质设施、资源和仪器设备及护理人员的素质等。具体表现如下。

（1）环境：病房结构布局是否合理，患者所处环境是否安全、舒适、整洁。

（2）护理人员工作安排：人员素质和业务技术水平是否合乎标准，选择的护理工作方法是否恰当，管理者的组织协调是否合理等。

（3）仪器设备：与护理工作相关的仪器、设备的使用和维护，仪器设备是否处于正常的工作状态，包括药品、物品基数及保持情况。

（4）患者：护士是否掌握患者的病情，护理计划和措施是否有效，患者的健康是否得到全方位的照顾。

（5）护理文书：护理文书是否完整，医院规章制度是否落实，后勤保障工作是否到位等。

以要素质量为导向的评价方法有现场检查和考核、问卷调查、查阅资料等。

2. 以流程优化为导向的评价　护理流程优化是对现有工作流程的梳理、完善和改进的一项策略，不仅仅要求护理人员做正确的事，还包括如何正确地做这些事。医院护理单元通过不断发展、完善、优化流程以提高护理质量。以流程优化为导向的评价是指以护理流程的设计、实施和改进为导向对护理质量进行评价。具体表现如下。

（1）护理管理方面：护理人员配置是否可以发挥最大价值的护理工作效益，排班是否满足患者需求，是否有利于护理人员健康和护理工作的安全有效执行，护理操作流程是否简化且使得患者、护理人员、部门和医院均受益等。

（2）服务方面：接待患者是否热情，患者安置是否妥当及时，入院及出院介绍是否详细，住院过程中是否能做到主动沟通，有问必答等。

（3）技术方面：急救流程、操作流程、药品配置流程、健康教育流程等。

（4）成本方面：病房固定物资损耗情况、水电消耗、一次性物品等护理耗材使用情况等。

以护理流程优化为导向的评价方法主要为现场检查、考核和资料分析。包括定性的评价内容和各种用于定量分析的相关经济指标、护理管理过程评测指标及其指标值。

3. 以患者满意为导向的评价　将测评重点放在患者的满意方面，将监督、评价护理质量的权力直接交给患者，既维护了患者权益，又最大程度地实现了护理工作以满足患者需求为目的的服务宗旨。根据患者对护理服务的评价，给予分析、评估护理服务的效果，从而达到护理服务质量持续改进的目的。评价内容包括：护理人员医德医风、工作态度、服务态度、技术水平、护患沟通、满足患者生活需要、健康教育（即入院宣教、检查和手术前后宣教、疾病知识、药物知识宣教、出院指导）、病区环境管理、护士长管理水平等。以患者满意为导向的评价方法包括以下几个。

（1）与患者直接沟通：医院可以采取定期召开患者座谈会，设立患者信访室专人接待，开通患者热线电话等方式。

（2）问卷调查：可通过信函、传真、电子邮件、网上调查、现场发放调查表等形式进行。

（3）患者投诉：一般要求医院主动设立公开投诉热线电话，在重要场所设立投诉信箱。此外，还可以通过新闻媒体的报道，权威机构的调查结果，行业协会的调查结果等获取患者满意度信息。

（二）护理质量评价结果分析

护理质量评价的结果直接表现形式主要是各种数据，但数据尚不能直接用于对护理质量的判断，必须进行统计分析。护理质量评价结果分析方法较多，可根据收集数据的特性采用不同的方法进行分析。常用的方法有定性分析和定量分析两种。定性分析法包括调查表法、分层法、水平对比法、流程图法、亲和图法、头脑风暴法、因果分析图法、树图法和对策图法等。定量分析法包括排列图法、直方图法和散点图的相关分析等。

1. 因果图法　又称鱼骨图，是整理、分析影响质量（结果）的各种原因及各种原因之间的关系的一种工具。因果分析图运用系统分析方法，从结果出发，首先找出影响质量问题的大原因，然后再从大原因中找出中原因，再进一步找出影响质量的小原因……以此类推，步步深入，一直找到能够采取改进措施为止。

因果图的制作步骤如下。

（1）明确要解决的质量问题，用一条主干线指向结果。

（2）将影响质量的原因分类，先按大的方面分，然后由大到中、由中到小依次细分，一直到可以直接采取措施为止，并用箭头表示到图上。分析大原因时，应从人、设备、材料、方法、环境等方面考虑。

（3）为了醒目，对起到决定作用的因素画重线或标记。重要原因可采用排列图法、评分法来确定。

2. 排列图法　又称巴雷特图法或主次因素分析图法，经常被描述为80/20原则，意思是在很多情况下，80%的问题是由20%的原因引起的。它是定量找出影响质量的主要问题或因素的一种有效方法。1897年，意大利经济学家巴雷特通过这种方法分析社会财富的分布状况，发现绝大多数人都处于贫困状态，而少数人占有大部分社会财富，支配着整个社会经济发展动向，起着关键作用，即所谓的"关键的少数和次要的多数"关系。1951年，美国质量管理专家把它应用于质量管理。

按照累计百分数把影响质量的因素分为三类：0～80%的是A类，为主要因素；80%～90%是B类，为次要因素；90%～100%是C类，为一般因素。抓住主要因素，就可以集中力量加以解决，从而达到控制和提高产品质量的目的。

排列图的绘制步骤如下。

（1）确定所要调查的问题，收集相关数据。

（2）做排列图数据表，表中须列有质量不合格的项目类型、每个项目类型的频数、每个项目类型的累计频率。

（3）按每个项目类型的频数从大到小的顺序，将数据填入排列图数据表中，将频数很小的数据合并为"其他"项，将其列在最后，可以不考虑"其他"项的数据大小。

（4）画左、右两个纵轴和一个横轴：左边的纵轴标上频数刻度，最大刻度为总频数；右边纵轴标上累计频率刻度，最大刻度为100%；在横轴上按频数大小从大到小依次列出各项。

（5）在横轴上按频数大小画出直方柱。

（6）在每个直方柱右侧上方标上累计频率，并在图表上累计频率对应位置描点，用直线连接个点，画累计频率折线，也叫巴雷特曲线。

3. 流程图法　流程图法是通过图示的方法表示项目需要完成的事件的顺序并列出可能的环节。通常，用椭圆表示"开始"和"结束"，方框表示主要的行动，菱形表示做出"是"或"否"的选择。流程图适于计划简单直接的行动，缺点是没有时间指示，不适用于复杂的项目。建立医院工作流程图可以有效地帮助医院质量管理人员明确和优化服务流程，提高医院服务质量。

4. 控制图法　控制图法是一种对过程变异进行分析的图形工具，通过当前数据和由历史数据计算所得的控制限的比较，我们可以判定当前过程是否稳定，是否受到某个特定因素的干扰。它源自美国贝尔实验室休哈特提出的过程控制理论。

控制图理论认为存在两种变异，第一种变异是由偶然原因导致，假定为过程所固有；第二种变异则是特殊原因或者系统性原因导致，俗称异常原因，这种原因一般可查明，非过程固有，可以归结为原材料不均匀、工具破损、工艺或操作的问题等。

控制图由中心线（CL）、上控制线（VCL）和下控制线（LCL），以及按时间顺序抽取的样本统计量数值的描点序列（质量波动曲线）构成。DCL、CL 与 LCL 统称为控制线，DCL 和 LCL 一般用虚线表示，CL 用实线表示。图上横坐标是按时间顺序排列的样本组号，纵坐标表示需要控制的质量特性值。若控制图中的描点落在 DCL 与 LCL 之外或描点在 DCL 与 LCL 之间的排列不随机，则表明过程异常。控制图最大的优点，是在图中将所描绘的点与控制界限或规范界限相比较，从而能够直观地看到产品或服务的质量。

5. 甘特图法　又叫横道图，是一种时间计划表，表示计划的工作任务及其计划完成日期之间关系的条形图。甘特图内在思想简单，即以图示的方式通过活动列表和时间刻度形象地表示出任何特定项目的活动顺序与持续时间。一般在图表的横向标出时间，左边纵向标出任务，图中的线条表示在整个期间上计划和实际的活动完成情况。甘特图的优点是明确地表示出时间限制，能够将完成任务的实际进程和计划需要的时间进行对比，而且绘制十分简单。管理者由此可便利地弄清一项任务（项目）还剩下哪些工作要做，并可评估工作进度。缺点是不适合大而且复杂的项目。

（三）护理质量持续改进

持续质量改进（CQI）是组织进行质量改进的一种科学选择。自20世纪90年代引入以来一直受到国内医院管理者和护理人员的高度关注。2010年在全国开展的"优质护理服务示范工程"，明确强调了"完善临床护理质量管理，持续改进质量"的重点内容，其内涵应包括：①"以患者为中心"，为患者提供全过程的质量改进服务；②持续性是CQI的本质属性，要求医疗质量达到一个不断向上的持续循环过程；③全员参与，注重环节控制，达到整体医疗质量提升的目标。

护理质量改进包括寻找机会和对象，确定质量改进项目和方法，制定改进目标、质量计划、质量改进措施，实施改进活动，检查改进效果，不断总结提高。

护理质量改进机会包括以下两方面：

（1）出现护理质量问题后的改进，应及时针对护理服务过程进行检查，体系审核，收集顾客投诉中呈现出的问题，组织力量分析原因予以改进。

（2）没有发现问题时的改进，主要是针对护理服务过程主动寻求改进机会，主动识别顾客新的期望和要求，在与国内外同行比较中明确方向和目标，寻求改进措施并予以落实。

五、临床路径

随着慢性疾病的增多，医疗费用不断增长，医疗资源过度利用。寻求既能保证医疗质量又能控制医疗成本的有效方法已成为各国政府和医疗机构的共同目标。临床路径是实现上述目标的有效方法。

（一）临床路径的概念

临床路径是一组医护人员共同针对某一病种的治疗和护理所制定的一个最适当

的照护计划，按照临床路径表的标准化治疗流程，让患者从住院到出院都按此模式来接受治疗护理，是一个既能降低单病种平均住院日和医疗费用，又可达到预期治疗效果的诊疗标准化模式。

（二）临床路径特点

1. 强调计划性　临床路径是一种设计好的计划，通常情况下用工作流程图的方式来表示。

2. 强调时效性　时效表是医务人员在医疗活动中可操作的时间表，它明确规定了各项处置及活动介入的时间及对住院天数的界定。

3. 强调有效性　路径中所涉及的所有方法都是为了使患者尽快康复。

4. 关注实践性　使医疗护理标准化，对患者一旦进入医疗程序，医务人员该怎样做，均有明确规定，让患者在进入临床路径后的时间段内都依此模式接受照顾。

5. 强调完整性和合作性　由提供医疗照护的所有成员共同制定治疗内容及执行时间，临床实践中以患者为中心，整合多个部门的工作，强调部门间的横向联系与沟通。

6. 强调合理费用　临床路径对服务成本花费、医疗资源分配有严格的限定和控制。

（三）临床路径的实施

对单病种和手术患者实施临床路径一般都要经历计划准备、制定路径、实施路径和评价改进路径等几个阶段。

1. 计划准备阶段　包括全员教育、成立临床路径小组、收集基础信息、分析和确定实施临床路径的病种或手术。临床路径选择病种遵循的原则为：常见病、多发病、治疗处置差异小的疾病，外科疾病优先内科疾病考虑，医疗保险机构列入按病种收费的项目优先。

2. 临床路径制定阶段

（1）选择制定路径的方法：包括循证法、专家咨询法和数据分析法等。

（2）确定路径样式：如电子病历、表格病历、医院信息化系统等。

（3）绘制临床路径表：包括医疗措施、评估、检查和化验、治疗和护理措施、饮食、宣教、监测、治疗护理结果、出院计划。每一项目都有相应的每日标准医疗、护理计划。

（4）制定与临床路径相配套的诊断治疗标准：流程图、纳入标准、排除标准、临床监控与评估指标、变异分析等。

（5）确定临床路径的效果评价指标：如平均住院费用、平均住院天数、护理质量、患者治疗效果、并发症发生率、患者满意度等。

3．实施检查阶段

（1）事前教育与培训：初期应用时要对每一例患者把关，指导、培训医护人员实施临床路径。

（2）执行和记录路径：严格执行和记录路径，采取专人监控或智能监控相结合，保证路径措施的落实。

（3）分析变异：及时查明原因，尤其是注意分析路径本身、医护人员以及患者三者原因。

4．评价改进阶段　临床路径实施一定时间后，将路径实施后的结果与实施前的数据进行对照并加以分析。

（四）临床路径中工作人员的职责

1．医师职责

（1）按纳入标准选择进入临床路径的患者，通知各部门配合。

（2）住院医师、主治医师按临床路径表的每日进度执行各项医疗活动，记录病情和变异情况。

（3）主治医师可沟通、协调、组织临床路径组成成员评估实施效果、做变异分析。

2．护士职责

（1）向患者及家属介绍临床的特点，以取得配合。

（2）根据临床路径表完成活动、饮食、护理、监测及出院指导等各项护理任务。

（3）协调医患、护患和医护之间的关系。

（4）发现变异情况及时通知医师。

（5）负责患者满意度调查。

（6）作为个案管理者，提醒、监督每日进程，保持病历完整性。

3．其他部门工作人员职责　在临床路径组成员的协调下，各部门对临床路径的实施提供协助和支持。

（五）临床路径在临床应用中的作用

1. 临床标准化处置模式　临床路径的应用为患者的治疗和护理提供了蓝图，依据路径可了解患者每日进程，各专业医护人员按临床路径为患者提供当天的医疗和护理处置，减少了不必要的处置。

2. 提供及时的医疗处置　一旦医生下达医嘱，临床路径的整个治疗和护理过程就可启动，护士只需在患者出现临床路径变异时汇报医生，这使得护士能为患者提供及时的护理，避免汇报医生、等待医嘱造成治疗延误。

3. 提供可测量的医疗处置框架　应用临床路径可使患者在限定的时间内完成相应的治疗和护理内容，加速处置进程。

4. 加强了医、护、患三者之间的合作　临床路径的执行可以增强医生、护士、患者之间的合作，改善了医患关系，加强了相互交流。

（厉玉杰）

第四节　护理业务技术管理

一、医院护理业务技术管理概述

（一）医院护理业务技术管理的概念

护理业务技术管理是医院管理的重要组成部分，也是护理管理的核心和衡量医院护理管理的重要标志，其核心是质量控制。护理业务技术管理是对护理工作的技术活动进行计划、组织、协调和控制，使这些技术能准确、及时、安全、有效地应用于临床，从而达到高质量、高效率目标的管理工作。其研究对象是医院基础护理工作和各种不同专业护理工作的任务、特点、主要内容、技术要求和组织实施方法。在以患者为中心、以护理人员为主要对象的现代护理管理中，护理业务技术管理水平的高低直接影响护理服务效率和效果。

护理业务技术管理包括三大方面，即基础护理技术、专科护理技术和新业务、新技术的管理。良好的护理业务技术管理不但有助于患者的康复，也有助于护理学科和临床医学的发展。

（二）医院护理业务技术管理的意义

护理业务技术管理是医院管理的重要组成部分，也是护理管理的核心和衡量医院护理管理的重要标志。在以患者为中心、以护理人员为主要对象的现代护理管理中，护理业务技术管理水平的高低直接影响护理服务效率和效果。

1. 完善护理管理制度　护理业务技术管理可以使护理管理制度更加全面和具体。护理管理制度是长期护理工作实践的总结，是客观工作规律的反映，是处理各项工作的标准，是检查护理工作的依据，也是护理教学和培养医护人员的重要内容，其对维护医疗护理工作正常进行、提高医疗护理质量、防止护理差错事故发生、改善服务态度都起到重要的保证作用。护理业务技术管理的结果反馈，也从一定程度上反映了护理管理制度的水平，从而不断完善管理制度。

2. 提高护理质量　护理业务技术管理可以发挥人的智能技术和设备的最大效能，为提高护理质量提供保证。在医院工作中，护理工作占有重要地位，护理工作不仅要与医生及其他医务人员进行合作，而且要独立进行护理服务。护理工作的完成，离不开知识的应用和技术操作。从门诊到病房，护理工作有其共同的特点，也有其不同专科的护理操作技术，只有加强护士的"三基"（基础理论、基本知识和基本技能）培训，提高专科业务技术水平，才能保证全院的医疗、护理质量。在抢救危重患者的过程中，"时间就是生命"，先进的医疗护理技术本身作用固然重要，但严格的业务技术管理能使各项技术操作标准化、规范化，让每个人的技术得以充分发挥，从而使患者得到及时、准确而有效的服务。另外，现代医疗仪器设备越来越精密，只有加强管理才能保证其性能，减轻损耗，发挥最大的效能，确保医疗、护理质量。

3. 促进医学科学管理的发展　随着医学科学的发展，高新医疗仪器设备广泛应用于临床，各种新的检查方法的开展，以及许多先进医疗技术的不断引进，对护理技术协作的要求越来越高。而新的医学理论，如免疫学、遗传学、生物工程学、预防医学、行为医学等对一些疾病的病因、诊断和治疗提供了新方法，从而使护理专业面临许多新的挑战。只有加强护理业务技术管理，才能保证护理人员在跨学科、多部门的合作中准确无误和协调一致。

4. 对护理教育管理的重要作用　护理学作为一门综合的应用学科，护理教育离不开临床实践。而医院是护理实践的重要实习基地。医院护理业务技术管理的好坏，直接影响护生和在职护理人员业务素质和技术水平的提高，也是护理教育培养合格护理人才的重要保证。

（三）医院护理业务技术管理的特点

1. 科学性和技术性　护理学是一门独立的学科，它的理论知识、护理技术操作、护理程序等均以医学科学理论为依据，并有一定的质量标准要求。

护理技术不是简单的生产工序，它是在全面掌握医学护理知识的基础上，经专门训练、反复实践而获得的一种技能，未经系统学习和专门训练的人不允许在患者身上进行技术操作。因此要抓训练，抓引进新技术。

2. 责任性　护理技术工作的对象是患者，护理人员对维护、促进和恢复患者的健康负有责任。护理技术工作一旦发生失误，可能会增加患者的痛苦，甚至造成残疾乃至死亡。因此，不论从医学道德上或法律上都要强调其责任性。管理上要加强护理人员的责任心教育，健全各种岗位责任制。

3. 服务性　护理工作是为患者提供护理服务的，应当树立全心全意为患者服务的思想，以患者利益为重。护理技术管理要明确为谁服务的问题，为了练技术而不顾患者痛苦，或只顾经济效益不管患者利益的行为都是不允许的。

4. 社会性和集体性　医疗护理技术管理受社会环境、人际关系等各方面因素影响，而且受经济规律制约。同时，由于现代医学的发展，医院中的各种工作不可能由一个人去完成，而是需要多学科、多部门相互配合密切协作。护理业务技术管理必须协调好内部和外部的关系。

二、医院护理业务技术管理的范围

医院护理技术管理要充分发挥护理技术力量和仪器设备的效能，使护理工作逐步做到管理制度化、工作规范化、操作程序化，更好地为患者服务。常用护理业务技术管理内容有以下 10 个方面。

1. 护理诊疗操作技术管理　在为患者诊疗过程中，有大量的技术操作要护士承担，如洗胃、导尿、给氧、灌肠、各种皮试和注射、各种引流等。对这些操作技术的管理，要抓好基本功的训练，通过练兵提高操作水平。对完成各项技术操作，主要靠制定各种技术操作规程和严格检查、监督执行情况来加以控制。

2. 基础护理技术的管理　除上述诊疗护理技术外，还有患者的基础护理工作（晨晚间护理、褥疮防治技术等）、饮食治疗和营养、病情的观察、各种医用剂量统计的基本换算方法、各种护理文件的书写等。在管理中首先要注意加强责任心，提高对基础护理的认识，使基础护理工作能以岗位责任制的形式落实在临床护理工作中。各级护理管理人员要经常检查、督促，对薄弱环节和普遍存在的问题要加强指导，并对基础护理完成的质量进行控制。

3. 专科疾病护理技术的管理　专科护理技术是结合专科疾病的特点而形成的，临床各专科的护理工作范围广、内容多，近几年来，各专科分科越来越细，新业务、新技术不断涌现。一般护理人员需要掌握本专科的护理技术。高水平的护理人员应在掌握常见（内科、外科、妇科、儿科）专科技术的基础上，再重点掌握本专科的疾病护理技术。在管理上首先要抓好疾病护理常规的制定和检查执行情况，还要抓好人员培训和科研学术活动，认真学习有关的诊疗知识，以提高护理人员的能力和水平。

4. 急诊抢救技术的管理　医院常有大量急诊抢救患者就诊，护理人员必须掌握抢救技术。抢救技术的好坏直接影响患者的生命安危，对这类抢救技术的管理，除了常规和标准化管理及技术训练外，还要经常组织技术演练和实践考核，抓应急能力的培养，抓医护之间和各科室之间的协调配合，抓组织管理能力的培养，护士长要能做到善于调配人力、物力，善于做好患者和家属的工作，善于与有关部门进行工作协调。

5. 消毒隔离技术的管理　各种消毒和隔离技术的管理是防止医院内感染的基本措施，也是护理工作中最常用的基本技术。掌握这项技术并不难，关键是管理要严格，制度要积极维护，执行要认真彻底、一丝不苟。

6. 危重症监护和其他监护管理　随着医学科学技术的发展，尤其是先进医疗仪器设备的引进，危重症监护有了较快的发展，如 ICU、CCU、RCU、NICU 等，对各种监护病房中患者的诊治，在从以往的以医生为中心改为以患者为中心的系统中，护理人员的作用很大，护理技术发展也很快，除了要求护理人员有良好的护士素质、扎实的基本功外，还要有较系统的专科知识和技术水平，有敏捷的分析判断能力，以适应工作的需要。一些先进的仪器设备的使用，也要求护理人员不仅要具备一般的护理知识和技能，而且要具有相关学科的知识，了解仪器的原理、结构，掌握操作方法，才能充分发挥仪器设备的作用。监护病房护士要接受专门训练，以适应工作需要。监护病房应建立一套完整的规章制度，如岗位责任制、消毒隔离制度、交接班制度、仪器使用保养维修制度、抢救工作制度、监护记录和资料保管制度等。监护患者时护士应根据其病情，制定全面、系统的护理计划，并认真实施。要每日进行查房，根据病情修订监护和抢救计划，详细交接班。

7. 整体护理技术管理　整体护理是一项综合护理技术，它除了要求护理人员全面掌握上述各项技术和运用护理程序外，还要求了解心理学、伦理学、社会学、管理学等方面的知识。护理人员不仅要有良好的愿望和态度，而且要掌握一定技术、技巧和方法，并对有关的护理诊断进行探讨。开展整体护理首先要组织有关人员学习，引导广大护理人员进行观念上的转变，提高认识；其次还必须注意更新知识，认真学习整体护理、护理程序有关理论，准确把握其内涵，才能使整体护理与模式病房沿着科学的轨道发展。

8. 新技术的引进与开发　这是护理技术不断发展的源泉，各级护理管理人员应把新技术的引进开发作为管理重点，组织理论水平较高的护理人员，进行研究、开发，了解、介绍国内外护理技术的进展情况，开展护理技术革新。

9. 护理信息档案管理　它包括临床护理资料、护理技术资料、护理业务技术档案、护理业务工作档案和护理信息档案资料，应设专人做好收集、登记和保管工作。

10. 护理技术的基础建设　这主要包括护理队伍的技术素质建设、器材设备的保障和建立护理科研和技术实验室，引进开发新技术，以及加强医德医风教育。

（厉玉杰）

第八章　医院药事管理

第一节　概　　述

一、医院药事管理的概念

医院药事管理是一个体系，包括医院药事组织管理、法规制度管理、业务技术管理、质量管理、经济管理和信息管理。广义的医院药事管理指对医院药学实践的计划、组织、人员配备、领导和控制等活动。狭义的医院药事管理主要是指医院以服务患者为中心，以临床药学为基础，促进临床合理用药的技术服务和相应的药品管理工作。

医院药事管理学是自然科学与社会科学相互交叉渗透而形成的新兴边缘学科，是研究医院药学事业管理现象及其规律的科学，它既是医院管理学的一个分支学科，又是药事管理学科中的一个分支学科。医院药事管理学是现代医院药学学科和药学实践的基础，以管理学的理论和方法为基础，涉及系统论、信息论、控制论、经济学、法学、数学等相关学科。

医院药事管理目前尚无公认的精确定义，医院药事管理广义的是指对医院药学实践的计划、组织机构、人员配置、领导和控制；狭义的是指医院药学部（药剂科）及其业务管理活动。医院药事的职能机构是药学部（药剂科）。

二、医院药事管理的目的和宗旨

医院药事管理的目的是要建立以患者为中心的药学管理工作模式，开展以合理用药为核心的临床药学工作，参与临床疾病诊断、治疗，提供药学技术服务，提高医疗质量，确保患者安全合理用药。

医院药事管理的宗旨是保证药品质量，增进药品疗效，保障人民用药安全，维护人民身心健康。

三、医院药事管理的任务

（1）医院药事管理是以药学为主体，结合临床医学，运用医院药事管理学的理论，指导规范医院药事管理的实践活动，从采购、制剂、质控、调配、分发等环节控制医院内所使用的药品质量最优，确保药品疗效，保证患者的用药安全。

（2）运用现代管理学的理论和方法，研究医院药事组织机构、人才结构的优化，研究提高医院药学技术人员的素质。

（3）运用系统论、信息论、控制论的观点和方法研究医院药事信息及管理现代化。

（4）运用现代科学管理的理论和方法探索医院药品的营销、管理、配发的最佳社会效益和经济效益方案，维护患者和医院利益。

（5）依据法学和行政管理学的原理和方法，研究建立健全医院药政法规和监督管理体制。

四、医院药事管理的准则

1. 社会效益优先原则　我国医药卫生事业代表广大人民的根本利益，坚持"救死扶伤，实行人道主义，安全、合理用药"是医药工作者的基本行为准则，也是具有中国特色社会主义国家医药事业的特征。所以占绝对多数的公立医院的主要活动是提供公共服务，在其运营活动中不能只看经济效益，要首先考虑社会效益。现代医院药事管理必须坚持以社会效益为先，为患者提供安全、有效、经济、适当的药品。

2. 质量第一原则　药品的质量优劣关系到人的性命，关系到医疗的效果，关系到医院的生存与发展。因此，药品质量是医院的生命。所以药事管理必须坚持以保证质量为前提，加强药事部门内涵建设，通过严格、规范、科学的管理，确保药品疗效。

3. 坚持科学化与法制化管理相结合的原则　坚持科学化管理是药事管理的必备手段，但药品的特殊性决定了仅有科学化管理还适应不了日益发展的医药市场变化，必须以法制的手段管理药品，确保药品的安全用药。所以科学管理与法制管理相结合既体现严谨的管理方式，又体现强有力的法律效应，增强了管理的强度和力度。医院药事管理必须遵照《中华人民共和国药品管理法》（以下简称《药品管理法》）、《医疗机构药事管理暂行规定》等相关法律法规的管理规定进行。

（郑　涛）

第二节　临床药学管理

一、临床药学概念与目的

临床药学是医院药学的一个组成部门，是一个专业，其研究的核心是面向临床，研究合理用药，实施个体化给药，使药物发挥最大疗效，避免或减轻不良反应，确保患者用药安全、有效、经济、合理。临床药学是在物理学、化学、药物化学、生物化学、生物药剂学、临床药理学、临床医学、生物医学和治疗学等学科相互渗透中不断发展起来的，参与治疗的各个环节。它运用药理学、药剂学和生物科学理论和临床药学的基本原理，制备优质、疗效好的医院制剂；运用生物化学和药代动力学的理论，监测血药、尿药浓度，协助医师拟定最佳个体给药方案；应用药物化学、临床药理学、药代动力学和治疗学的理论与实践，研究和解决药物的质量和药物在体内的动态过程；临床药师到临床参与药物治疗、研究、协助医师合理用药；收集分析药物安全性资料，开展药物信息咨询，提高药物治疗水平。

二、临床药学的形成与发展

我国古代传统医学和药学一直是融通的，国外也早在 18 世纪就开始药师参与临床工作，如当时在法国药师与医师一起巡视患者。20 世纪 60 年代国外提出临床药学概念，并对此进行了学术研讨和交流，西方一些国家还进行了实践。1970 年美国医院药师协会和美国医院协会联合举行临床药学研讨会，并提出关于临床药学与医院关系的报告，要求各医院鼓励和支持临床药学在医院开展工作，强调临床药学工作对控制药品质量和合理用药的意义，要求医院和临床医师对医药院校的临床药学教学和实习工作要给予支持。随着新理论、新知识、新技术，如生物药剂学、药理学的迅速发展，对药物的评价从体外的稳定性向体内的有效性和安全性转移。由于新制剂（药品）和新剂型不断涌现，据报道 1951—1976 年国外上市的新原料药就有 3 400 多种，随着药物安全性问题的发生，如相互作用的不良反应等的药源性疾病不断增加，越来越多的患者要求安全、有效、合理用药，临床医师也感到难以把握正确选药和合理用药。实践证明，只有医师和药师共同参与治疗方案的拟定，才能更好地实现合理用药，提高治疗水平，同时也出现了参与临床药物治疗的药师，即临床药师，它必须具有同医师、护士进行临床讨论交流的共同语言，要有基础医学、生物学、诊断学和治疗学的知识，医药结合的发展也引起了药学教育学制和课程设置上的改革，1967 年肯塔基大学的临床药学毕业实习方案获得认可，并在全国推行，开始培养临床药师。

1974 年美国药学教育委员会规定，临床药师学位须按临床药学大纲规定，并需 1500 小时的临床实习训练。

1997 年 1 月，美国药学院协会资料称，全美药学院校中已有 57 所设置了临床药学专业 6 年制临床药师，58 所学校在药学本科毕业后，设置了再继续学习临床和实践课后而授予临床药师的教育制度。在美国的带动下，西方各国也相继设置了临床药学专业，以培养临床药师。

我国在 20 世纪 70 年代末，临床药学逐步被确认为医院药学的一项重要内容，并相继举办了临床药学学习班，1991 年制定的医院分级管理中临床药学被列为评审项目，华西医科大学药学院设置了临床药学专业，上海医科大学药学院建立了临床药学培训中心，并创办了《中国临床药学》杂志。我国绝大多数医院不同程度地开展了临床药学工作。由于教育制度关系，我国尚无真正意义上的临床药师。

三、临床药学的任务与工作内容

临床药学由 3 个方面内容组成：临床药师、实验室工作、药物安全性与药物信息系统。但是，以往我国临床药学较侧重于实验室的工作，而忽视临床药师工作和药物安全性、药物信息系统的实践，以致我国虽开展临床药学 20 多年，发展状况仍不能使人满意，还有很多医院仍未认真开展临床药学工作。临床药师只有少数几所医院做得较好，多数医院尚属刚刚开始起步，真正能起到临床药师作用的为数很少。临床药学的主要任务如下。

（1）建立患者药历档案，为合理用药打基础。药历是患者病历中有关药物治疗部分的记录，是研究、评价药物治疗水平、药物安全性和合理用药的重要资料。患者的药物治疗记录是开展临床药学工作的原始素材，建立药历档案主要包括：①既往病史、用药史；②入院患者主要症状和诊断；③化验检查和 X 线、超声等检查所见；④药物过敏史和药物安全性；⑤现用药状况；⑥对药物应用分析、评价、问题提出意见，以提高药物治疗水平。

（2）参加临床工作，与临床医师共同讨论药物治疗实践，进行合理用药的探讨。药师在临床上直接了解患者用药情况、药物疗效、药物安全性等第一手资料；参加查房，与医师讨论有关用药方面的疑难问题，提出建议，共同研究老、幼、孕妇、哺乳期妇女及特殊患者的正确选药、合理用药问题。

（3）参加急症和中毒患者的抢救，协助医师处理药物中毒急救工作。药师在这项工作中的主要任务是，提供有关资料和信息，帮助医师设计给药方案，合理选用药品，防止二次中毒。

（4）开展治疗药物浓度监测（TOM）。为患者制订个体化给药方案。开展 TOM 是手段，患者的安全合理用药是目的。况且需要做 TOM 的药物是极少数，故不应把TOM 视为医院药学工作的核心或中心职能。

（5）开展药物安全性监察工作。药品是防病治病、提高健康水平的重要武器之一，但药品都具有两重性，既有治疗疾病有效性的一面，又有可能引起不良反应的不安全性的一面。随着科学技术的进步和发展，不断有新药用于临床，然而在新药的开发与研究过程中，由于临床试验有一定的局限性，不可能全面预知药品的有效性和安全性，故当药品使用于临床以后对其临床药效学和药物不良反应进行再评价是很有必要的。

药物不良反应与医疗差错或事故无任何联系，这是两个完全不同的概念，不同性质的问题。

联合用药和配伍的研究。联合用药是一个十分复杂的问题，它可能表现为药理作用增强，但也可能是作用减弱；可能减少或减轻不良反应，但也可能增加或加重不良反应。研究药物相互作用应注意两个问题：①药动学、生物利用度的改变；②相互干扰，发生物理和化学反应。所以加强配伍方面的实验研究，对临床合理用药具有十分重要的意义。

（6）建立药物信息资料室，为临床医护人员和患者提供药物信息和用药及有关药物咨询服务。信息资料是临床药学的基础，其内容主要包括：了解掌握国内外医院药学和药物治疗学等的最新研究成果和发展动态；及时收集国内外新药的生产和临床研究报告，掌握新药动态；了解国内外新剂型、新制剂的研究、发展动态和成果应用情况；收集药物安全性信息和对新老药物评价的资料；收集新理论、新知识、新技术、新方法及电子计算机在医院药学中的应用信息；收集药学技术情报、新书、临床药讯等资料，建立文献卡片；收集中毒急救有关信息资料，建立中毒物及药物治疗数据库或软件；建立有关药物技术软件及信息咨询软件。

（7）对某类药物或某一个药物的评价和新药临床试验，了解总结其疗效、安全性等信息，经常对各类药物作出评价，淘汰劣药，推广效果好、安全性大的药物。

新药临床研究是关系到我国药学发展、医疗水平提高和患者安全用药的重要环节，药学人员应与临床医护人员合作在卫生行政部门领导下积极做好此项有意义的工作。

（徐秀军）

第三节　医院药剂管理

一、医院药品管理

《中华人民共和国药品管理法》第102条规定：药品是指用于预防、治疗、诊断人的疾病，有目的地调节人的生理功能并规定有适应证或者功能主治、用法和用量的物质，包括中药材、中药饮片、中成药、化学原料药及其制剂、抗生素、生化药品、放射性药品、血清、疫苗、血液制品和诊断药品等。为了加强药品管理，提高医疗质量，国家食品药品监督管理局、国家中医药管理局和卫生部都制定了相应的法律法规来规范药品的采购、储存、使用等环节的管理。加强药品管理，保证药品供应，满足医、教、研和预防、保健的需求是医院药学部门最重要的基本工作，也是医院经济管理工作的重要组成部分。

（一）药品采购管理

药品采购管理是保证医院药品质量的首要环节，其特点是品种多，专业性强，经济性强。药剂科要掌握每一时期的新药动态和市场信息，制定药品采购计划，加速周转，减少库存，保证药品供应。药品采购计划要严格履行审批程序，医院药事管理委员会根据本院实际情况制定本院基本用药目录，已进入公费医疗、社保医疗目录的药品优先。采购计划审批后要坚持计划的严肃性，未经批准，不得随意更改。

随着我国医药卫生事业的发展，药品生产突飞猛进，不论是品种还是数量，都有了较大的发展，丰富了医药市场，给临床用药提供了更大的选择空间。但是近几年来，药品费用过高，"药品虚高定价"现象严重，已成为社会热点问题。为控制医药费用的不合理增长，减轻患者的用药负担，国家有关部门相继出台了《医疗机构药品集中招标采购试点工作若干规定》《医疗机构药品集中招标采购工作规范（试行）》《医疗机构药品集中招标采购监督管理暂行办法》，医疗机构相继开展了药品集中招标采购工作。

1. 药品集中招标采购目录　《医疗机构药品集中招标采购工作规范（试行）》规定，招标人对下列药品实行集中招标采购。

（1）基本医疗保险药品目录中的药品。

（2）临床普遍应用、采购量较大的药品。

（3）卫生行政部门或招标人确定实行集中招标采购的其他药品。

省、自治区、直辖市卫生行政部门负责编制本行政区医疗机构药品集中招标采购目录。对纳入集中招标采购目录的药品，招标人不得自行采购。对没有纳入集中招标采购目录的药品，招标人可以自行采购，也可以在自愿的基础上实行集中招标采购。

对国家实行特殊管理的麻醉药品、精神药品、医疗用毒性药品和放射性药品，不实行集中招标采购。对中药材和中药饮片暂不实行集中招标采购。各地应建立公开采购制度，规范中药材和中药饮片的采购行为。

2. 药品招标采购的原则和方式　医疗机构药品集中招标采购应当坚持质量优先，价格合理，遵循公开、公正、公平和诚实信用原则，维护社会公众利益，促进医疗事业和医药产业共同发展。

医院药品招标采购主要包括公开招标、邀请招标和集中议价三种方式。公开招标，是指招标人以招标公告的方式邀请不特定的药品供应商投标的采购方式；邀请招标，是指招标人以投标邀请书的方式邀请特定的药品供应商投标的采购方式；集中议价采购，是指依托于医药电子商务系统进行的竞争性谈判采购、询价采购等采购方式。

药品集中招标采购以公开招标为主。对通过公开招标采购能够成交的药品，不得进行邀请招标采购或者集中议价采购。对采购标的较小、潜在投标人较少或者需要在较短时间内完成的采购项目，可以进行邀请招标采购。对通过集中招标采购不能成交的品种，实行集中议价采购。

3. 药品集中招标采购的程序　医疗机构药品集中招标采购工作一般按以下程序进行。

（1）招标人联合建立集中招标采购管理组织，报卫生行政部门备案。

（2）集中招标采购管理组织以协商、无记名投票等方式择优确定招标代理机构，或者联合组建经办机构，报卫生行政部门备案。

（3）招标人根据当地卫生行政部门公布的集中招标采购目录，提交本单位上一年度药品采购历史资料并编制采购计划。

（4）编制或者确定招标文件，确定评标标准和方法。

（5）发布招标公告，发售招标文件，召开标前会，受理并书面答复投标人提出的澄清要求。

（6）进行资格预审，受理投标文件，在投标截止前受理投标人对投标文件的修改和撤回。

（7）公开开标。

（8）组建评标委员会，向评标委员会提供评标所需的重要信息和数据。

（9）对投标品种进行评审和比较，确定中标候选品种，编制报告书面评标。

（10）招标人确认中标品种并确定采购计划，编制药品购销合同。

（11）发布中标通知书。

（12）签订药品购销合同。

（13）经办机构将中标药品价格报价格主管部门备案，价格主管部门确定并公布中标药品临时零售价。

实施药品集中招标采购，对于消除药品虚高定价，减少中间环节，规范流通程序，降低药品费用，维护社会公共利益等方面具有积极的作用。但具体操作过程中，药品集中招标采购也存在以低价位作为评标标准，加剧医药企业的恶性竞争；手续烦琐，滥收费现象严重，加重企业负担；行政干预过多，搞地方保护主义；暗箱操作，产生新的不正之风和腐败行为等诸多方面的问题。

药品集中招标采购是药品购销体制和方式的改革，需要政府进一步加强宏观指导，完善管理制度，规范操作程序，加强监督管理，使之更加科学、规范、有序。

（二）药品验收入库和出库管理

1. 药品验收入库管理　药品采购后首先须办理药品验收入库业务，此项业务是为了保证采购入库的药品数量准确、质量可靠、说明书符合规定、包装无损、记录完整，防止不合格药品和不符合药品包装规定要求的药品入库，从而从源头保证医院用药的质量。药品入库验收的内容包括数量验收、外在质量验收、内在质量验收和包装验收四个方面。

（1）数量验收：需要检验入库通知单和实际来货的供货单位、药品名称、规格、生产厂家及数量是否相符。如有不符，要与有关部门取得联系，按照规定进行处理。

（2）外在质量验收：药品验收人员根据药品质量标准中的性状描述及自己的业务知识和实际经验，依靠人的视觉、嗅觉、味觉、听觉、触觉等来初步检验药品的外观质量。

（3）内在质量验收：有的药品内在质量变化不会引起外观形状的变化，这时需要利用各种仪器、试剂对药品的成分、含量、效价等内在质量进行物理的、化学的或生物学的分析检验，通过实验室检验的结果与法定的药品质量标准进行对比，以判断药品的质量是否合格。

（4）包装验收：

1）外包装检查：包装箱是否牢固、干燥；封签、封条有无破损；包装箱有无渗液、污损及破损。外包装上应清晰注明药品名称、规格、生产批号、生产日期、有效期、贮藏、包装、批准文号及运输注意事项或其他标记，如特殊管理药品、外用药品、非处方药标识等，有关特定储运图示标志的包装印刷应清晰标明，危险药品必须符合危险药品包装标志要求。

2）内包装检查：容器应用合理、清洁、干燥、无破损；封口严密；包装印字应清晰，瓶签粘贴牢固。

3）包装标签和说明书检查：药品包装必须按照规定印有或者贴有标签并附有说明书。标签或者说明书上必须注明药品的通用名称、成分、规格、生产企业、批准文号、产品批号、生产日期、有效期、适应证或者功能主治、用法、用量、禁忌、不良反应和注意事项。对安瓿、注射剂瓶、滴眼剂瓶等因标签尺寸限制无法全部注明上述内容的，至少应标明品名、规格、批号三项；中药蜜丸蜡壳至少须注明药品名称。

入库验收时如发现药品与原始凭证所载数量、规格、质量不符，应查明原因，更换或退货；凡变质失效或伪劣药品和发现有变质征兆的药材，应拒绝验收入库；贵重药品、毒、麻、精神药品入库时，必须有指定保管人员在场，共同验收入库封存，并要专册登记入账；对包装整齐的针剂，可以注射剂盒为单位进行验收，如发现外盒有水渍或有破损者必须逐支验收；对容易破碎、短少、霉变、挥发的药品一般都有规定的破损限额，在规定范围内则由药库按超、短、耗规定核销，超过规定则与供应或运输部门联系处理。验收时分轻重缓急，对贵重药品、不安全药品，以及未经称量的散装药品应尽快验收。本院自制药品，必须附有药检合格通知书，方能验收入库。验收必须有真实完整的购进验收记录，购进验收记录必须保存，不得少于两年。购进验收记录的内容包括：购进日期、经销企业名称、药品名称、规格、数量、生产批号、生产单位名称、验收人及质检情况等。

2. 药品出库管理　药品出库时药库向各调剂部门发出药品的过程，包括备药、验发和销账三个步骤。出库管理是保证药品质量的最后关口，药剂科各调剂室根据药品使用情况，每周到药库领取药品，临时缺药，应及时补充，制剂室根据配制制剂情况到药库领取制剂原料。药库管理员应根据各专业室的领药凭单所填写的药品剂型、规格、数量、生产厂家和有效期，经第二人核对，发药人与核药人在出库单上签字，备查。

凡发出的药品一定要保证质量，应遵循"先进先出""近期先出""易变先出""按批号发货"的原则；药品出库应做好复核和质量检查，并做好质量跟踪记录，以保证快速、准确地进行质量跟踪，记录保存至药品有效期满后1年，不得少于3年。

（三）药品的储存与养护

1. **药品储存管理**　药品仓库应具备贮藏、防冻、防潮、避光、通风、防水、防虫、防鼠等适宜的仓储条件，保证药品质量。化学药品、中成药和中药饮片应分别储存，分类定位，整齐存放。易燃、易爆、强腐性等危险性药品必须另设仓库，单独存放并采取必要的安全措施。库存药品要建账立卡，做到出入有据，账物相符。药品储存应实行色标管理，药品堆垛应留有一定距离。要注意做好药品超、短、耗、损的审查处理手续和对废旧积压药品的处理。医院中的药检人员要坚持做到定期深入药库检查监督质量，对变质不可供药用的品种及时清理销毁，对有疑问的药品和临床使用量大的品种应及时抽样检查，合格后方可供应使用。

2. **药品养护管理**　药品养护应设专职或兼职管理人员，配备必要的仪器设备，制定管理计划，建立养护档案。库存养护中如发现质量问题，应悬挂明显标志，暂停发货，尽快处理。做好库房温、湿度日常监测和管理，根据季节气候变化和药品的性质，拟定药品检查计划，列出重点氧化品种，并予以实施。

二、医院制剂管理

医院制剂是指医院制剂室根据本单位临床、科研、教学的需要，经药品监督管理部门批准，依照规定的药品生产工艺规程配制的符合质量标准的药物制剂。医院制剂在我国有着悠久的历史，在长期医疗实践中发挥了积极的作用，为人民群众防病、治病作出了重要的贡献。

医院制剂管理是指医院根据临床需要进行自制制剂的生产与使用的管理，是医院药事管理的重要组成部分。医院制剂的好坏直接关系到医院的医疗质量和患者的健康，对医院的社会效益和经济效益会产生很大影响，因此，必须严格按照《医疗机构制剂配制质量规范》（GPP）标准进行管理。

（一）制剂的申报与审批

《药品管理法》第二十三条规定：医疗机构配制制剂，须经所在省、自治区、直辖市人民政府卫生行政部门审核同意，由省、自治区、直辖市人民政府药品监督管理部门批准，发给《医疗机构制剂许可证》。取得《医疗机构制剂许可证》的医院方可申报制剂，所审批的品种不得包括有生物制品、戒毒药品、特殊管理药品及行政保护的药品。具体制剂许可的审批程序如下：

三级医疗机构直接向所在地省级药品监督管理部门提出制剂申请，填写申请表及提供有关资料；二级以下医疗机构向所在地县以上药品监督主管部门提出制剂申请，填写申请表及提供有关资料，经初审后报省级药监管理主管部门。省级药监部门根据医院的申报，到现场检查配制制剂应具备的条件，由药检所抽查，检验制剂样品，并审查报送材料及有关制剂操作规程、生产和检验记录等。报送资料及条件合格者，省级药监管理主管部门审查批准，发给国务院药品监督管理部门统一印制的《医院机构制剂许可证》。在《医院制剂许可证》上注明配制制剂的范围及有效日期，医疗机构取得《医院制剂许可证》后，即可进行批准品种的配制工作。《医疗机构制剂许可证》的有效期为 5 年，期满后继续配制制剂的，持证单位应在期满前 6 个月重新申请，重新申请的程序与第一次申请相同。

（二）制剂品种管理

对医疗单位制剂品种实行注册制度，其要求是三级医疗单位直接向所在地省级药品监督管理主管部门提出申请，二级以下医疗单位向所在地县以上药品监督管理部门初审后，报省级药品监督管理主管部门批准，发给医疗单位制剂批准文号；自配制剂必须经本单位药检室检验质量合格，由药检室签发制剂合格证，方可凭医生处方使用，不合格的制剂不准供临床使用，自配制剂不得在市场上销售或变相销售，也不得进行广告宣传，只限供本单位临床和科研使用。

（三）医院制剂规范

2001 年 3 月，国家食品药品监督管理局颁布《医疗机构制剂配制质量管理规范》，对医院制剂配制提出了基本准则，规范的主要要求如下：

1. 人员要求　医疗机构制剂室从事制剂工作的人员应具有药士或中专以上药学学历，其他人员应具有高中以上文化程度并经培训持证上岗。药检室检查人员应由药师或大专以上药学学历的技术人员担任，并要保持相对稳定。

2. 厂房与设施　制剂室周围环境必须保证制剂质量的要求，距制剂室 30m 以内不得有公厕、锅炉房、太平间、传染病房、动物房，以及其他污染源，10m 内不得有露土地面，外部环境要保持清洁。

制剂室内壁、顶棚、地面应平整、光洁,不得有脱落物和缝隙,应耐受清洗和消毒。制剂室应具有与制剂要求相应的照明、室温调节、通风等设施。

制剂室的房屋和面积必须与所配制品种要求相适应,按制剂工序合理布局,人流、物流分开,一般区和洁净区分开,内服制剂与外用制剂分开,无菌制剂与其他制剂分开。各种制剂应根据不同的需要设置不同的操作间,每个剂型按工序划分操作岗位,进入洁净区应设有一次更衣、二次更衣和洗手、消毒等设施。根据制剂工艺要求,洁净室内应保持完全洁净度等级别,其微生物数和尘粒数应符合规定,并定期检测记录。

3. 设备　其选型、安装应符合制剂配制要求,易于清洗、消毒或灭菌,便于操作、维修和保养,并能防止差错和减少污染。

纯化水、注射用水的制备、储存和分配应能防止微生物的滋生和污染。储罐和输送管道所用材料应无毒、耐腐蚀,管道的设计和安装应避免死角、盲管。与药品直接接触的设备表面应光洁、平整、易清洗或消毒、耐腐蚀,不与药品发生化学变化和吸附药品。设备所用的润滑剂、冷却剂等不得对药品和容器造成污染。

制剂配制和检验应有与所配制制剂品种相适应的设备、设施与仪器。用于制剂配制和检验的仪器、仪表、量具、衡器等,其适用范围和精密度应符合制剂配制和检验的要求,应定期校验,并有合格标志。校验记录应至少保存1年。建立设备管理的各项规章制度,制定标准操作规程。设备应由专人管理,定期维修、保养,并做好记录。

4. 物料　制剂配制所用物料的购入、储存、发放与使用等应制定管理制度。制剂配制所用的物料应符合药用要求,不得对制剂质量产生不良影响。制剂配制所用的中药材应按质量标准购入,合理储存与保管。

各种物料要严格管理,合格物料、待验物料及不合格物料应分别存放,并有易于识别的明显标志。不合格的物料,应及时处理。各种物料应按其性能与用途合理存放,对温度、湿度等有特殊要求的物料,应按规定条件储存。挥发性物料的存放,应注意避免污染其他物料,各种物料不得露天存放。

物料应按规定的使用期限储存,储存期内如有特殊情况应及时检验。制剂的标签、使用说明书必须与药品监督管理部门批准的内容、式样、文字相一致,不得随意更改。标签应专柜存放,专人保管,不得流失。

5. 卫生　制剂室应有防止污染的卫生措施和卫生管理制度,并由专人负责。配制间不得存放与配制无关的物品，配制中的废物应及时处理。更衣室、浴室及厕所的设置不得对洁净室（区）产生不良影响。

配制间和制剂设备、容器等应有清洁规程，内容包括：清洁方法、程序、间隔时间、使用清洁剂或消毒剂、清洁工具的清洁方法和存放地点等。洁净室（区）应定期消毒，使用的消毒剂不得对设备、物料和成品产生污染。消毒剂品种应定期更换，防止产生耐药菌株。

工作服的选材、式样及穿戴方式应与配制操作和洁净度级别要求相适应，洁净室工作服的质地应光滑、不产生静电、不脱落纤维和颗粒性物质。无菌工作服必须包盖全部头发、胡须及脚部，能阻留人体脱落物，并不得混穿。不同洁净度级别房间使用的工作服应分别定期清洗、整理，必要时应消毒或灭菌。洗涤时不应带人附加的颗粒物质。

洁净室（区）仅限于在该室的配制人员和经批准的人员进入。进入洁净室（区）的人员不得化妆和佩戴饰物，不得裸手直接接触药品。配制人员应有健康档案，并每年至少体检一次。传染病、皮肤病患者和体表有伤口者不得从事制剂配制工作。

6. 文件 医疗机构制剂室应有《医疗机构制剂许可证》及申报文件、验收、整改记录；制剂品种申报及批准文件；制剂室年检、抽验及监督检查文件及记录。应有配制管理、质量管理的各项制度和记录。

制剂配制管理文件主要有配制规程和标准操作规程。配制规程包括：制剂名称、剂型、处方、配制工艺的操作要求，原料、中间产品、成品的质量标准和技术参数及储存注意事项，成品容器、包装材料的要求等，配制记录和质量检验记录应完整归档，至少保存2年备查。

质量管理文件主要有：物料、半成品、成品的质量标准和检验操作规程；制剂质量稳定性考察记录；检验记录。

7. 配制管理 配制规程和标准操作规程不得任意修改。如需修改时必须按制定时的程序办理修订、审批手续。

在同一配制周期中制备出来的一定数量常规配制的制剂为一批，一批制剂在规定限度内具有同一性质和质量。每批制剂均应编制制剂批号。每批制剂均应按投入和产出的物料平衡进行检查，如有显著差异，必须查明原因，在得出合理解释，确认无潜在质量事故后，方可按正常程序处理。

每批制剂均应有一份能反映配制各个环节的完整记录。操作人员应及时填写记录，填写字迹清晰、内容真实、数据完整，并由操作人、复核人及清场人签字。记录应保持整洁，不得撕毁和任意涂改。需要更改时，更改人应在更改处签字，并需使被更改部分可以辨认。

新制剂的配制工艺及主要设备应按验证方案进行验证。当影响制剂质量的主要因素，如配制工艺或质量控制方法、主要原辅料、主要配制设备等发生改变时，以及配制一定周期后，应进行再验证。所有验证记录应归档保存。

8. 质量管理与自检　质量管理组织负责制剂配制全过程的质量管理，药检室负责制剂配制全过程的检验。医疗机构制剂质量管理组织应定期组织自检。自检应按预定的程序，按规定内容进行检查，自检应有记录并写出自检报告，包括评价及改进措施等。

9. 使用管理　医疗机构制剂应按药品监督管理部门制定的原则并结合剂型特点、原料药的稳定性和制剂稳定性试验结果规定使用期限。

制剂配发必须有完整的记录或凭据。内容包括：领用部门、制剂名称、批号、规格、数量等。制剂在使用过程中出现质量问题时，制剂质量管理组织应及时进行处理，出现质量问题的制剂应立即收回，并填写收回记录。收回记录应包括：制剂名称、批号、规格、数量、收回部门、收回原因、处理意见及日期等。

制剂使用过程中发现的不良反应，应按《药品不良反应监测管理办法》的规定予以记录，填表上报。保留病历和有关检验、检查报告单等原始记录至少1年备查。

三、医院特殊药品管理

特殊药品是指麻醉药品、精神药品、医疗用毒性药品和放射性药品。依照我国《药品管理法》第三十五条规定"国家对麻醉药品、精神药品、医疗用毒性药品、放射性药品，实行特殊管理"。

（一）麻醉药品的管理

1. 麻醉药品的概述　麻醉药品是指连续使用后易产生生理依赖性，能成瘾癖的药品。麻醉药品的品种范围包括阿片类、可卡因类、大麻类、合成麻醉药类及国务院药品监督管理部门指定的其他易成瘾的药品、药用原植物及其制剂。

连续使用麻醉药品后容易产生药物的生理依赖性，其特征是：①强迫性地要求连续用药；②由于耐受性，有加大剂量的趋势；③停药后有戒断症状，即精神烦躁不安、失眠、疼痛加剧、肌肉震颤、呕吐、腹泻、嗜睡、流涕、流泪、出汗等；④对用药者本人和社会均易产生危害。

2. 麻醉药品的生产与供应　麻醉药品的生产单位，必须经国家药品监督管理部门会同相关部门审查批准。未经批准的任何单位和个人，一律不得从事麻醉药品的生产活动。麻醉药品的供应必须根据医疗、教学和科研的需要，有计划地进行。全国麻醉药品的供应计划由国家药品监督管理部门指定的部门提出，报国家药品监督管理部门审查批准后下达执行。

凡麻醉药品管理范围内的各种制剂，必须向麻醉药品经营单位购用。管理范围内没有的制剂或因医疗单位特殊需要的制剂，有麻醉药品使用权的医疗单位经县以上药品监督管理部门批准可以自行配制，其他任何单位不得自行配制。

3. 麻醉药品的使用　使用麻醉药品的医务人员必须具有医师以上专业技术职务并经考核能正确使用麻醉药品。进行计划生育手术的医务人员经考核能正确使用麻醉药品的，进行手术期间有麻醉药品处方权。

麻醉药品的每张处方注射剂不得超过2天常用量，片剂、酊剂、糖浆剂等不超过3天常用量，连续使用不得超过7天。麻醉药品处方应书写完整，字迹清晰，签字开方医生姓名，配方应严格核对，配方和核对人员均应签名，并建立麻醉药品处方登记册。医务人员不得为自己开处方使用麻醉药品。

经县以上医疗单位诊断确需使用麻醉药品止痛的危重患者，可由县以上卫生行政部门指定的医疗单位凭医疗诊断书和户籍簿核发《麻醉药品专用卡》，患者凭专用卡到指定医疗单位按规定开方配药。由于持《麻醉药品专用卡》的患者用药增加，医疗单位每季度供应限量不足时，经所在地卫生行政部门的上一级卫生行政部门批准后，可增加供应量。

医疗单位应加强对麻醉药品的管理。禁止非法使用、储存、转让或借用麻醉药品。医疗单位要有专人负责，专柜加锁，专用账册，专用处方，专册登记。处方保存3年备查。医疗单位对违反规定、滥用麻醉药品者有权拒绝发药，并及时向当地药品监督管理部门报告。

（二）精神药品的管理

1. 精神药品的概述　精神药品是指直接作用于中枢神经系统，能使之兴奋或抑制，连续使用能产生精神依赖性的药品。根据对人体产生的依赖性和危害人体健康的程度，将精神药品分为两类：第一类即联合国《1971 年精神药品公约》表 I 和表 II 的药品；第二类即联合国《1971 年精神药品公约》表 III 和表 IV 的药品。

长期使用精神药品后容易产生药物的精神依赖性，其特征是：①为追求该药产生的欣快感，有一种连续使用某种药物要求（非强迫性）；②没有加大剂量的趋势或这种趋势很小；③停药后不出现或很少出现戒断症状；④所引起的危害主要是用药者本人。

2. 精神药品的生产和供应　《精神药品管理办法》规定，精神药品由国家指定的生产单位按计划生产，其他任何单位和个人不得从事精神药品的生产活动。精神药品的生产部门未经批准，不得擅自改变生产计划。第一类精神药品制剂的生产单位、年度生产计划，由国家食品药品监督管理局确定。第二类精神药品制剂的生产单位、年度生产计划，由省、自治区、直辖市药品监督管理部门确定。

精神药品的原料和第一类精神药品制剂，由国家食品药品监督管理局指定的经营单位统一调拨或者收购，只限供应县以上药品监督管理部门指定的医疗单位使用，不得在医药门市部零售。

第二类精神药品制剂，由县以上药品监督管理部门指定的经营单位经营，其他任何单位和个人均不得经营；县以上药品监督管理部门指定的经营单位，应当凭盖有医疗单位公章的医生处方零售。

3. 精神药品的使用　精神药品的经营单位和医疗单位对精神药品的购买证明、处方不得涂改。精神药品的经营单位和医疗单位应当建立精神药品收支账目，按季度盘点，做到账物相符，发现问题应当立即报告当地药品监督管理部门，药品监督管理部门应当及时查处。医疗单位购买的精神药品只准在本单位使用，不得转售。

医生应当根据医疗需要合理使用精神药品，严禁滥用。除特殊需要外，第一类精神药品的处方，每次不超过 3 天常用量；第二类精神药品的处方，每次不超过 7 天常用量。精神药品的处方必须载明患者的姓名、年龄、性别、药品名称、剂量、用法等，处方应当留存 2 年备查。

（三）医疗用毒性药品的管理

1. 医疗用毒性药品概述　医疗用毒性药品是指毒性剧烈、治疗剂量与中毒剂量相近，使用不当会致人中毒或死亡的药品。医疗用毒性药品的管理品种，由国家食品药品监督管理局、国家中医药管理局规定，包括中医和西药两部分。

现列入医疗用毒性西药管理的 11 种，分别是去乙酰毛花苷 C、阿托品、洋地黄毒苷、氢溴酸后马托品、三氧化二砷、毛果芸香碱、升汞、水杨酸毒扁豆碱、亚砷酸钾、氢溴酸东莨菪碱、士的宁。

现列入医疗用毒性中药管理的 27 种，分别是砒石（红砒、白砒）、砒霜、水银、生马钱子、生川乌、生草乌、生白附子、生附子、生半夏、生南星、生巴豆、斑蝥、青娘虫、红娘虫、生甘遂、生狼毒、生藤黄、生千金子、生天仙子、闹阳花、雪上一枝蒿、白降丹、蟾酥、洋金花、红粉、轻粉、雄黄。

2. 医疗用毒性药品的生产和供应　毒性药品年度生产、收购、供应和配制计划，由省、自治区、直辖市药品监督管理部门根据医疗需要制定，经省、自治区、直辖市药品监督管理部门审核后，下达给指定的毒性药品生产、收购、供应单位，并抄报国家食品药品监督管理局和国家中医药管理局。生产单位不得擅自改变生产计划，自行销售。

生产毒性药品及其制剂，必须严格执行生产工艺操作规程，在本单位药品检验人员的监督下准确投料，并建立完整的生产记录，保存 5 年备查。在生产毒性药品过程中产生的废物，必须妥善处理，不得污染环境。

毒性药品的包装容器上必须印有毒性标志，在运输毒性药品的过程中，应当采取有效措施，防止发生事故。

3. 医疗用毒性药品的使用　医疗单位供应和调配毒性药品，凭医生签名的正式处方。国营药店供应和调配毒性药品，凭盖有医生所在的医疗单位公章的正式处方。每次处方剂量不得超过 2 天极量。

调配处方时，必须认真负责，计量准确，按医嘱注明要求，并由配方人员及具有药师以上技术职称的复核人员签名盖章后方可发出。对处方未注明"生用"的毒性中药，应付炮制品。如发现处方有疑问时，须经原处方医生重新审定后再行调配。处方 1 次有效，取药后处方保存 2 年备查。

科研和教学单位所需的毒性药品，必须持本单位的证明信，经单位所在地县以上药品监督管理部门批准后，供应部门方能发售。

（四）放射性药品的管理

1. 放射性药品概述　放射性药品是指用于临床诊断或者治疗的放射性核素制剂

或者其标记药物。包括裂变制品、堆照制品、加速器制品、放射性同位素发生器及其配套药盒、放射免疫测定盒等。放射性药品与其他特殊药品的不同之处在于其含有的放射性核素能放射出 α、β 和 γ 射线。

放射性药品按核素分为两类：一类是放射性核素本身即是药物的重要组成部分，是利用其本身的生理、生化或理化特性以达到诊断和治疗的目的；另一类是利用放射性核素标记的药物，其示踪作用是通过被标记物本身的代谢过程来体现的。

我国临床核医学使用放射性药品进行诊断和治疗始于 20 世纪 50 年代后期。放射性药品的国家标准，由国家药典委员会负责制定和修订，报国家食品药品监督管理局审批颁发。国家对放射性药品生产经营、使用单位实行全面的监督和管理，保证了放射性药品的质量，保障了群众用药安全有效。

2. 放射性药品的生产和经营　《放射性药品管理办法》规定，放射性药品生产、经营企业，必须向能源部报送年度生产、经营计划，并抄报国家食品药品监督管理局。国家根据需要，对放射性药品实行合理布局，定点生产。申请开办放射性药品生产、经营的企业，应征得核工业集团公司的同意后，方可按照有关规定办理筹建手续。放射性药品的生产、供销业务由核工业集团公司统一管理。

放射性药品生产企业生产已有国家标准的放射性药品，必须经国家食品药品监督管理局征求核工业集团公司意见后审核批准，并发给批准文号。凡是改变卫生部门已批准的生产工艺路线和药品标准的，生产单位必须按原报批程序经国家食品药品监督管理局批准后方能生产。

放射性药品生产、经营企业，必须配备与生产、经营放射性药品相适应的专业技术人员。具有安全、防护和废气、废物、废水处理等设施。并建立严格的质量管理制度。必须建立质量检验机构，严格实行生产全过程的质量控制和检验。产品出厂前，须经质量检验。符合国家药品标准的产品方可出厂，不符合标准的产品一律不准出厂。

3. 放射性药品的使用　医疗单位使用放射性药品，必须符合国家放射性同位素卫生防护管理的有关规定。所在地的省、自治区、直辖市的公安、环保和药品监督管理部门，应当根据医疗单位核医疗技术人员的水平、设备条件，核发相应等级的《放射性药品使用许可证》，无许可证的医疗单位不得临床使用放射性药品。

持有《放射性药品使用许可证》的医疗单位，在研究配制放射性制剂并进行临床验证前，应当根据放射性药品的特点，提出该制剂的药理、毒性等资料，由省、自治区、直辖市药品监督管理部门批准，并报国家食品药品监督管理局备案。该制剂只限本单位内使用。

持有《放射性药品使用许可证》的医疗单位，必须负责对使用的放射性药品进行临床质量检验，收集药品不良反应等项工作，并定期向所在地药品监督管理部门报告。放射性药品使用后的废物（包括患者排出物），必须按国家有关规定妥善处置。

（徐秀军）

第四节　医院药事管理改革

一、临床药学服务

1. 临床药学服务的发展　自20世纪80年代末90年代初，西方学者提出"药学服务"（PC）的药学模式至今，PC已得到世界范围内药学界的普遍认可。PC既是人类提高治疗水平和生存质量的健康需求，也是21世纪医院药学发展全新的工作模式。世界卫生组织（WHO）曾经两次召开"药师在医疗卫生事业中的作用"国际会议，PC被明确认定为药师职业的准则。"2000年中国药师周"要求，药师应把自己的全部活动建立在为患者服务为中心的基础上。

临床药学服务是药师在整个医疗卫生保健过程中，在任何场所，在预防保健、药物治疗之前和过程中以及愈后恢复等任何时期，围绕提高生活质量这一既定目标，直接为公众提供有责任的、与药物相关的服务。药学服务以提供安全、有效、经济的药物治疗，提高患者的生活质量为目标。目的在于提高临床用药水平和卫生保健质量，预防和减少药物不良反应及药源性疾病，合理分配和利用医药资源，加强医学和药学的相互了解与协作。药学服务的开展对医院适应当代医疗体制改革、增强医院的生存和竞争能力都有积极的意义，并已成为今后医院药学发展的主要方向。

2. 临床药学服务（PC）的主要内容　尽管PC的概念已提出多年，并在一些医院逐步推行，但是，PC的模式究竟是什么仍不清楚。有的学者认为，PC的基本内容包括：①开展有关药物使用的教育，采访患者获得用药史，编制和使用患者药历；

②解释询问，核实和验证与药物有关的医嘱，提供安全和高效的发药制度；③监测药物治疗的安全性、有效性和预期的临床结果；④检查药物过敏、药物相互作用，药物与食物的相互作用，查明并报告药物过敏和不良反应；⑤建议初始的或替代的药物治疗；⑥对医生、护士和患者提供药物情报咨询；⑦帮助选择药物及用药剂量，把药物作用原理应用于选定的药物治疗；⑧开展药物使用评价，保证合理用药，并达到预期的治疗效果。由于药学服务最终落实到每个患者，因此，对于不同的患者，药学服务的内容也会有很大的不同。比如，门诊药房、社会零售药店、社区卫生所等患者仅需一般的用药指导、药物咨询服务；而另一些住院患者却需要血药浓度的监测，以达到用药个体化。

PC 工作模式的特点：药师业务工作由传统的供应保障型向技术服务型转变；由单纯的调配功能向临床专业功能转化；由以药品为中心向以患者为中心的转移。医院药学实践要求药师在患者药物治疗过程中，承担起社会的责任，充分发挥自己专业特长，提供专业服务，避免用药失误，保证药物治疗的安全与有效。

3. 实现良好临床药学服务的途径

（1）转变工作观念：药师以患者为中心，以药品为手段，提供全方位高质量的药学服务，将是医院药学工作的核心内容。安全、高效、经济、合理用药是今后药学工作的重点。随着国内外药学监护工作的开展，越来越强调药师在药学服务方面的作用，而不再仅仅强调药师的调配职能，药师要置身于药物治疗全过程，对患者用药结果负责。过去那种"重医轻药""药局只是处方、发药、单纯调剂"的旧观念，必须迅速转变。这不仅需要药师本身思想观念要转变，更重要的是医院领导的思想观念必须转变。要得到医院领导和各职能科室的重视和支持，再不能将药剂科仅仅看成是单纯追求经济效益的药品供应部门。PC 的实施，代表着医院药学作为一个临床专业已走向成熟。

（2）深入临床参与合理用药：临床药学与临床医学的结合是顺利开展医院药学和临床药物治疗工作的关键。医疗模式的转变使得药师工作不再局限于药房，而是要深入临床、参与药物治疗，直接面对患者和临床医务人员，提供药学情报咨询与合理用药等有关方面的药学技术服务。所以，药师深入临床实施 PC 是基本工作方式之一。通过药师下临床，认真参与用药的全部过程，才能沟通医生与药师之间的联系，做好医师合理用药的参谋，可以改变以往医生凭经验用药的习惯，帮助临床医生在对患者的治疗过程中，制定最科学的治疗方案，减少不必要的浪费。药师只有深入临床，才能正确评价药物，发现并防止药物不良反应的发生，提高护理人员用药能力和患者用药的依从性。临床药师作为药物治疗的监督管理者，可以用自己独有的专业知识和技巧来发现和解决患者的用药问题，并要求参与治疗会诊和拟定用药方案，了解和掌握每个患者的用药史，对治疗药物进行不良反应和血药浓度监测，实现个体化给药，从而保证药物使用获得满意的结果。通过深入临床，开展合理用药工作，提高临床药物治疗水平和临床合理用药意识，使药师真正成为利用所掌握的药学专业知识，解释、解决患者用药的特殊问题，指导患者安全、有效、经济、合理用药的专家。

（3）掌握必要的临床医学知识：一名合格的临床药师要面向临床参与药物治疗，除有较丰富的药学知识外，还必须掌握一定的医学知识，如病理生理学、药物治疗学、诊断学、内外科学等，以适应临床工作的需要。由于药师以往受教育背景与医师不同，使其参与临床制定合理用药方案时，彼此之间缺乏共同语言，药师就很难参与其中，也就更谈不上"指导临床合理用药"了。由此可见，调整知识结构对临床药师的迫切性和重要性，仅拥有药学知识、而不具备必要的医学知识的临床药师在开展 PC 工作中不可能适应高标准的职业素质要求，其最终结局只能是被淘汰出局。

（4）善于与医护患沟通、注意交谈技巧：PC 是药师与医生、护士及其他医技人员密切配合，共同以患者为中心实施医疗服务的全过程。药师下临床同医生的合作首先应当明确以患者为中心，医生、护士、药师之间各有所长，相互平等。为了融洽各方面的关系，药师应当首先摆正自己的位置，本着谦虚好学的态度，不可自以为是。交谈的话题应以患者为主，可以涉及药物治疗、疾病诊断、实验室数据分析等方面的内容。向医生提供药物治疗方案时，应以建议的形式提出，遇到自己不大清楚的问题时，不要冒失地回答，应在详细查阅有关资料之后，再明确答复。对于自己掌握的知识要敢于发表自己的看法和意见，但应注意方式，避免医生产生误解。

总之，PC 的实践将使药师从幕后走向前台，从只在药房配药到面对面地指导患者正确用药，这将使得患者与药师的接触越来越多。药师将成为接受保健咨询最多和最受人信赖的职业。药师在 PC 中，不但指导方便患者，取得公众信赖，同时也体现出了药师自身价值。一个优秀药师应该是临床用药的参与者、咨询者、研究者和监督者，这一重要角色的扮演将从根本上改变医院药师形象，提高医师药师的地位。

二、药物经济学

（一）药物经济学的发展

随着人类社会卫生保健的需求日益增加，药物治疗费用的迅速增长已经成为妨碍各国医疗事业的沉重负担。因此，药物的选用原则上，除高效和安全外，药物治疗的费用问题（经济因素）也作为指导临床治疗决策和合理用药的一个方面，近年备受关注。在我国上海、青岛等地开展的"总量控制，结构调整"的改革目的就是要扼制医疗费用的过快增长。药物经济学（PE）是以卫生经济学为基础而发展建立的一门新型交叉学科，它是一门将经济学原理和方法应用于评价临床药物治疗过程，并以此指导临床医生制定出合理的效果处方为主要宗旨的应用科学。由此可见，PE研究可为临床合理用药、药品资源的优化配置、新药的研制与开发、临床药学服务、药政管理和医疗保险等提供决策依据，使药物治疗达到最好的价值效应。

（二）药物经济学研究的主要内容

1. PE概念　PE是研究上市药品与诊疗工程结合后所出现的一些经济学现象的一门新兴学科，归属于药物流行病学范畴。

2. PE研究的范畴　PE最早是以疾病的费用、疾病治疗的费用－效果分析（CEA）和费用－效益分析（CBE）等评价方式初创于20世纪70年代前后。"药物经济学"以"pharmacoceonomics"一词做专业术语见于80年代初。经过发展，PE已初步形成一套基本理论与分析方法，并发展成为一门新兴的药学分科。它涉及的方面有：

（1）药物疗法的经济学评价。

（2）新药的定价。

（3）药物利用述评。

（4）药物处方的管理。

（5）药品方针政策和赔偿问题。

（6）药品和疾病的经济学评价。

（7）药品和疾病的生活质量的评价。

（8）药品经济学评价和研究方法。

（9）医疗标准的评定方法。

（10）药品评价方法。

（11）新药的药品经济学评价。

3. PE 的学科任务 对比分析与评价不同的药物治疗方案、药物治疗与其他治疗（如手术或理疗）方案、不同的临床药学服务（如 TDM）或医疗或社会服务（如家庭病床）所产生的相对经济效果，为临床合理用药和治疗决策科学化提供客观依据。PE 的研究目的是从整个人群来考虑如何合理地分配和使用有限的卫生资源和医药费用，使全社会获得最大的收益，即努力使药物既高效又经济地直接为患者服务，以最低的药物治疗费用收到最好的医疗保健效果。

4. PE 研究步骤 PE 研究大多以"人群"为研究对象。因此 PE 评价在理论上应在随机分组的、安慰剂对照的大样本人群体中进行，但此设计要求在一些实际研究中（如药物治疗的费用效果比较）可能行不通。为此，有人提出了开展 PE 研究的十个步骤。

（1）明确要解决的 PE 问题。

（2）确立研究目的。

（3）确定用于比较项目及其结果。

（4）选用正确 PE 分析方法。

（5）根据分析结果确定所耗费用。

（6）鉴定资源。

（7）建立结果事件发生概率。

（8）应用决策分析。

（9）引进行费用折扣分析或敏感分析或费用增量分析。

（10）发表研究结果。

5. 评价 PE 研究结果的注意事项 PE 研究中使用的参数大多数是"软指标"，其研究结果的合理性将直接影响临床治疗决策的科学性。因此，专业人员在评价或应用每一篇发表的 PE 研究结果时应注意下述问题。

（1）所提问题是否可直接通过研究解答？

（2）对不同治疗方案的描述是否详细？

（3）是否有足够证据评价方案有效？

（4）是否考虑到了所有使用费用的重要项目？

（5）费用与结果的测量是否标准？表述两者的单位是否合理？

（6）费用与结果的定值是否可信？

（7）费用与结果是否需要时间参数矫正？

（8）是否逐项列出不同方案的费用和结果的差异？

（9）有无敏感度分析？

（10）研究结果和讨论部分是否涉及读者在使用研究结果时应注意的全部问题？

6. PE 分析的基本方法　PE 的主要分析方法都要建立在费用分析（CA）的基础上，因此，常用 PE 分析方法均以货币金额（钱数）作为费用指标。根据不同分析方法所测得量的结果不同，主要分析方法可区分为：费用 - 效果分析（CEA）、费用 - 效益分析（CEA）、费用 - 效用分析（CUA）和最低费用分析（CMA）等。

（1）费用分析（CA）：只评估投入或费用（成本）、不涉及产出或结果，如疾病的费用分析、药物的费用分析和药物不良反应的费用分析等，故 CA 无明显治疗学意义，只能为费用控制和资源优化配置提供参考依据。

（2）费用 - 效益分析（CBA）：一种费用和结果均以货币单位进行测量与评估，并据此计算和比较钱数得失净值或费用与效益比值的经济学分析方法。其中，费用包括药物治疗的直接费用（如就诊费、检查费、药费和病床费）和因病所派生的间接费用（如陪护费等）；效益是用货币金额表示某一方案所产生的最大愿望或预期结果的价值（如药物使患者早日康复后所节省的费用和因恢复工作所创造的财富等），即效益以钱数来衡量药物治疗的结果。可见，CBA 可以比较费用和效益的相对高低（两者之差或比率），药物治疗是否有价值取决于所生效益是否超过所耗费用，当效益大于费用时则可认为该方案可行。因此，CBA 的优点在于它可对不同治疗方案间的效益和费用的绝对值进行直接比较，为在多种方案中选择最佳者提供科学依据。

（3）费用 - 效果分析（CEA）：一种结果以某一特定的临床治疗目的（如症状缓解、疾病治愈或延长生命的时间等）为衡量指标，并据此计算和比较其费用与效果比率或每单位所需费用的经济学分析方法，其目的在于选择达到某一治疗效果时所需费用最低的治疗方案。如有人比较评价了高血压患者每延长 1 年生命选用不同降压药时，所需费用的相对大小依序为：普萘洛尔 10 900 美元，氢氯噻嗪 16 400 美元，硝苯地平 31 600 美元，哌唑嗪 61 900 美元，卡托普利 72 100 美元。据此可见普萘洛尔的费用效果最好。

（4）费用 - 效用分析（CUA）：旨在评估和比较改进生命质量所需费用的相对

大小或质量，调整生命年限（QALY）所需费用的多少，以此描述人们在改进健康上每花费一定费用所获得的最大满意程度，QALY 是指用健康满意的生活年数来衡量患者实际的生命年数。

（5）最低费用分析（CMA）：CBA 的特例，是指当两种或多种方案效益相等时从中选出费用最低方案的一种分析方法。

（三）PE 研究的国内现状与展望

我国全社会卫生保健总费用占国民生产总值比例逐年增长，卫生保健中的经济问题，特别是有关药物治疗的费用问题已成为全社会关注的热点之一。

PE 学科被引进我国较晚，直到近年在理论和介绍上才有所进展，研究也才刚起步，在费用控制方面已开始遴选国家基本药物目录。从医药费用上涨过速的现实来看，在我国广泛开展 PE 的宣传和研究是医药事业发展的必然要求。有理由相信，通过改革现有公费医疗体制，普及 PE 基础教育与职业继续教育，积极开展药物的 PE 研究并推广其成果，增强用药的费用效果意识，这些将对抑制医药费用的过速增长起决定作用。

（徐秀军）

第九章 医院科教管理

第一节 概 述

一、医院科教管理概念

医院科教管理是医院对其所属的科研和教学的职能和任务的管理，它运用计划、组织、协调和控制等基本手段，有效的利用人、财、物、时间、信息等基本要素，使其相互配合，发挥最高效率，达到最佳效果。医院科教管理以出人才、出成果为主要目的；以进行科研教学实践，发展具有优势的特色学科和培养高层次的医学专门人才为主要任务。

目前全国的医药大学（学院）附属医院及省、市级医院是重要的教学科研基地。随着医药科研教育事业的发展，一些综合性医院、专科医院、县级医院、中医院也成为医药教学及科研基地，这些都为医院的科教管理奠定了基础。

二、医院科教管理的内容

医院的科教管理内容包括：组织管理、职责管理、业务管理、人才管理。

1. 组织管理 由于各级各类医院所承担的科教任务不同，科教的组织形式各异，对医院科教组织进行科学管理，有利于医院科教任务的完成，确保科教目标的实现。

（1）医院科研组织管理：主要是指对科研机构（研究所、研究室、研究组）的建设管理、科研机构的经费管理、医院科研机构的条件管理和实验室技术装备管理等相关的管理活动。只有科学地将科研工作中的人、财、物进行组织管理才能有效发挥各自的作用，产生较大的效益。

（2）医院教学组织管理：包括教务管理、教师管理、学生管理。医学院校附属医院的教学工作是一个复杂的系统工程，为了不使基础医学和临床医学、理论医学和实践医学脱节，医学院校实行了院系合一门制，加强了对附属医院教学观念、教学素质的强化，健全了教学管理机构，以加强对临床教学工作的领导。

2. 职责管理　医院的科研科、教务科、学生科和各教研室，是负责管理科教活动的主要部门，担负着组织管理医院科教工作的职责。科教工作进行如何，取得了怎样的成绩，是各职能部门职责完成的情况的体现。医院科教部门的职责包括：建立科学的科教管理体制，制定各种科教工作条例和规章制度；拟定和实施科教计划，加强教研室建设；协调全院各职能科室做好有关科教的管理工作；完善科教质量保障机制，监督检查科研教学质量；加强科教人才队伍建设，保障合理的梯队结构；注重学科带头人和专业定向培养工作等。

3. 业务管理　业务管理是对贯穿整个医院科研、教学业务活动过程的规范化管理，也是医院管理中不可忽视的重要环节。医院科研业务活动一般要围绕科研的选题、申请、实施、总结、鉴定、申报、奖励、推广等基程序进行。内容上分为计划管理、过程管理、成果管理及科技档案管理等方面。计划管理是指根据医学技术的进展情况对医学科学技术进行预测；根据国家和上级机关的科研规划，结合医院的条件和特点制定出短期、中期规划，以及与科研实施计划有关的各项工作计划。过程管理是对科研工作的指导设计、审查评价；落实计划、明确职责；定期检查、掌握进度；按期结题、及时验收整个过程的管理。科技成果管理包括了对科技成果的鉴定、申报、奖励。其类型有：国家自然科学奖、国家发明奖、国家科技进步奖、基层奖。科技档案管理主要内容包括：课题的内容、意义、目标和预期结果；课题设计报告及评审记录；研究步骤和起止日期；研究进程中的主要问题和解决办法；研究阶段性结论与转归；科研成果文件（包括鉴定文件总结、论文）等。

医院教学的业务管理是指教育单位以教育教学活动的全过程和各环节为对象，以完成教学计划为目标，以教育教学的主体（教学管理人员、教师、学生）为重点，通过对教育教学活动主体、过程的决策、计划、组织、协调和控制，以实现教学活动目标的过程。分为临床教学任务管理、临床教学条件管理、临床教学过程管理、临床教学评价管理。

4. 人才管理　医院科研和教学人员作为医学科教活动的主体，是医院创新和发展的根本动力，科教人才是第一生产力。在医院管理活动中，无论搞科研还是抓教学，都必须依赖于科教人员的参与，因此培养现有人才和引进外来优秀人才，拥有更多的成熟型人才，是医院科教人才管理工作的重点。引进外来优秀人才一般无须培养费用，且有高科研起点的优点。培养院内人才一般需要一定的培养费用，但本院科教人员具有熟悉医院科教情况，实践经验丰富等优点。同时，还可以在保证医院人数不变的情况下，使医院科教队伍人数和质量得到提高，并降低人力资源成本支出。而且通过培养现有人才，可以提高现有在职人员的科研和教学的积极性，增强他们的使命感和归宿感，从而增强医院的凝集力。因此，在具体工作中，应将两者有机结合，同时兼顾，根据医院的实际情况，选择培养或引进人才，为医院科教服务，为医院的发展服务。

三、医院科教管理意义

1. 有利于医疗水平和服务质量的提高　日常医疗工作任务繁重，医务人员的主要时间和精力用于临床工作，他们的继续教育和外出进修、深造不能完全落实。教学师资力量比较薄弱，高质量的教学人才不多，科研意识不强，气氛不浓，科技成果少。医院开展科教工作，就要使医疗工作规范化、正规化和标准化，使各种临床资料更为完整。医生要进行科研教学，就要学习理论，使理论与实践相结合，可以不断地提高医疗水平，并使医院加强学科建设、人才培养、设备更新、新技术引进，可以促进医疗，提高医院诊疗水平和服务水平。

2. 有利于临床科研工作的开展和医学人才的培养　目前，医院开展科研教学工作，就有一支结合临床工作的教师队伍，有利于临床科研工作的开展和医学人才的培养。医院在参与医学院校培养高级医疗人才和医院职工的继续教育工作中，可以不断优化自身的人才队伍，也因为教学特长，医院的管理人员参与了医学生的教育管理，而不断提高自身的管理素质；医院的医务人员参与了临床教学和实习带教，不断提高自身的专业素质和医德医风。医院的科教管理为医院的医技人员提高医疗水平提供了支点，为医院的人才建设搭建了必要的平台。

3. 有利于增强医院的综合竞争力　医院的科教水平是医院综合竞争力的重要影

响因素。医院是典型的知识密集型的服务行业，防治各种疾病，提高卫生服务质量，都离不开医学科技发展和创新。实施科教兴院可以通过创新，提高医院的管理能力，促进医院内涵发展，实现医院可持续发展，增强医院在新形势下的竞争优势。

4. 可以促进对外的学术交流合作　科教管理的开展，使医务人员了解最新的医学动态、发展方向，及时获取最新的医学信息和医疗技术。通过这些交流合作，可以促进医院医疗水平的提高，扩大医院的知名度，为医院谋求更好的发展奠定基础。

（徐秀军）

第二节　医院科研管理

一、医院科研管理的意义

1. 提高医疗技术水平和医疗质量　随着医学模式的转变和疾病谱的变化，有组织地进行医学研究，有利于深入系统地总结以往的实践经验，加深对人的生命和疾病现象及其发生、发展规律的认识，不断发展医学新理论，攻克技术难关不断提高医疗技术水平和医疗服务质量，增进人民健康。

2. 促进学科建设和人才培养　通过医学研究并不断总结临床实践经验，有利于培养刻苦钻研、勇于创新、科学严谨的医学人才队伍，同时为学科建设打下坚实的基础。

3. 加强国内外学术交流和提高医院学术地位　通过不断地开展高水平的医学研究，将研究成果通过各种形式进行学术交流，能够及时了解国内外医学研究新进展，引进新技术、新项目，促进医学发展，同时扩大医院在医学专业领域的影响，提升医院学术地位。

二、医院科研的特点

1. 安全性 医学科学研究是探索人类生命本质及其疾病与健康关系的科学，以人为研究对象是医院科学研究的重要特点之一。因此，要求科技人员必须具有崇高的职业道德和严谨的科学作风，符合伦理原则，保证安全可靠，绝不允许直接或间接地损害他人的健康。凡涉及人体实验，必须在严肃的道德准则和严格的法纪规定下进行，国际上通用的《人体试验准则》、我国《药品临床试验管理规范》等对人体试验均进行了严格的规定。

2. 复杂性 医学科研的安全性大大增加了医学科研的复杂性。如临床研究，需制定一系列的试验原则、范围、设计方案、道德规范甚至法律等；动物实验研究要制造某种病的动物模型；人体的精神心理状况，生理活动和疾病过程还受到社会因素的作用等。医学研究的复杂性，需要医学科研人员在制定研究计划、考虑研究方案时更应细致周密，以确保研究结果的准确性与科学性。

3. 社会公益性 医学科研的目的是保护人类健康，是直接为社会生产力中最重要的因素劳动力服务的，同社会生产有着直接的联系，属于社会公益性事业。社会效益是目前医学科研的主要目的，它面向社会、服务社会、造福人类。在医学模式和疾病谱发生根本转变的今天，新的医学基础理论、新的诊疗技术与方法、新的药物与仪器正在不断地向人类提供新的医疗保健措施。

4. 多学科交叉性 随着医学科学的迅猛发展当代医学科学发展趋势是：一方面进一步分化出许多精细的学科，另一方面学科之间相互交叉渗透不断形成新的学科，如细胞分子生物学、生物医学工程学等。医学科学研究正是顺应着这种趋势出现了多学科的渗透，生物学、工程学、物理、化学、环境、社会心理等广泛地渗入医学研究领域，不仅大大提高了基础医学的研究水平，同时对临床医学研究也产生了巨大的影响。一项重大的科研项目，需要多个学科的联合，形成优势互补、突破创新，才具有竞争力。

三、医院科研管理的内容

（一）医院科研的组织管理

1. 医院科研的组织与领导

（1）确立医院科研领导体制：医院有一位副院长分管科研工作。

（2）成立学术委员会：学术委员会负责医院科研课题申报前的评审与咨询，提出改进的意见与建议；论证科研机构和各种科研活动方案。学术委员会由医院内学术造诣较高、才学出众、品德高尚的专家组成，人数一般为 9 ~ 11 人。

（3）设立伦理委员会：伦理委员会或伦理小组负责论证医学科研中有关涉及人体实验方面的伦理学问题。伦理委员会由 5 ~ 7 名医学专业人员、行政人员和至少 1 名非医学专业技术人员组成。伦理委员会的工作以《赫尔辛基宣言》为指导原则。在临床科研中，凡经过动物实验后应用于人体的新药物、新技术、新材料，以及有关基因工程和器官移植等方面涉及的伦理学问题都应经伦理委员会审定后，严格按国际上共同遵守的"人体试验准则"及其他有关规定，经受试者同意后，计划周密地进行必要的人体试验。

2. 医院科研机构建设

（1）研究所：研究所是医院的大型研究机构，需经上级主管部门审批同意方可建立。

（2）研究室：研究室是医院附设的小型研究机构，相当于专业科室。作为医院的研究室应具备研究的基本条件是：一定的科研人员、专用的仪器设备、科研病床和经常性的科研经费。有明确主攻方向，既要完成当前的科研任务，又要符合长远的发展方向。

（3）研究组：它是根据科研任务的需要而临时组织的，人员组成可以跨科室、跨单位，要求人员精干结构合理。研究组完成课题后自行解散，这是各级医院一种主要的科研组织形式。

3. 医院科研的条件　医院科研条件包括科研人才、科研基地与场所、实验室技术装备及科研经费。积极创造科研条件是完成科研任务的基本保证。只有将人、财、物这三个必不可少的要素有机地结合起来，通过科学的组织管理才能有效发挥各自的作用，产生较大的效益。

（1）科技人员：科技人员的质量和数量，是关系到医院科研工作能否顺利开展并取得预期成果的首要条件，是衡量医院科研实力的重要标志。按照科技"以人为本"的原则建立一支老中青梯队合理的科研队伍，发挥各自的最佳效能。对学有所长的专家教授积极发挥他们的作用，指导并培养年轻的一代。医院通过实践与考核，对德才兼备的人才进行大胆选拔与培养，为他们创造条件重点扶植，使他们能脱颖而出。

（2）科研基地与场所：医院科研除了临床研究外，实验研究占有相当重要的地位，这就需要有科研实验室、动物实验室和科研病房。

（3）实验技术装备：包括仪器设备、材料、药物、试剂、实验动物等。

（4）科研经费：科研经费是开展科研的基本保证。医院应有战略意识，充分发挥优势，组织科技人员联合起来协作攻关，提高竞争力。为此要多渠道争取科研经费，加大对科研的投入。同时每年拨出一定数量的专项经费保证科研与学科建设。

（二）医院科研的业务管理

1. 科研计划管理

（1）医学科学技术预测：医学科学技术预测是搞好科研规划和计划的前提。主要预测的依据是：当前国内外医学技术的进展情况；不同国家医学技术发展的现状和趋势；跨部门、跨学科的综合性技术课题的发展状况。

（2）科研规划：医院根据国家和上级机关的科研规划，在做好预测的基础上，根据医院条件和特点制定出本院的短期、中期规划。

（3）年度计划：医院科研年度计划就是每年全院年度科研项目的综合实施计划，以及与科研实施计划有关的各项工作计划。

它要求以科研具体项目为中心，分别列出每个项目的管理级别、所属类别、年度目标、参加学科和单位、实际开展的研究课题、科研人员、所需条件和要求等。

2. 科研过程管理

（1）指导设计、审查评价。

（2）落实计划、明确职责。

（3）定期检查、掌握进度。

（4）按期结题、及时验收。

3. 科研成果管理

（1）成果鉴定：成果鉴定指有关科技行政管理机关聘请同行专家，按照规定形式和程序，对成果进行客观公正的审查和评价，正确判断科技成果质量和水平，加速科技成果推广应用。成果鉴定必须具备以下条件：①全面完成科研合同、任务书或计划的各项要求；②技术资料完备，符合科技档案要求；③应用性科研成果必须出具应用推广单位证明；④实验动物必须具有合格证书；⑤基础性研究成果一般需论文发表后方可申请鉴定。

（2）成果申报和奖励：科技成果申报是为了让国家和地方各级科技管理部门随时掌握和了解各类科技成果的数量和意义，及时交流和推广各类科技成果，最大限度地发挥科技成果在推动社会主义经济建设中的作用。报送的每一项科技成果均应附送下列材料：①《科学技术研究成果报告》表中主要内容有科技成果内容摘要，包括成果的主要用途、原理、技术关键、预定和达到的技术指标、经济价值、国内外水平比较鉴定或评审意见、主要研究人员及资料目录等，并加盖填报单位及其负责人的印章；②《技术鉴定证书》或《评审证书》；③研究试验报告或者调查考察报告、学术论文与科学论著等有关技术资料；④成果应用、推广方案。

4. 科技档案管理　科学技术档案是科研工作的综合型技术文件。科研技术档案应分部门分课题建立，其主要内容包括：该课题的内容、意义、目标和预期结果；课题设计报告及评审记录；研究步骤和起止日期；研究进程中的主要问题和解决办法；研究阶段性结论与转归；科研成果文件包括鉴定材料、论文等。

四、医院科研管理的目标

1. 促进医疗教学任务的完成　医疗的本质在于应用知识，教学的本质在于传授知识，而科研的本质在于发展与创新知识。随着医疗卫生体制改革的深入，医疗保险、医疗市场等一系列的变革，在新的市场经济条件下，医院面临着激烈的市场竞争。在这种形势下，要使医院在竞争中保持优势，更好地为患者服务，关键在于要有一批德才兼备的医学人才、高水平的医疗技术与服务质量、现代化的管理手段。当今医疗市场的竞争，归根结底在于医疗技术和人才的竞争。科研是促进医学发展的重要手段，是保证学科建设与发展、培养医学人才的必要措施。

2. 提高医疗技术水平和医疗质量，增进人民健康　医院科研旨在研究人的生命本质及其疾病的发生、发展和防治消灭的规律，以达到增进人类健康、延长寿命的目的。随着医学模式的转变和疾病谱的变化，有组织地开展医学研究，可以深入系统地总结以往实践经验，加深对人的生命和疾病现象及其发生发展规律的认识；可以不断发展医学理论，开拓研究新领域，攻克技术新难关；可以不断寻求维护人类健康和防治疾病的最佳途径和方法，不断提高医疗技术和医疗质量，满足人民对医疗技术日益增长的需要。

3. 促进学科建设和人才培养　学科建设是保证医院特色与优势的重要手段。没有高水平的科研支持、学科建设将成为空谈。学科的水平体现在是否有知名的学科带头人、合理的人才梯队、先进的科研课题及标志性的科研成果。通过总结临床实践经验，掌握和跟踪国内外最新医学发展动态和趋势，改进思维方式，可以养成严谨务实的科研作风。更重要的是通过科学研究可以培养出一批刻苦钻研、敢于设想、敢于创新、敢于实践的具有较高科学素质的医学人才。通过学科建设带动人才培养，反过来人才培养又对促进学科发展具有相辅相成的重要作用，对于教学医院而言，开展科学研究更具有自我提高、教学相长的重要意义。

4. 加强国内外学术交流和提高医院学术地位　学术交流来源于科学研究，反过来又促进科学研究和医院学术水平的提高。通过学术交流可以使新的科学知识得以广泛传播，使医学科技人员互相启发，共同切磋，活跃学术思想，加快研究进展。特别是国际的学术交流与协作，对引进新技术、跟上医学科学发展步伐更为重要。

5. 促进医学科研成果转化　医院科学研究在解决防病治病和保护人民健康中的关键技术问题时，必定会产生一些有价值的科技成果，如应用于诊断治疗中的新技术、新方法、新材料、新药物等。这些科技成果一方面直接发挥明显的社会效益；另一方面通过技术转让技术入股或吸引外资联合生产等多种形式的开发，可转化为生产力，创造更多的社会财富，产生直接的经济效益，从而实现科教兴院的目的。

（徐秀军）

第三节 医院临床医学教育管理

一、医院临床医学教育管理意义

医院临床医学教育是医学教育的最重要组成部分，是医学生将其所学理论知识应用于实的必要环节，是后续医学人才储备的核心，是各层次临床医学教育的重要基础，也是其从学校走向社会，由学生成为医士的过渡阶段，是一个医生成长的必然过程。医院临床医学教育质量和成效决定了我国临床医学事业的规模和发展。根据目前临床医学教育特点和现状，在临床医学教育的多年工作基础上，以师资建设、学科建设为基础，以医学教育改革为重点，构建复合型人才和多元优化培养模式，在培养理论扎实、技能过硬、具备人文精神、创新能力、科学研究能力和高素质复合型医学人才方面具有明显成效和重大的现实意义。

二、医院临床医学教育管理特点

1. 伦理相关性　医学研究和服务的对象是有思维、有感情的生命个体，而不是孤立于生命个体之外单纯存在的疾病本身。医学要充分尊重患者的人格尊严，尊重人类的生命价值。这一特点决定了学生必须接受人类的高尚精神和仁爱同情的人道原则，体现在医学教育上，其人才培养的目标就具有三个基本维度：专业技能的国际标准；科学精神与人文精神相统一的职业精神；深厚化底蕴与世界眼光的统一。这三个维度的实质就是"德高医粹"。对医学生的培养并不是简单地进行专业教育，也不是开设几门文化素质教育方面的课程就能达到这三个维度的，而是要按照医学教育规律从专业本身开掘出其内在的人文意蕴，并在与实践的结合中不断地养成专业技能、高尚精神与世界眼光。

2. 社会性　医学教育不仅仅是职业培训，作为一位未来的医学工作者所担当的不仅是职业责任，而且还要担当社会责任和民族责任，医学的关怀已经深入到社会、自然等各个方面，因此，单纯的专业教育已经不能满足社会的需求，要有更宽广的知识基础，更深刻的人本意识，更敏感的悲悯情怀。

3．实践性　实践性强是临床医学教育最重要的特征。医科院校的教学在理论教学中传授的知识必须在临床实践中予以验证和补充，才能真正获得有实际价值的医学经验。随着患者对医院和医生的要求不断提高，医学生必须具备熟练的临床操作能力，根据米勒金字塔临床能力评价标准，临床医学教育的评价系统逐渐成熟，医学生的临床技能培训在临床能力评价中占有更加重要的地位。

三、医院临床医学教育管理内容

（一）临床教学的组织管理

临床教学管理的组织形式要适应完成教学任务的需要。由于各级各类医院所承担的教学任务不同，教学的组织形式也各异，但是完成一项教学工作所包括的教务管理、教师管理、学生管理工作的内容都是必需的。教学任务量小的医院上述职能都由主管教学的院长和科教科内部成员分工承担；教学任务量大的医院则分设相应管理机构分别承担并在工作中互相协调配合，共同对主管院长负责。医学院校的临床教学工作是一个复杂的系统工程。为了保证医学教育质量，卫生部规定承担教学任务的医院一般应根据教学任务量，按总编制数的 5% ~ 12% 的比例，另增加教学编制；医院床位数与学生数之比应是 1 ：10 为了提高学生的动手能力，不使基础医学和临床医学、理论医学和实践医学脱节，多数医学院校都实行了院系合一的体制，加强了对附属医院教学观念、教学素质的强化，健全了教学管理机构，以加强对临床教学工作的领导。

1．医院教务科工作职责

（1）组织拟定和接受上级教学计划，组织实施并督促检查。

（2）负责教师的培训、考核及教学质量的监督检查工作，保证教学质量。

（3）负责学生培养和管理，协助学院搞好学生学位授予、毕业分配等工作。

（4）拟定各种教学工作条例及规章制度。

（5）开展教学法研究，推广现代先进教学法，不断改进教学及教辅工作。

（6）组织外国留学生、进修生、本院医生在职学习的教学工作。

（7）建立并管理好学生的学籍档案。

（8）做好教师队伍建设工作，协调全院各职能科室做好有关教学管理工作。

2．医院学生科工作职责

（1）负责学生的思想政治工作，组织形式多样的思想教育活动及第二课堂活动。加强学生的党、团组织活动。加强医德医风和卫生法制方面的教育。

（2）定期和各教研室老师取得联系，掌握教学动态和要求，沟通和加强师生联系。

（3）坚持听课制度，及时掌握和了解课堂学生状况，协助教师提高教学水平。

（4）严格执行学生注册考核制度，保证教学工作顺利进行。

（5）及时了解社会发展动态和人才需求趋势，与有关部门取得联系，掌握供需双方情况，做好毕业生分配工作。

（6）深入了解学生日常生活状况，及时与后勤等有关部门取得联系，为同学排忧解难。

（7）制定宿舍、教室管理条例，创造一个良好的学习、生活环境。

（8）开展文娱体育活动，提高学生身体素质，活跃学生的业余生活。

（9）做好每学期工作计划和年终总结。

3．临床教研室的主要职责

（1）贯彻执行党的教育方针和卫生政策，不断提高教学质量，按照教学计划的规定，认真完成教学任务。

（2）执行教学计划，拟定教学大纲，编写教材、教案，准备直观形象的教具，坚持理系实际。

（3）负责搞好讲课、课堂讨论、辅导、带见习、带实习，以及对学生进行测验、考查、考试等教学工作。

（4）指导学生自学及高年级学生的科研和读书工作。

（5）开展教学法研究工作。

（6）制定和执行科学研究工作计划和本教研室教师的培养计划并付诸实践。

（7）坚持教书育人，注重素质教育，促进学生全面发展。

4．临床教师工作职责

（1）贯彻马列主义毛泽东思想、邓小平理论、"三个代表"和科学发展观。热爱中西医药业事业，为人师表，教书育人，具有良好的医德医风。

（2）掌握本专业所必需的基础理论和专业知识，有三年以上临床实践经验，能熟练地处理常见病和某些疑难重症，了解本门学科主要的发展趋势，具有独立担任本门课程的讲授、带实习的能力。

（3）能进行科学研究工作，有科研论文或科研成果。

（4）具备一定的语言水平和参加医学文献整理、编写及审议教材的能力。

（5）坚持出门诊、查病房、管理患者，有临床实践经验。

（6）能运用一门外国语熟练地阅读本专业的外文书刊。

（7）对相关学科和一般科学知识要有较多的了解。懂教育学、心理学、医学教育学、医学伦理学、卫生法学等方面的知识。

（8）认真完成所承担的课堂讲授、实验课指导、实习指导、辅导、答疑、批改实习作业、论文指导答辩、毕业专题指导、出题阅卷、指导研究生等方面的工作。

（9）积极参加教材编写、教学法研究、科学研究，不断提高教学水平。

5. 教学院长工作职责

（1）建立科学的教学管理体制和教学质量保障机制：加强教学工作的投入，保证必要的教学条件和环境，健全并严格执行教学管理制度。

（2）加强教研室建设，保证教学质量：临床教研室的设置应与临床科室一体化，教研室主任应是临床科室的学术带头人，大科应配备副主任或教学秘书，便于医、教、研工作统一安排合理布局和"医教研"相结合。为防止医疗任务重时冲击或削弱教学工作，教研室须做到组织领导落实，教学人员落实，教学时间落实。

（3）加强教师队伍建设，保障合理的梯队结构：注重中青年教师的培养，培养师资要制定切实可行的计划。安排中年教师主讲，让青年教师听课，协助主讲教师做好辅导和带见习生、实习生，然后让他们集体备课，进行试讲，合格后才能进行培养性讲课。注重学科带人的专业定向培养工作，有目的、有计划地培养一批具有扎实基本功和较高临床业务水平的专业人才和学科带头人。为鼓励教师尽职尽责地搞好教学，每学期对教师进行全面考核、评估，对优秀教师及时奖励。

（4）健全例会制度：医院除制定专题研究教学工作例会制度外，每周院务会请教务科长、学生科长参加，提出教学方面存在的困难和要求，使全院各部门了解教学工作，强化教学意识，提高教学责任感，形成人人关心、参与教学的风气。

（二）临床教学的业务管理

1. 临床教学任务管理

（1）抓好课间见习教学：课间见习是把课堂所学理论逐步运用于临床实践的过程，是理论联系实际的纽带和桥梁。各教研室要根据本专业的特点，掌握好带教方法，采取多种立式，注意挑选典型病例，让学生多接触患者，多接触病种，加深和巩固学生在书本上所学知识。掌握诊治疾病的技能和应变能力，了解现代医学诊治疾病的一般知识，培养学生正确分析问题、解决问题的能力，训练学生临床基本功，为今后学习临床课打下坚实的基础。

（2）抓好毕业实习教学：毕业实习是学生在校进行实践性教学的最后一个阶段，是整个教学布局中至关重要的部分。学生进入医院后，应在各科门诊及病房进行轮转实习，参加值班、管床、特护工作。在门诊和病房直接接触患者，利用自己所学到的理论知识和各种检查方法进行搜集资料、辨证分析，得出诊断与治疗意见，然后由带教老师修正指导。让学生在临床工作中，学会理论联系实际，掌握防病治病的方法，培养学生独立工作、综合分析能力。同时要注意培养学生临床思维能力、实际操作能力、语言表达能力、病历书写能力和正确处理医患关系的能力。使每个学生都能成为具有较高业务水平，较强适应能力的合格毕业生。临床见习、实习均应安排在医疗科室配套、学科齐全、医疗设备先进、制度完善并有较高理论水平、临床经验丰富、教学意识强、医德医风好的医院进行，使学生能够获得比较系统、全面的教育。

（3）抓好临床研究生培养：医学院校附属医院应根据学科招生的培养目标，结合自身实际，保证重点，制定临床研究生培养计划。培养管理形式可采取导师负责制或导师指导小组进行培养，使研究生在培养阶段能够学到有关专家的专长，并在其学科领域的科学研究方面有所发现和突破。

科教科对导师培养计划执行情况进行定期的检查与落实。在研究生毕业前，组织有关专家对学生论文进行答辩、评审与授予学位资格。

（4）抓好实习考试：临床实习考核办法目前各医院均不一致。传统的考核方法是自我总结，带教老师给学生做鉴定。这样会出现不少弊端，不能全面地综合评价学生的学习成绩，为改变这种现象，不少医院制定了较科学的综合考试方法。它包括医德、业务技能（病历书写质量和对疾病的处理、急救技能等）、综合分析能力、论文水平、组织纪律等项目。

2. 临床教学条件管理

（1）综合性教学医院应有 500 张以上病床，科室设置齐全，并有能适应教学需要的医技科室和教学设备。

（2）有一支较强的专兼职教师队伍，有适应教学需要的、医德医风良好、学术水平较高的学科带头人和一定数量的技术骨干，包括承担临床理论教学任务的、具有相当于讲师以上水平的人员，直接指导临床见习和实习的主治医师以上人员。

（3）应具有一定建筑面积的临床教学环境，包括教室、示教室、阅览室、图书资料室、食堂等教学和生活条件。

（4）教学医院应保证教学所需的病床数与病种。

3. 临床教学过程管理　加强临床教学过程管理是保证临床教学质量的关键。要安排好教学每个环节的工作，使临床教学规范有序地进行，主要包括以下方面的内容：

（1）临床教学计划的实施：医院教学职能部门应根据所承担的专业教学计划、课程教学大纲、实习大纲等，制定医院临床教学进程安排表、实习轮转安排表、理论讲课安排表和其他业务教学活动安排表。

（2）临床教研室工作管理：临床教研室是临床教学工作的核心部门。教研室工作管理包括：教研室任务与职责、教研室主任职责、教学秘书职责、专兼职教师职责、带教老师职责等。各教学岗位的教师均应按职责所规定的内容与责任开展临床教学工作。教研室的主要教研活动包括：集体备课，研讨教学中所遇到的问题，开展教学内容与教学手段、形式、方法上的革新等，以提高临床教学效果。这也包括年轻带教医师的培养性讲课、检查性听课及高年资教师的示范性教学活动。建立教师的定期的考核制度，听取学生对教学工作的意见和要求，改进教学工作，做到教学相长。

（3）专业教学的管理：临床教研室（科室）应按照临床教学大纲的要求及教学进程表的安排，组织理论讲课专题讲座，定期开展科室小讲课、病例讨论等。医学生一旦进入临床实践，带教教师就应予以严格要求，使之形成规范的临床工作习惯。如指导学生正规的体检、操作，及时（24 小时以内）修正病历书写中出现的问题，组织好教学查房，规范好临床理论与技能操作考试等。

（4）临床实习学生的管理：临床医学院学生科或医院科教科负责管理学生工作。要及时关心实习生的学习与生活情况，并予以必要的指导和支持，保证每位学生顺利完成实习任务。

4. 临床教学评价管理　一般包括对教学条件、教学过程和教学质量三方面进行评价，做出综合评价结论。

（1）教学条件评价：主要是了解和判断支持系统（包括人、财、物等）对培养目标实现的潜在可能性，是否有与任务相适应的临床教师队伍应作为条件评价的重点。

（2）教学过程评价：主要是调查分析教学进程和管理过程的状况，判断医院在实现临床教学目标过程中的计划、组织、领导和调控方面的措施。

（3）教学质量评价：主要是调查了解医院在学生医德医风教育、知识与临床技能方面是否达到了预期目标，以及在教学科研方面所取得的成绩。最终是用人单位对毕业生的总体评价。

（徐秀军）

第四节　医院重点建设和医院特色和定位

一、医院的重点学科建设

随着我国医疗改革的不断深化，医疗卫生行业的"体制再造"速度将在未来几年中超过其他行业。医疗市场的竞争日趋激烈。竞争的核心及结果使得医院学科建设将向特色学科和优势学科群体发展，对学科的科技水平和人才队伍将提出新的要求。因此，学科建设尤其是重点学科建设将成为医院生存与发展的关键。

（一）医院重点学科建设中存在的问题

（1）重点学科建设独立于医院整体发展。重点学科建设归根结底是医院的一个发展战略，其实践应该完全融入医院的总体发展规划。但是现实是，承担医院重点学科建设的部门或者科室独立性比较强，支配着医院大量的医疗资源，部门优越性强，这些造成重点学科建设路径凌驾于医院总体发展规划基础之上，与其他部门缺少交流，资源内耗严重。

（2）学科带头人的作用与预期目标差别较大。使用成本高昂，效果不理想。理想的学科带头人应具有丰富的专业知识和突出的专业技能、较强的管理协调能力、超凡的创新意识和能力，需要组织的长期培养和自我修养及能力沉淀。可现实却是重点学科建设实践中，各级医院均存在速成观念，不计成本培养或引进带头人，缺乏对组织的 SWOT 分析，目标不明，资源使用不优，成效打折扣。

（3）人才梯队建设没有达到预期目标。人没有形成自主创新、持续改进的良性工作机制，人才规划制定的好坏影响着学科战略目标的实现，人才的质量与结构往往形成制约学科发展的关键因素。但在实践中，大多数领导者没有重视人才的重要性，造成人才结构不合理，人才质量较低，学科梯队凝聚力、向心力不强，创新意识和能力的瓶颈问题依然很严重。

（4）资金管理粗放，成本意识淡薄，使用效率低下，浪费和资金不足并存。在资金和经费使用上，突出存在的问题是：预算不够合理，成本核算不严，审计环节缺失，管理粗放，在资金和经费短缺的同时存在严重浪费现象，相当部分资金没有用到知识创新、技术创新等关键领域，使用效率低下，产出结果不佳。

（5）经验管理问题严重，系统的科学的管理模式尚未形成。在学科建设实践中，学科建设任务承担者习惯沿袭传统管理方式、方法，组织和制度惯性很重，创新意识不强，创新能力不足，浮于表面，流于形式，浪费大量时间和资源。

（二）重点学科遴选的要点

1. 现状及发展方向　主要考虑其现实的综合能力，包括医疗技术水平、规模、优势，学科的发展方向及总体水平是否达到遴选标准。

2. 人才队伍建设　重点学科建设的核心是人才，必须具有德才兼备、技术水平高、管理能力强的学科带头人，并有结构合理，人才匹配齐全的学科梯队，才能有效地开展业务活动。

3. 区域布局合理　医疗卫生服务是一项社会性工作，重点学科的遴选应符合所在地区的社会医疗保健需求。这样不仅有利于本专业的发展与提高，也有利于对医疗保健工作全局的推动与指导。

4. 未来发展潜力　遴选医学重点学科既要客观地评估其现实能力，又要注重其发展潜力。发展潜力反映在未来 3～5 年（一个评估周期）或更长时期内保持学科建设持续稳定发展的能力。

5. 现有资源保障　在其他相关条件具备的前提下，要充分考虑现有资源的调度分配能否保障重点学科建设展的需要。

（三）加强重点学科建设的措施

（1）从医院整体战略出发，整合资源，优化组织结构，做好目标和任务细分。充分利用 SWOT 分析和需要分析，明确重点学科的优势、劣势、机会和威胁及其核心竞争力所在，找准市场定位，找到目标人群，保障重点学科建设项目的顺利完成。

（2）精心培养和选拔学科带头人，以高级人才为基础，构建合理的学术梯队。学科带头人不仅要有丰富的理论知识，还要有较高的心理素质、身体素质及职业素质。因此，培养选拔年富力强的、具有真才实学的、有组织管理能力的、有良好的学术道德的优秀科技人才作为学科带头人最为重要。选拔学科带头人不论资排辈，注重德才表现和实际工作能力，使优秀中青年骨干人才脱颖而出，增强梯队成员的奋发精神。

（3）以科学管理为导向，促进学科的可持续发展。主要有以下两方面。

1）实行政策倾斜：加强对重点学科的弹性管理，加大管理力度和资金等资源的投入，对重点学科的实验室进行完善和设备的引进，满足相关实验需要。

2）强化合作机制，优化资源的配置：加强院内科研合作，充分发挥重点学科的带头作用，综合统筹全院人力、物力，系统整合资源，可根据医院现实情况建立相应的重点学科群建设，以提升医院的核心竞争力。

（4）重视结果管理。改变传统成果评价方式，加快科研成果转化项目，重点学科建设活动结果要符合 SMART 原则，制定科学的学科评估指标体系，引导医院重点学科建设向更符合医院发展战略、更符合社会需要的方向发展。

二、医院特色与定位

（一）医院特色

国家各方面事业的快速发展，给医院建设注了新的生机和活力，也使其面临严峻的挑战，国外医疗服务行业将进入中国医疗服务市场，一批合资医院将应运而生，它们机制灵活、讲究效益、注重服务品牌，必将吸引一部分人群前去就医，医疗服务市场的争夺必将呈现白热化趋势。怎样在激烈的竞争中立于不败之地，成为众多医疗机构面临的首要问题。

医院在如此严峻的竞争中要想保持良好的竞争力，有长足发展，应注重树立本医院的特色，做到"人无我有，人有我优，人优我特"。

1. 医院特色的定义　特色是事物所代表的独特的色彩、风格等。比如企业的商标、口号等，它往往能吸引目标群体的注意力，从而成为该产品的潜在顾客或顾客。

医院特色是在同类医院中或在一定地区范围内，具有领先地位和显著疗效的专科，它有一定的影响力和声誉，不是靠广告效应，是靠疗效及服务质量吸引所在地区和地区以外的患者前来就诊。

一所医院即使没有整体优势，它也可以通过一个或几个关键技术或少数几个知识领域，打造具有竞争优势的医院。即使不是全能冠军，也可以经过努力成为单项冠军。特色专科是医院的"拳头产品"，是医院的名牌，更是一种无形财富。

2. 创建医院特色的现实意义

（1）有利于医院的长远发展：医院特色能增强医院的竞争力，在长时期保持超过同行业平均水平的社会效益和经济效益，为医院创造可持续性的竞争优势，使医院在竞争中保持主动性，得到长足发展。

（2）为中小医院争取竞争主动权提供契机：医院特色不仅仅存在于大型综合医院，在一些中小医院同样存在，特别是一些专科医院，这种优势更加明显。中小医院可以通过抢占行业技术制高点，集中有限资源，把握医疗领域关键技术，培育自己的核心竞争力，争取竞争主动权。

（3）有助于我国医院应对外资医院的挑战：加入 WTO 以后，国外医疗资本迅速流入我国，外资医疗机构大量建立，打破了过去公有制一统医疗界的状况。这些医疗机构的产生使医院面临的竞争越来越严峻。与外资医疗机构相比，我国医疗机构在技术层次、人才结构等方面存在较大差异。要想在竞争中生存就要发挥本医院的特色，如充分发挥中医调理作用，发挥中药副作用小的优势。

（4）为医院多元化经营提供了新思路：医院特色不是简单的要求专科发展，而是对医院的全面发展提出了要求。同时，激烈的医疗行业竞争不是一个或几个专科优势就能完成的，需要全院众多科室的共同努力。建立鲜明的医院特色，以专科优势带动整体发展，促进医院的多元化经营。

3. 发展医院特色的方法

（1）开展技术创新：创新是医院特色最重要的形成机制，医院创新的核心——技术创新与医院特色有密切关系。据统计，企业创新的财富 50% 来源于技术创新，医院是技术密集型组织，技术创新具有重要地位。技术创新可以提高医院的竞争能力，是医院特色形成的关键和根本保证。

开展技术创新，首先要加强科学研究。医院医疗水平的竞争，主要是科学技术的竞争，科学技术的进步是搞好特色建设的后劲所在。

开展技术创新，要加强人才的培养。兴业之本，唯在用人，人才是竞争中最宝贵的财富，过去那种"一次分配定终身"的情况已不复存在，哪里条件好、待遇高、环境宽松、能实现自身的价值，人才就往哪里流动，而现代意义上的竞争实际上就是人才的竞争，吸引人才、留住人才将成为医院特色建设的生力军。

（2）创建优秀的医院文化：医院文化是特定医院当下普遍自觉的观念和规则系统。它是形成管理方法的理念，是导致行为方式的动因，是人际关系所反映的处世哲学，是对待工作、服务的态度。医院文化与医院特色是相辅相成的。

医院文化的创建要有特色：不同的医院特色决定了不同的医院文化而不同的医院文化也反映了不同的医院特色；没有特色的医院文化就等于没有医院文化。

医院文化要实事求是，具有持续性：一个医院建设成熟的医院文化，需要 2 ~ 30 年的过程。完整的医院文化是医院一笔宝贵的无形资产，可以增加医院的凝聚力和向心力，成为员工的重要力量。要避免高谈理论和精神，要着眼于本院的实际提出具有"文化竞争"和"形象竞争力"的医院文化。

医院文化建设要注意创新：当医院生存环境发生了根本变化，医院规模上了一个新台阶时，医院文化要进行相应的创新和修正。只有这样，才能时刻保持医院特色，推动医院不断发展壮大。

医院文化建设要注重对优秀传统文化的继承：我国有着悠久的历史和灿烂的文明，其中乏大量优秀的经营理念和经验，在保持对医院文化创新的同时应注意对这些理念的吸收借鉴。医院文化建设的过程也是分析医院历史传统、结合医院现实、在继承和弘扬历史传统的基础上整合出更适合现代经营的医院文化过程。

（二）医院的定位

随着我国医院卫生体制改革的不断发展，医院作为为社会公众提供医疗服务的事业单位，其公益性日益突显，然而医院的补偿机制尚需要进一步提高。作为公益性医院或非公益医院，拥有较多的患者和维持稳定的收入成为医院生存与发展的前提条件。但大多数医院面临情况是，一方面政府的补贴越来越少；另一方面同行业的竞争日趋激烈。在此情况下，医院作为医疗行业竞争的主体怎样才能在竞争中立于不败之地呢？现代营销学指出，一是要加强医院特色建设，另一方面是做好医院的定位。

1. 定位的概念　定位是当代产业营销中一个最为常用的字眼，定位理论逐渐被更多的人所接受，它在我们现代企业经营管理中发挥着越来越大作用。依照美国学者艾·里斯的法，定位就是把一项产品定位在你未来潜在顾客的心中。通俗地讲，定位就是你的顾客能清楚地认识你是谁，你能给他带来什么特别的好处。作为一家医院，我们究竟能够给患者带来哪些"特别"的好处，而这些好处恰恰是其他医院所不能提供的。将自己的服务与其他医院所提供的服务相区别，让患者在比较中选择自己，这正是在市场竞争环境下，医院管理者们运用定位理论所要达到的目标。

2. 医院的定位　通过CI系统做好医院定位：CI系统（Corporate Identity System）即企业形象识别系统，是企业规模化经营而引发的企业对内对外管理行为的体现。在当今国际市场竞争愈来愈激烈，医院之间的竞争已不是产品、质量、技术等方面的竞争，已发展为多元化的整体的竞争，通过CI系统医院可以建立有特色的医院文化及服务理念，吸引患者。CI系统应用于医院包括以下三个方面：

（1）理念识别系统（MI）：它是确立医院独具特色的经营理念，是医院医疗过程中设计科研、服务、管理等经营理念的识别系统。是医院对当前和未来一个时期的服务目标、服务思想、服务方式和服务形态所作的总体规划和界定。主要包括：医院精神、医院价值观、医院信条、市场定位、组织体制、社会责任和发展规划等。属于医院文化的意识形态范畴。

（2）视觉识别系统（VI）：以标志、标准字、标准色为核心展开的完整的、系统的视觉表达体系。将上述的医院理念、医院文化、服务内容、医院规范等抽象概念转换为具体符号，塑造出独特的医院形象。CI设计中，视觉识别设计最具传播力和感染力，最容易被公众接受，具有重要意义。

医院可以通过VI设计实现对内征得员工的认同感、归属感，加强医院凝聚力，对外树立医院的整体形象，资源整合，有控制的将医院的信息传达给大众，通过视觉符码，不断强化大众的意识，从而获得认同的目的。

（3）行为识别系统（BI）：医院实际服务理念与创造医院文化的准则，对医院服务方式所作的统一规划而形成的动态识别形态。它是以服务理念为基本出发点，对内是建立完善的组织制度、管理规范、思想教育、行为规范和福利制度；对外则是社会公益文化活动、公共关系、医疗服务活动等方式来传达医院理念，以获得社会公众对医院识别认同的形式。

3. 树立品牌意识　医院形象突出表现为知名度和美誉度，拥有好的品牌既能增加医院在社会上的知名度，吸引潜在患者，又能扩大美誉度。因此，医院领导者要格外注意树立医院的品牌意识。要保护品牌，珍惜品牌。品牌是医院的无形财产，品牌就是市场，品牌就是资本，品牌就是财富，品牌就是生命。在医院里，优质的品牌是以优质的服务为基础，优质的服务首先就是无差错服务。维护品牌形象，保持品牌长久的生命力，应是医院每一个医务工作者肩负的神圣使命，也应成为医院经营理念与医院文化的重要内涵。

4. 确立明确的目标市场　医院领导者应根据系统的分析和深入的市场调查，明确竞争对手的相关信息，了解潜在患者，通过市场细分谨慎确立目标市场；优化整合资源，避免资源的浪费，实现优势互补。

5. 根据市场经济规律，深化医院改革　当医院现有管理模式不适应市场经济发展规律，医院运行难以维持时，应适当进行医院改革。在改革过程中，找准市场定位，把握市场动态，以较强的市场理念，进行行之有效的改革，促进医院长足发展。

（徐秀军）

第十章 医院人力管理

第一节 概 述

一、人力资源管理的内涵与特点

1. 人力资源 随着知识经济时代的来临，人力资源已上升成为"第一资源"。人力资原是以人的生命机体为载体的社会资源，是指一定时间、空间范围内的人口总量中所蕴涵的劳动能力的总和。人力资源也称作劳动力资源、劳动资源。人力资源有三层含义：

（1）人力资源存在于特定的物质实体：即一定数量和质量的劳动人口（如一个医院的在职员工）。但人力资源不等于劳动人口，而是劳动人口中所蕴涵的劳动能力，包括了人的体质、智力、知识和技能等。

（2）人力资源涵盖了所有劳动人口的劳动能力：对一个医院来说，包括从最高管理层、专家、教授到最基层工作人员在内的全体员工的劳动能力。人力资源所具有的劳动能力存于人体中，在劳动时发挥出来。

（3）人力资源具有能动性：能动性是人力资源与其他一切资源最根本的区别。人力资源是一切资源中最关键的资源，是最活跃、最积极的生产要素。

2. 人力资源管理 人力资源管理是运用现代化的科学方法，对与一定物力相结合的人力资源进行有效开发、合理配置、充分利用和科学管理的制度、程序和方法的总和。是为了更好地完成组织的各项任务而充分发挥人力作用，充分发挥人的主观能动性，使人尽其才，事得其人，人事相宜，从而实现组织目标的管理活动。人力资源管理的工作任务主要包括：制定人力资源规划，进行岗位分析，员工的招聘、培训、绩效考评、薪酬管理、职业生涯规划等。

3. 人力资源管理与传统人事管理的异同　人力资源管理是一门有关如何管理人的学科，由传统的人事管理演变而来。虽然人力资源管理与人事管理在管理对象（人）、部分管理内容（如薪酬、编制等）、某些管理方法（如制度、奖惩、培训等）等方面有共同之处，但是两者又有较大的区别。

（1）管理理念不同：传统人事管理主要以"事"为中心，将人视为一种成本、一种"工具"，注重的是投入、使用和控制。而人力资源管理以"人"为中心，把人视为宝贵的资源，重视对人力资源的开发。

（2）职能定位不同：从职能和定位上看，人事管理属于行政管理的范畴，是组织的执行层，职能范围限于具体的、操作性、程序性的人事行政工作，而人力资源管理是组织战略管理的重要组成部分，更强调主动地根据组织战略目标对员工进行全方位的开发和管理。

（3）管理目标不同：从管理的目标看，传统的人事管理侧重提高工作效率和效益，为组织创造财富，而人力资源管理在实现组织目标的同时，也关注提高员工的工作生活质量、发展个人。

（4）管理方法不同：传统的人事管理是比较孤立的静态管理，而人力资源、管理是全过程的动态管理。

（5）管理者角色不同：管理者角色，传统的人事管理由人事管理部门的专职管理者开展，而在人力资源管理中，人力资源管理不仅仅是人力资源部门的工作领域，所有的管理人员都看成是人力资源管理者，都肩负着使其下属高效工作的职责，人力资源管理者更多地充当直线管理者的支持力量。

4. 人力资源专业人员的素质与技能　作为人力资源专业人员不仅要掌握人力资源管理方面的专业知识，而且还需全面提高自身素质。一名真正出色的人力资源专业人员必须具备的素质主要有：较强的表达能力、敏锐的观察能力、诚实、热情、良好的协调能力、综合分析能力、果断决策的能力、自如的交流本领等。

人力资源专业人员有效地对人力资源进行管理，必须具有一定的技能，这些技能需要在人力资源管理实践中不断提高。对于人力资源管理者来说，能否将自己的注意力从当前的操作层面向未来的战略层面转移是他们面临的最大挑战。

二、医院人力资源管理

（一）医院人力资源管理的概述

医院人力资源管理就是为了更好地完成医院的各项任务而充分发挥人力作用的管理活动，是人力资有效开发、合理配置、充分利用和科学管理的制度、程序和方法的总和。医院人力资源管理贯穿于医院人力资源运动的全过程，包括人力资源的预测与规划、工作分析与设计、人员的甄选录用、合理配置和使用，还包括对人员的智力开发、教育培训、调动人的积极性、提高人的科学文化素质和思想道德觉悟等。

（二）医院人力资源管理的作用

医院人力资源管理的作用主要体现在以下几个方面。

（1）通过采取一定的措施，充分调动医院职工的积极性和创造性，最大限度地发挥人的主观能动性。

（2）通过合理的医院人力资源管理，实现医院人力资源的高效，从而取得最大的效益。

（3）通过合理的医院人力资源管理，培养全面发展的人。人类社会的发展，无论是经济的、政治的、军事的、还是文化的发展，其最终目的都是为了人本身。

（4）通过合理的医院人力资源管理，建立合理的用人机制，提高医院的整体实力。

（三）医院人力资源管理存在的问题

目前医院人力资源管理存在的主要问题如下。

（1）对人力资源和人力资源管理重要性认识不足。缺乏正确的人力资源及人力资源管理的观念。

（2）缺乏科学有效的绩效评估体系。大部分医院的绩效考核沿用行政机关、事业单位工作人员年度考核制度，难以反映不同岗位不同人员的业绩贡献，不利于调动员工的积极性。

（3）人力资源管理体制僵化。人力资源的整体效应未能有效发挥，主要有三方面原因：首先，许多医院还未真正成为市场的主体其运行仍然受行政部门的干预；其次，医院内部尚无规范化、科学化的人力资源管理机制；再次，整个社会尚无健全有序的卫生人力资源市场机制，人才流动机制不完善。

（4）薪酬分配未能充分发挥激励作用。薪酬制度的改革依旧停留在理论研究的层面，在实际工作中，并没有起到很好的激励职工，提高工作效率的目的。

（5）医院与员工的共同发展重视不够由于医院没有良好的文化氛围和明确的价值观，员工缺乏与医院长期共同发展的思想，工作缺乏积极性。在市场经济条件下，作为用人单位的医院和作为劳动者的员工，都是平等的市场主体，双方的目标在本质上是一致的，人力资源管理者应把医院的目标和员工的目标有机地统一起来，实现共同进步。

（四）人力资源管理与医院发展

1. 医院发展与人力资源管理的关系　随着社会、经济、科技的发展，我国医院人力资源管理也在不断创新。

改革开放以来，医院的人事制度和分配制度进行了重大变革，推行了全员劳动聘用制和专业技术职务聘任制。医院人事管理体制也发生一系列的变化。但随着改革的不断深入一些深层次的问题逐渐暴露出来。人事管理工作亟待进一步改革。人力资源管理的观点开始被引入到医院人事管理中来。

医院人力资源管理产生的基础是市场竞争。随着我国社会发展，医院处于巨大的竞争激烈的医疗市场竞争环境中，医院能否发展不再依赖政府的扶持，而是取决于自身在市场竞争中的表现。医疗市场中医院间的竞争同企业阳的竞争一样，其实质都是人才的竞争、管理的竞争、知识的竞争。人力资源管理理念在这种情形下被迅速地引入医院，并在医院人事管理实践中开花结果。

2. 影响人力资源管理与医院发展的因素

（1）内部因素主要有以下几方面。

1）医院的定位及发展目标：医院人力资源管理必须根据医院短期及长期目标确定自身的根本任务。医院人力资源管理有其特殊性，体现在医院的个体差异上。医院个体的差异包括医院总体实力、人才结构等。

2）医院的发展阶段：医院的发展可分为创建、发展、成熟等几个不同的阶段。医院人力资源管理在不同的阶段其管理的重点不同。在创建阶段，重点在于制定岗位、选拔合适的人才；在发展阶段，重点在于人力资源的利用与管理措施的制定与完善；在成熟阶段，重点则是规范化的管理与制度创新。

3）医院文化：对于一个成熟的医院来讲，必然形成一种带有共性的特征——良好的文化氛围与明确的价值观，这就是医院文化。医院文化是医院的无形资产，对医院的一切活动施加无形的影响。在医院人力资源管理活动中，充分尊重医院文化的影响，有利于提升管理效率。同时，也要认识到医院人力资源管理对医院文化建设所起的积极促进作用。

（2）外部因素主要有以下几方面。

1）国家相关法律、法规及政策：国家根据不同历史时期全国卫生工作方针对医院管理政策做出相应的调整，甚至以卫生行政法规的形式提出明确要求。国家相关政策的制定和实施，将极大地影响医院人力资源管理工作的思路和发展。

2）经济发展水平的提高和观念更新：随着我国经济的不断发展，人民生活水平的不断提高，人们对自身健康的重视程度越来越高，维权意识的增强也使人们对医务人员的要求也越来越高。这些变化一方面要求医务人员有更高的职业素养和人文社会素质；另一方面，使得医务人员面临更大的心理压力。医院人力资源管理要创造良好、轻松的气氛，以增强医务人员的安全感和对医院目标价值的认同。

3）与国际接轨：随着改革的不断深入，医院的经营管理都要逐步按国际规则运行。对医院人力资源管理的影响主要表现在：①管理、科研、学术的交流合作会更广泛，有利于医疗服务在管理和质量上与国际接轨；②医疗技术骨干队伍的稳定性会遇到强烈挑战，有限的高级卫生人才会大量流失；③医院价值观的变化。市场的导向增强，改变人们观念和行为的变化，竞争意识、风险意识明显增强。在医院人力资源管理方面，必须完善人事制度及社会保障制度；要建立健全责权利相结合的岗位责任制，规范人力资源管理；重视医院与员工的共同发展。

三、现阶段医院人力资源管理的实践

人力资源管理改革的目的是建立与市场经济体制相适应的、符合卫生工作特点的人力资源管理体制和运行机制。目前我国卫生人事制度改革已经取得了一阵新进展，主要体现在以下几个方面。

1. 实行医院人员聘用制度　人员聘用制度是目前事业单位人事制度改革的基本

内容，按照科学合理、精简效能的原则设置岗位，按岗择人，以公开招聘、考试或者考核的方法进行聘任，并根据国家有关规定确定岗位的工资待遇；卫生管理人员实行职员聘用制，可以采取直接聘任、招标聘任、推选聘任、选任、考任、委任等多种任用形式，实行任期制和任前公示制，卫生专业技术人员实行专业技术职务聘用制。深化职称改革，实行从业准入制度，评聘分开，淡化评审，强化聘任，医院自主决定高、中、初级专业技术职位岗位的设置；工勤人员实行聘用合同制，根据职业工种、技能等级、实际能力等条件，竞争上岗、择优聘用。

2. 分配制度改革　分配制度改革主要有如下要点：技术作为重要的生产要素参与分配；按照岗位聘用职务发放工资；实行绩效工作制度；拉开奖金档次，奖金按系数分配，根据职工的技术职称、风险责任、完成工作的数量和质量、医德医风等因素确定系数。

3. 实施人事代理制度　人事代理制度是一种新型的人力资源管理方式，医院与人才中介机构签订人员代理协议书，将医院在职职工的人事档案全部转入人才中介机构管理，实现医院职工从"单位人"向"社会人"的转变，为实行全员聘用合同制奠定基础。

（黄丽婷）

第二节　医院人力资源开发

一、人员选拔

医院人员选拔、招聘是医院人力资源缺乏时最常用的方法，医院要想吸引优秀人才加盟，就必须选择好的选拔人员和选拔渠道，并细心地组织设计好选拔招聘的全过程。

（一）选拔原则

1. 公开原则　医院根据人力资源规划把招聘科室、人员需求类别及条件、层次、人数等向社会公开。一方面保障社会人才的公平竞争，达到广招人才的目的；另一方面使招聘工作得到社会的公开监督产生良好社会效益。

2．平等原则　对所有应聘者一视同仁，不得人为制造各种不平等的限制或条件（如性别歧视）和各种不平等的优先优惠政策。努力为优秀的应聘者提供平等的机会，不拘一格地选拔、录用各方面的优秀人才。

3．竞争原则　通过考试和考核相结合的办法确定人员的优劣和人选的取舍。创造一个公平竞争的环境，一方面通过各种渠道吸引较多的人来应聘；另一方面严格考核程序和手段，科学地录取人选，防止徇私舞弊等现象的发生，通过公平公正的竞争，选拔优秀人才。

4．匹配原则　工作有难易，人的能力有大小、要求有区别、本领有高低。招聘应量才录用，做到人尽其才、用其所长、职得其人、人岗匹配，充分发挥人力资源的作用。

5．择优原则　择优是招聘的根本目的和需求。只有坚持这个原则，才能广揽贤才，为单位引进或为各种岗位选择最合适的人员。为此，应采取科学的考试考核方法，精心比较，谨慎筛选。

6．全面原则　对应聘者的考核要全面，要从知识、能力、品德、心理、智力以及工作经验和业绩等方面进行全面考察。因为一个人能否胜任某项工作或者发展前途如何，是由多方面因素决定的。

（二）选拔的方法

1．选拔的方式　一般医院选拔人员的方式有三种类型：笔试、面试和实地考察。

（1）笔试：主要是考察应聘者的理论知识水平。该方法一般用于应聘人员较多的情况下的初步筛选，但难以测出应聘者的实际操作、综合素质等，因此，常与面试结合进行。

（2）面试：面试是经过事先安排，有目的、有步骤进行的选择有能力胜任工作的人选的活动。面试能够提供更多的有关应聘人员综合素质的信息，是最广泛，最有效的招聘手段之一。面试的考察内容主要有以下几方面。

1）教育背景：主要看毕业院校、专业知识和特长、大学学习成绩等。一般依据考生个人文字材料，并通过提问判断核实，了解应聘者是否符合任职岗位的要求。

2）职业经历：主要是工作性质、工作业绩、所担任的职务、所服务企业的规模和水平。通过了解可以考察应聘者的工作责任心、实践能力及进取精神等。

3）修养风度：主要考察应聘者的仪表举止、气质风度、礼貌修养、精神状态等。

4）求职动机与志趣抱负：主要是看医院所提供的工作条件和职位能再满足应聘者的要求与期望，考察应聘者的志向是否明确、责任感是否强、对自己的长处和短处认识是否清楚、具体行动能否体现实现抱负的努力。

5）团队意识与沟通能力：主要是考察应聘者能否理解他人，是否善于发现他人的长处，善于与人合作，谈话是否简明扼要，条理清晰。

6）逻辑思维与应变能力：主要是判断应聘者考虑问题是否周全，能否抓住问题的重点，分析问题逻辑性是否强，意识、反应是否敏捷，是否具有发散思维能力和创新意识，抱负是否现实、是否可行，是否能应对突发事件等。一般是单独面试根据考生对问题的回答加以判断，小组面试印证补充判断。

7）其他：包括是否诚实守信、有无突出贡献、有无重要问题、心理是否健康等。

（3）实地考察：医护工作操作性很强，要求员工有很强的实际工作能力。因此可通过实地对应聘者的能力或技巧进行判断、考察和评价。这种选拔方法要求招聘者有相当的专业知识，能对所测人员做出正确的评价。

2. 人员选拔的途径　人员的选拔可以从内部选拔，也可以从外部招聘，但无论是内部选拔还是外部招聘，都应当鼓励公开竞争。

（1）医院内部选拔：是医院人员选拔的一种特殊形式。严格来说，它不属于人力资源吸收、招聘的范畴，而应该属于人力资源开发的范畴。内部选拔又称内部提升，是指随着医院内部成员能力的增强，在得到充分证实后，对那些能够胜任的人员委以承担更大责任的更高职位。实行内部选拔要求有详尽的人员工作表现的资料，以便客观地评价其才能。这种途径既有优点，也存在着不足。

1）优点：有利于对选聘对象进行全面了解，以保证选聘工作的正确性；被提升的员工对医院的历史、现状、目标以及存在的问题比较了解，有利于被聘者迅速开展工作；有利于鼓舞士气，激励医院员工的上进心和工作热情，调动医院员工的积极性；可使医院对其成员的培训等投资获得回报，获得比当初投资更多的投资效益。

2）缺点：供选拔的人员有限，也容易造成"近亲繁殖"，同时对组织内部未被提拔的人的积极性会有所挫伤。

（2）医院外部招聘：外部选聘是指根据一定的标准和程序，从医院外部的众多候选人中选择符合空缺职位工作要求的人员。

1）外部招聘的优点：有比较广泛的人才来源满足组织的需求，有可能招聘到符合医院发展的优秀人才；可避免近亲繁殖，给医院带来新的思想、新的方法，可以为医院注入新鲜血液，带来一些先进的技术和观念。

2）外部招聘的主要缺点：医院内部员工的士气或积极性将会受到影响；应聘者对医院的历史和现状不了解，难以迅速开展工作，要花较长时间熟悉工作环境，进行角色转换，因而会导致较高的成本；另外，在招聘过程中不可避免地会过多地注重其学力、文凭、资历等等，而难以全面了解应聘者的实际能力。

一般而言，当医院内部有能够胜任空缺职位的人选时，应先从内部提升；当空缺的职位不很重要，并且医院已有既定的发展战略时，应当考虑从内部提升。优先考虑内部提升或轮换可以增加员工忠诚度，减少在较低层级上的员工流失，能够激励被提升的员工，同时让其他员工看到希望；而且内部的员工熟悉本医院文化，容易迅速适应新的工作岗位。

二、人员培训

人才的培养，无论对个人来说，还是对医院来说，都是无止境的，在医务人员几十年的工作中，医院都要持续不断地进行继续教育和终身教育。

1. 培训的内容　包括职业道德、专业知识与技能、科学文化知识三个方面。

（1）职业道德：医务人员培训中应加强职业道德教育，确保开展职业道德教育的时间不少于培训时间的 1/3。通过培训提高医务人员的职业道德素质，恪守医务人员的行为准则，增强依法执业和抵制商业贿赂的自觉性，维护医疗卫生行业和医务人员的良好形象，建立和谐的医患关系。

（2）专业知识与技能：专业知识与技能是从事本职工作所必需的能力，各级各类人员都要不断地丰富和更新自己的专业知识和技能，适应科学技术飞速发展的时代挑战，提高自身的工作质量和工作效率，更好地为提高人民健康水平服务，为卫生事业的发展做出更大的贡献。

（3）科学文化知识：科学文化知识是关于自然、社会和思维的一般知识的总称。科学文化知识是学习专业知识的工具，是专业拔尖的基础，只有拥有广博的基础知识，才有可能在学术上、能力上不断创新和提高。因此，必须加强这方面素质的培养和提高。

2. 培训的对象　根据医院目标的需求挑选培训对象，一般而言，培训对象主要有三种。

（1）学科带头人：通过培训提高他们的专业技术水平，使他们对自己的工作和技术更加熟悉，进一步提高诊疗水平，并起到学科带头的作用。

（2）有能力的人：那些有能力而且医院要求他们掌握另一门技术的人，培训后，能在医院开展新业务、采用新技术，从而吸引更多的患者。

（3）有潜力的人：医院期望其掌握各种不同的管理知识和技能，或更复杂的技术，培养他们成为医院新的学科带头人或进入更高层次的岗位。

总之，培训对象要根据个人情况、医院的条件、需要及当时的技术确定。

3. 培训的方法　培训的方法医院职工培训的方法很多，大体上可分为以下三类。

（1）岗前培训：岗前培训是指员工在任职前所接受的一种培训。目的是使新员工熟悉组织、适应环境。新员工在刚进入医院时，会产生较大的心理压力，最初在医院的经历对其职业生涯往往具有重要影响，岗前培训可以帮助新职工缓解这种压力。

（2）在职培训：在职培训是利用业余时间或占用少量工作时间，在工作岗位上组织的学习和培训，这是一种常见的培训方式。其优点是成本较低且便于实际操作；受训者可以直接在工作中接受培训，培训效果反馈及时。医院在职培训主要形式有：临床住院医师规范化培训，临床主治医师目标管理，在职人员学历教育等。

（3）脱产培训：脱产培训是指暂时脱离工作岗位到专门的培训机构集中学习。岗位培训大多采用这种形式。脱产学习主要针对新技术、新业务的学习。脱产培训包括同内专业进修、外语学习及国外进修学习等。

三、人员考核

人员业绩考核决定着员工的地位和待遇，影响着医院能否稳定、人才能否留住、事业能否迅速向前发展的大局。

1. 人员考核的主要原则

（1）公开考核标准及程序，让员工理解考核目的，产生信任感。

（2）坚持考核操作过程的真实性，尽量避免主观情感，反对做样子、弄虚作假。

（3）谁主管谁负责，赋予科主任考核权力，落实考核责任，拿出考核结果。

（4）反馈原则。使员工通过考核，找到工作中的不足，并努力改进。

（5）考核成绩应体现明显差别并与员工收入挂钩，鼓励职工上进心。

（6）考核组织及程序制度化。

考核的内容为了比较公正、准确地实施考评，可将岗位工作的常规要素列入考核。

2. 考核结果的使用

（1）向员工反馈考核结果，帮助员工改进工作，通过提高员工素质而提高工作质量，创造更好的医院形象和经济效益。

（2）考核成绩是员工岗位聘用的依据。通过日常考核积累的资料，使医院对每个员工岗位工作能力、潜力和岗位工作业绩有充分的了解，为人事岗位调整奠定基础。

（3）考核结果为确定员工岗位报酬提供依据。

（黄丽婷）

第三节 医院人力资源管理规划与工作分析

医院人力资源规划与工作分析是医院人力资源管理职能中不可或缺的、重要的组成部分，它们是做好医院人力资源管理的关键。

一、医院人力资源规划概述

1. 医院人力资源规划的定义 医院人力资源规划就是医院为实现未来一段时间内的发展目标，对人力资源需求做出科学的计算和预测，制定出指导和调节人力资源发展的计划，以及医院未来发展中能有效地实现人力在数量和质量上的供需平衡。

2. 医院人力资源规划的内容 从医院人力资源的范围看，医院的人力资源规划包括两个层次，即人力资源、总体规划和人力资源专项业务规划。医院人力资源总体规划是有关计划期内人力资源开发利用的总目标、总策划、实施步骤及总体预算的安排。医院人力资源总体规划与医院的战略目标直接相关，是实现医院战略目标的人力资源保证，总体规划又是制定各专项人力资源业务计划的依据。人力资源专项业务计划包括人员补充计划、人员使用计划、提升计划、教育培训计划、退休解聘计划、劳动关系计划等。医院人力资源专项业务计划是医院人力资源总体规划的展开和具体化，以保证医院整体人力资源规划目标的实现。每一专项业务计划都由目标、政策、任务、步骤及预算等部分组成。

二、医院人力资源规划的方法

（一）医院人力资源需求预测的方法

医院人力资源需求预测方法可分为定性预测与定量预测两种。

1. 定性预测法　定性预测的具体方法包括以下几个。

（1）经验预测法：医院内有关管理部门根据以往的经验和本医院内部人力资源将会出现的情况，对人力资源进行预测。这种较简单的方法适用于任务与人力资源需求较简单的情况，并且主要是用于短期的人力资源需求预测。应用该方法要求医院管理人员必须具有丰富的经验，才能保证预测结果比较准确。

经验预测法一般有自上而下法和自下而上法。

自上而下法一般先由医院高层管理者根据医院战略目标、发展方针、经营状况等因素，以及自己的经验对人力资源需求做出大致的估算，然后再由下级管理层贯彻执行；自下而上法一般先由医院各个部门的负责人根据本部门未来一定时期内工作量的情况，预测本部门的人力资源需求，然后再汇总到医院最高领导层那里平衡，以确定企业最终的需求。

医院实施单一的自上而下法会因高层管理者不甚了解下级的具体情况使最终预测结果不能符合实际要求；而仅使用自下而上法又会出现"帕金森定律"所指出的现象，即各部门负责人在预测本部门人力资源需求时一定都会扩大，造成人力资源的浪费。因此，医院应根据实际情况将这两种方法结合起来使用以达到最优化效果。

（2）德尔菲（Delphi）法：又称专家意见法，这种方法是依靠专家的知识和经验，对未来做出判断性的估计。德尔菲法是美国兰德公司提出的采用问卷调查的方式听取专家意见的一种方法，适用于中期和长期人力资源需求预测。

德尔菲法具体实施步骤如下。

第一，选择一定数量（一般不少于30人）熟悉人力资源问题的专家，并为专家提供人力资源预测的背景材料。

第二，设计人力资源调查表，表中列出有关人力资源预测的各类问题，这些问题必须能够进行统计处理。

第三，进行第一轮调查，将调查表送交专家，由专家匿名并独立地对上述问题进行判断或预测，然后对反馈回来的调查表进行分析，并用统计方法进行综合处理。

第四，根据第一轮调查的专家意见与统计分析结果，设计第二轮调查表，并请专家对第二轮调查表中的问题进行判断、预测，并给出相关的分数。

第五，对第二轮调查反馈的信息进行处理，总分值最高的方案是最佳方案，至此，专家们的意见进一步集中。

第六，根据第二轮调查的结果，给出第二轮调查表，并提出若干种（一般三种）比较方案，再请专家加以判断或预测。

第七，表述预测结果，用文字、图表等形式将专家们的预测结果予以发布。

德尔菲法实施应注意的问题有：①专家人数一般不少于 30 人，问卷的返回率不低于 60%，以保证调查的权威性和广泛性；②实施该方法必须取得医院高层的支持，同时给专家提供充分的资料和信息，确保判断和预测的质量；③问卷题目设计应主题突出，意向明确，保证专家都从同一个角度去理解问题。

2. 定量预测法　定量预测的具体方法包括以下几个。

（1）简易估算法：简易估算法的公式为：$X = S(1 + K)^t$（X 为预测值，S 为现在值，K 为年均增长率，t 为预测年限）。使用该方法，只需要知道医院现在的总人数和年均增长率，就可以预测几年以后的总人数了。这种方法简易直观，便于掌握，但欠精确。

（2）回归分析法：数学预测法中的一种，是一种从过去情况推断未来变化的定量分析方法。医院人力资源需求水平通常总是和某个因素有关系，当这种关系是一种高度确定的相关关系时，从而得出回归方程 $y = \alpha + bx$。用此方程对人力资源需求进行预估就显得非常简单和方便。

（3）卫生人力需要、需求量法：建立在人群生物学基础上和专家意见基础上确定卫生服务的需要量，并根据卫生人力的生产效率预测卫生人力资源需求量。该方法的难点是如何确定各类基本需要的各类卫生服务量的标准以及卫生人力的生产效率。

1）卫生需要法：

未来卫生人力需要量 = P・C・V・T/W

式中：P 为目标年期间人口数；C 为平均一年内每人患病次数；V 为一年内平均每名患者需要得到服务的次数；T 为平均每次服务需要卫生人力花费的时间；W 为一年内每名卫生人力提供服务的总时间。

2）卫生需求法：

未来卫生人力需求量 ＝ P · C · R · T/W

式中：P、C、T、W 的含义同卫生需要法必为一年内平均每名患者实际得到服务的次数。

（二）医院人力资源供给预测的方法

1. 内部人力资源供给预测方法

（1）技能清单法：一个反映员工工作能力特征的列表，这些特征包括培训背景、以前的经历、持有的证书、已经通过的考试、主管的能力评价等。技能清单是对员工竞争力的一个反映，可以用来帮助人力资源的计划人员估计现有员工调换工作岗位的可能性的大小，决定有哪些员工可以补充医院当前的空缺。技能清单主要服务于晋升人选的确定、职位调动的决策及对特殊项目的工作分配、培训、职业生涯规划等。

（2）管理人员接替图：预测管理人员内部供给的一种比较简单的方法。该方法主张记录各个管理人员的三个要素——工作绩效、晋升的可能性和所需的培训，通过这些信息来决定企业重要职位的补充。

（3）马尔可夫法：又称转换矩阵方法。该法分析医院内部人员调动概率，预测各类人员在不同时段（一般为一年）分布状况。该方法假定人员调动的概率不变，因此，是一种理想化的情况。

2. 外部人力资源供给预测方法　当医院内部的人力供给无法满足需要时，医院就需要了解外部的人力供给情况。外部人力资源供给预测很多，这里仅介绍相关因素预测法和市场调查预测法。

（1）相关因素预测法：找出影响人才市场供给的各种因素，分析这些因素对人才市场变化的影响程度，预测未来人才市场的发展趋势。步骤如下：

1）分析哪些因素是影响人才市场供给的主要因素，选择相关因素。

2）根据历史数据，找出相关因素与人力资源供给的数量关系。

3）预测相关因素的未来值。

4）预测人力资源供给的未来值。

（2）市场调查预测法：指运用科学的知识和手段，系统地、客观地、有目的收集、整理、分析与人才市场有关的信息，在此基础上预测人才市场未来的发展趋势。步骤如下：①确定问题和预测目标；②制定市场调查计划；③收集信息；④整理、分析信息；⑤提出结论，预测未来人才市场发展趋势。

三、医院工作分析的内容

1. 工作分析的含义　工作分析又称职务分析、岗位分析，是指对组织中各项工作职务的特征、规范、要求、流程以及对完成此工作员工的素质、知识、技能要求进行描述的过程，它的结果是产生工作（或职位）说明书，工作说明书中包括工作描述和任职说明两方面的内容。

2. 工作分析的内容　工作分析主要包括两方面的内容：工作描述和任职说明。

（1）工作描述：对某一特定工作的职责与任务的一种书面记录，包括工作名称、工作活动和程序、工作条件和物理环境、社会环境、职业条件等方面，它主要回答"这个工作是干什么的，应该怎么干，为什么要这样干"等问题。

（2）任职说明：对适合从事某工作（或职位）的人的特征的描述，包括年龄、性别、思想品德、受教育程度、技术水平、工作经验、身体状况等。它主要回答"这项工作（或职位）什么样的人干最合适"问题。

四、医院工作分析的方法

1. 工作实践法　工作实践法是由工作分析人员亲自参加工作活动，体验工作的整个过程，从中获得工作分析的资料。要想对某一工作有一个深刻的了解，最好的方法就是亲自去实践。通过实地考察，可以细致、深入地体验、了解和分析某种工作的心理因素及工作所需的各种心理品质和行为模型。所以，从获得工作分析资料的质量方面而言，这种方法效果较好。

2. 关键事件法　关键事件法是请管理人员和工作人员回忆、报告对他们的工作绩效来说比较关键的工作特征和事件，从而获得工作分析资料。关键事件法是一种常用的行为定向方法，这种方法要求管理人员、员工以及其他熟悉工作职务的人员记录工作行为中的"关键事件"——使工作成功或者失败的行为特征或事件。在大量收集关键事件以后，可以对它们做出分析，并总结出职务的关键特征和行为要求。

3. 问卷调查法 问卷调查法是让有关人员以书面形式回答有关职务问题的调查方法。通常，问卷的内容是由工作分析人员编制的问题或陈述，这些问题和陈述涉及实际的行为和心理素质，要求被调查者对这些行为和心理素质在他们工作中的重要性和频次经常性按给定的方法作答。

问卷法的优点：快速、高效地从一大群人中获取信息的办法，比较规范化、数量化，利于统计定量分析，适合于用计算机对结果进行统计分析。

问卷法的缺点：使用成本较高，缺乏弹性，它所造成的错误需要相当长的时间才能改正，不易唤起被调查对象的兴趣，除非问卷很长，否则就不能获得足够详细的信息。

4. 访谈法 访谈法也称面谈法或采访法，它是通过工作分析人员与被访人员面对的谈话来搜集信息资料的方法。

访谈法的优点：可搜集到较多的信息，尤其对工作方面的信息可以了解得更为深入、更为确切；增加沟通机会。

访谈法的缺点：花费时间较多；被访者可能会有意无意地扭曲实际情况，使所获得的信息出现偏差。比如，将工作描述得比实际情况更复杂、更重要，想借此获得高薪或晋升的机会。

5. 观察法 观察法是指工作分析人员通过对员工的正常工作状态进行观察而获取工作信息，并通过对信息进行比较、分析、汇总等方式，得出工作分析成果的方法，通常与访谈法结合使用。

观察法的优点：适用于对主要由身体活动构成的工作进行工作分析，比较直观。

观察法的缺点：被观察者的反应会影响观察结果的有放性，使用范围有限，有些职位不适于观察法，如脑力活动较多或工作周期太长的工作。

6. 工作日志法 工作日志法是让员工用工作日记的方式记录每天的工作活动，作为工作资料。这种方法要求员工在一段时间内对自己工作中所做的一切进行系统的活动记录。如果这种记录记得很详细，那么经常会提示—比其他方法无法获得或者观察不到的细节。

工作日志法的优点：可提供一个非常完整的工作图景。

工作日志法的缺点：雇员可能会夸大某些活动，同时对某些活动低调处理。

（黄丽婷）

第四节 医院人才流动及优化

一、医院人才流动

1. 基本概念

（1）人才：在不同的历史时期，人才具有不同的含义。在古代，人才包括以下三层含义：①人的相貌；②人的才学和才能；③具有某种特长的人。在人事管理中通常所说的人才使指具有中专以上（含中专）学历的人。随着社会的进步和人才学研究的不断深入，现在所讲的人才，是指那些具有时代所要求的先进思想和道德品质，具备相当的文化知识和一定的才能或专长，以自己的智慧和创造性劳动对社会发展作出较大贡献的人。人才是劳动力的重要组成部分。

医院的职责是救死扶伤、治病救人。其工作性质决定它必然是一个人才密集型的强势团队，并且是一个由多种人才有机组合的团队。这个团队主要包括：医学人才、药学人才、护理人才、医技人才、卫生科研人才、卫生教育人才、卫生管理人才以及后勤管理中的财会人才、工程技术人才和各类技能型人才等。

（2）人才流动：人才流动和人才流失是两个不同的概念，前者更具社会性，而后者则是种狭义性的概念。人才流动是指人才根据经济和社会发展需要及本人工作兴趣、特长等主动地从一个地域、单位或部门转移到另一个地域、单位或部门，人才的行政隶属关系或工作场所、服务对象发生变化的一种社会现象。其实质要求人才的任用要按照人才、岗位的要求以及其他客观环境的变化而不断进行调整，即要使人才流动起来，达到人力资源配置的最优化，做到人尽其用。而人才流失是一种超常规的人才流动，是人才的非合理流动。这种"人才流动"不仅是对微观个体的一种损害，也是组织资源的一种损失，是组织对其发展原动力的一种废弃。

对于一个国家、一个企业，其至一个医院来说，人才流动是很正常的现象，是不可避免的。但是，人才流动应该是在一定客观因素的控制之下，在一定范围内的，一种主动的、合意的受控流动。这样的流动才能是正常的、合理的、有意义的。当人才流动超出了一定的范围、在预料之外，超出了管理人的控制范围时，这种流动就将是不正常的，甚至是有害的，实际上就是一种人才流失。

2．医院人才流动的重要意义　一般来讲，医院人才的成长要经历四个阶段：引进→培育→成长→成熟（或发展），人才的成长可以促进人才和医院的共同发展。当医院和人才双方标准差异较大时，人才流动就成为一种必然。否则，就会造成医院人力资源的浪费或不足，影响医院持续、健康、稳定的发展。

（1）医院人才的流动，关键在于"合理"，否则，就是"流失"。如果说，人才的流动是合理的、正常的，是医院生存与发展所必需的，那么，人才的流失就是不合理的、非正常的，是医院生存与发展应该尽量避免的。如果医院的机制留不住人才，不能最大限度的激活"人"的聪明才智，就可能造成医院人力资源的浪费，导致人才的流失，对医院的发展前景产生不利的影响。

（2）医院人才的合理流动，是医院发展的客观规律。医院与人才之间始终存在着"适应"与"不适应"的问题，必然会产生人才的流动。如果医院将不适应的人才长期滞留到某一岗位上，而不进行合理的流动（包括在内部提供二次竞争机会或将人员推向市场），不仅阻碍了人才自身的成长，而且还会阻碍了医院的发展。提倡和推动人才的合理流动，是医院发展过程中必须遵循的客观规律。

（3）医院人才的合理流动是医院人力资源优化组合的促进因素。"人才标准"与其"薪资标准"是紧密联系在一起的。因此，人与现代企业之间的关系，在某种程度上是一种纯粹的经济关系。这种经济关系，在一定时期内，维持着企业和人才双方各自的利益，即双方的需求关系。当这种需求关系（即人才所需求的"薪资标准"或企业所要求的"人才标准"）达到平衡时，就形成了企业人力资源的优化组合；反之，当这种需求关系失衡时，就会出现人才的流动（包括企业内部流动和外部流动）。医院也是如此，一般情况下，医院会通过"加薪、晋级"方式，给所需人才提供新的发展机会，但也有一个承受力的问题，当医院的承受力不能满足内部人才所要求的加薪、晋级的要求时，就会把这样的人才推向市场，然后重新选拔和配置合适的人选，确保医院人力资源组合始终达到最佳状态。

（4）医院人才的合理流动，是激励员工的重要手段。医院要始终保持一定的内部人才流动性，员工必须通过竞争获得岗位，并且要不断进取、努力奋斗才不至遭淘汰。在这种压力下，医院员工的能力提高很快，潜力得以挖掘，医院内部容易形成创新、进取、向上的良好风气。同时，医院应该鼓励员工在工作中寻找自己最感兴趣、适合自己的岗位，最大限度用好人力资源这种资本。可以说，这种内部人才流动是医院自我选择、自我完善机制的直接体现。

3. 人才合理流动的基本原则　人才流动的原则，是通过流动使人才找到自己的位置。医院找到所需的人才，实现医院效益最大化和人才价值的最大化。医院在保持一定的人才流动率的同时，一定要密切关注人才流动的具体情况，以免其偏离控制，转变为人才流失。保证人才合理流动必须遵循以下原则：

（1）系统原则：又叫整体性原则，即现代化的人力资源管理实行的是有系统、有层次的管理。作为人力资源管理系统的一个重要方面，人才流动也应从整体出发，纵观全局，使人才流动的结构、层次、方向等能够适应整个系统的变化，在不断的调节、反馈、调整的过程中，实现整个系统的优化，效果达到最佳。

（2）协调原则：也称互补原则，即按照人才组合的群体结构原理，对人才的使用和管理，不仅要考虑人才个体的能级对应，而且要考虑人才群体的能级组合的协调状况。人才一般是在某一方面或某些方面有特长，为了发挥人才的整体效益，必须在人才的使用上实行互补。

（3）激励原则：人才流动有时与激励紧密相关，通过激发人才的正确动机，调动其积极性，使人才产生能级飞跃，从而促进人才在不同领域、部门或岗位间的流动。好的激励机制下，人才流失率将低于10%。一般而言，在各种激励方式中，目标激励、奖惩激励和领导激励对人才能产生较好的效果。

（4）择优原则：择优原则是人才流动的一项基本原则，是指人才的选拔、培养、使用和管理都要有利于人才的成长和发展，有利于优秀人才作用的发挥。所谓择优，就是要正确的作出选择，使每一个人才都能发挥其最大的长处，甚至是其潜在的能力。做到人尽所长是一种防止人才流失的有效手段。

二、医院人才优化

1. 指导思想　"人才"不仅意味着有知识有文凭，而在于其知识与能力的发挥，能在实际的工作中作出实际的成绩与贡献，人才应有不断发掘的潜能。因此人才资源是一个综合的动态的概念。

（1）重视价值观：知识能力与价值观（人生观、伦理观、事业心等）并不总是正相关。能力强且价值观正确的人才是医院需要的人才。如果能力强而价值观有偏差甚至错误的话，这样的"人才"不仅不能给医院带来效益，甚至可能成为医院的冲突之源。因而对人才的择优应做深入细致的考察，必要时要进行直接调查。对人才特别需要考察是否具有敬业精神，因为高度敬业精神是个人与医院发展的核心支柱。

（2）重视潜能，树立动态的人才观：要善于发现员工行为表象后面更为本质的东西，比如是否有干一番事业的意向（还是找一个稳定的单位以求工作和生活保障）、有无创业和创新意识、是否有继续学习的心向、知识结构是否合理等。要特别注意发现员工是否具有潜能。从某种意义上讲，医院不断引进的新员工的潜能状况代表着医院日后的发展趋势和发展水平。

（3）重视心理素质：心理素质与人的价值观、潜能及组织的文化适应均有密切关系，同时人格特质又相对独立。在实际工作中经常可以看到，许多人的知识和能力水平相差并不大，但进步快慢差异却很显著，其中心理素质或人格因素起着至关重要的作用。比尔·盖茨之所以能取得巨大成功，与他较好的心理素质（超强的意志力）有直接关系。在人格特质方面，可通过考察个体五个方面的人格特点——外倾性、宜人性、责任感、情感稳定性和开放性，来确定个体人格特质与工作岗位的符合性，提高人岗的匹配性。

2. 医院人才资源化配置的核心　市场化的体制和机制是医院人才资源优化配置的核心。它包含两个方面的含义：一是市场化的运作和评价；二是这种市场化的运作和评价通过机制和体制来保障。其实质就是机制的设计和运作必须承认、依靠和重视市场对人才资源配置的基础性作用。人才的选拔、培养、考察、评价全部来自市场。这种机制和体制的特点应该表现为四个方面：严、简、精、活。

（1）严，即制度严格、考核严格。违反医院规定，上至领导层，下至普通员工，断不能赦。管理人员一定要能上能下，除少数专业技术岗位外，一定要定期轮岗、换防；渎职、失职、损公肥私的人一定要在业内通报、批评并受到一定的惩罚。

（2）简，即简单、简练。在人才资源开发管理中，要尽量将事情简单化。对人的考察要全面，对人的评价要慎重，对人的处理更要谨慎。但重点应放在制度的制定和修改上。规章制度要力求言简意赅，通俗易懂。制度出台后，要确实生效，要操作简单。

（3）精，不仅是部门精、人员精，而且要精确。首先，人才资源配置一定要坚持因事设岗、以岗定员、薪随岗变的原则，严格控制管理人员以及辅助人员的比例；其次，市场经济要求管理人员，尤其是高中级管理人员要从习惯对事物做性质判断转变为更善于对事物做数量判断。当代经济学用很多数学模型来描绘经济现象就是为了更准确、更深刻地揭示规律，以便做正确判断，这也是有说服力的例证。因此，人力资源作为一种资本，要尽量少做基本上、大概之类的模糊判断。

（4）活，就是根据医院的实际和市场的变化，不断修正管理体制和机制，使之充满活力。在医院，管理人员能升能降，员工能进能出，是一种"活"；打破铁饭碗，建立金饭碗，也是一种"活"。在人才资源优化配置的情况下，"严、简、精、活"可以促成医院的快节奏和高效率。

3. 医院人才队伍的优化　面对开放的人才市场，作为医院的管理者应该从以下四个方面入手打造医院的人才队伍，即重视人才、引进人才、开发人才、留住人才。

（1）把人才队伍建设与学科建设摆在同样的地位：人才和学科是现代化医院的支撑，应坚持人才队伍建设与学科建设互动，积极招揽医界精英，大力建设各学科群，夯实建设现代化医院的根基。

（2）积极引进优秀人才：随着改革的不断深入，市场机制在配置人才资源中起着基础性作用。在卫生行业，高层次的医学人才越来越受到社会的青睐，外资医院的介入，将导致对优秀医学人才的竞争更加激烈。积极参与人才市场的竞争，树立"抢人才"的意识；另一方面要采取相应的对策和手段，加大人才引进力度，对医院的急需人才、高层次人才要不惜代价地引进。同时对医院弱势学科，更要通过引进高层次人才的办法，以实现学科跨越式发展，形成新的学科增长点。

（3）建立合理的机制，打造良好的人才成长环境：推行人事代理制度，明确聘用制人员的身份地位，突破人员的身份差别，改善聘用制人员的待遇，提高聘用制人员的社会保障，这样将有力促进聘用制人员素质的提高。

（4）培育良好的医院文化，留住优秀人才：医院文化是人的文化，它既是一门科学，也是一门艺术。好的医院文化，应树立"以人为本"的观念，提高员工的服务素质，构筑人才高地，实施人才战略，对人实施心理关怀。重点培养和激励学科骨干力量，通过学习交流，增强其文化底蕴，以此带动整体人员文化素质的提高。合理的人才组合可以使人才个体在总体的引导和激励下释放出最大的能量，从而产生良好的组织效应。合理的人力资源结构可以使能力简单相加和集中，形成众志成城的景象，在医院内部形成良好的文化氛围，给员工以足够的信心和力量，更重要的是，使人才扬长避短，从量变到质变产生质的飞跃，形成新的合力，迅速提升人才队伍的合力，形成医院独特的"文化效应"，推动医院健康、稳定发展。

（黄丽婷）

第五节　医院薪酬管理

一、医院薪酬概述

1. 医院薪酬　医院薪酬是指员工因向医院提供劳动、技术或服务而从医院获得各种形式的回报，可以是金钱、物品等物质形态，也可以是晋升、休假、荣誉等非物质形态。医院的薪酬包括工资、奖金、津贴、福利四个部分。

（1）工资（基本薪资）：工资是员工薪酬的主体。医院工资是医院根据员工提供的劳动或服务而以货币的形式定期支付给员工的报酬。我国医院较普遍的工资制度是结构工资制即由基本工资、职位技能工资、工龄工资，以及其他政策性的补贴等构成。

（2）奖金：奖金是根据员工超额完成任务以及优异的工作成绩而计付的薪资。奖金一般认为是工资的重型补充。其作用在于鼓励职工提高劳动生产率和工作质量。奖励与职工的工作业绩紧密结合在一起，有针对性和刺激性，形式多样化，奖励可以是物资方面的，也可以是精神方面的，既可奖励个人，又可奖励集体。在实行成本核算的医院，奖励更应与效率效益挂钩。

（3）津贴：津贴也是对工资的一种补偿，是支付给职工的一种辅助性薪资。主要包括特殊劳动津贴、保健津贴、技术津贴、生活津贴、地区津贴、职务津贴、目标津贴等几种类型。

（4）福利：医院福利是指医院为员工提供的除工资与奖金之外的一切其他待遇。福利更多的是以服务机会与特殊权利等形式体现。医院福利制度形式一般包括：国家法律规定的社会保险福利；有偿假期；职工个人福利。

　　薪酬是人们在社会上赖以生存的基本条件，也是员工自身价值的体现。医院薪酬制度是否合理，不仅会影响员工的生活质量也会影响员工的工作积极性，进而影响医院的整体效益。

　　2.医院薪酬的表现形式　医院的薪酬系统从表现形式上可以分为两大部分：物质薪酬和非物质薪酬。物质薪酬包括直接报酬和非直接报酬。非物质薪酬包括职业性奖励和社会性奖励。

二、医院的薪酬管理

　　1.制定薪酬的原则

　　（1）公平性原则：指员工与员工之间的薪酬标准、发放时间、发放形式等要公平。只有公平才能赢得员工的信赖，才能调动员工的积极性。但也不能把讲公平搞成平均主义。

　　（2）竞争性原则：指薪酬的制定要根据员工贡献的大小拉开差距，鼓励员工通过竞争去获取丰富的报酬；竞争性还表现在医院的薪酬标准在人才市场中要有竞争力，吸引更多的人才，避免医院人才流失。

　　（3）合理性原则：薪酬是一把双刃剑，一方面是激励员工的重要手段；另一方面对医院而言是其主要成本之一。医院的薪酬设计要充分考虑医院自身发展的特点，接受成本控制，严格核算人力资本成本在总成本中的比例及可变空间，根据医院经济能力对职工支付薪资。利用报酬系统的激励功能，调动员工的积极性，挖掘员工的潜力；将成本费用控制在适宜的水平。

　　（4）合法性原则：指医院的薪酬制度必须符合国家法律法规的要求。依法维护员工的合法权益，不能违反法律法规要求。

　　2.医院薪酬管理的步骤

　　医院薪酬管理是医院人力资源管理的一个重要的方面，薪酬管理是对薪酬系统的完善与维护。医院薪酬管理有以下三个步骤。

　　（1）薪酬设计：医院薪酬管理的第一步就是建立一个有效的、“对内具有公平性，对外具有竞争力”的薪酬体系。

　　设计科学合理的薪酬体系和薪酬制度，包括六个步骤：制定薪酬策略、职位分析与评价、薪酬调查、薪酬结构设计、薪酬分级与定薪、薪酬体系的实施和修正。

（2）医院薪酬管理的目标确定：医院薪酬管理的目标是：发挥薪酬的激励功能，充分调动职工的工作积极性，建立稳定的医院职工队伍，吸引更多的优秀人才，实现医院整体奋斗目标和职工个人职业目标的共同发展。

（3）医院薪酬政策的制定、实施和修订：医院薪酬政策是医院在薪酬管理目标、方法、任务上的选择和组合。主要包括：确立合理的医院薪酬制度，确立医院薪酬水平，设计医院薪酬结构，控制医院薪酬成本等。医院薪酬政策直接关系着医院薪酬体系运作的成败，医院管理者在制定薪酬政策时，要有战略的眼光，高瞻远瞩；把握市场行情的变化，审时度势。在实施过程中，医院要定期对薪酬政策进行调整和修正，保证薪酬制度的适用性。

三、影响医院薪酬的因素

1. 医院方面的因素

（1）医院的效益：医院的经济效益对职工的薪酬有重要的影响。一般效益较好的医院，采用高工资、高福利的报酬系统，以充分保障员工的工作生活质量，维持医院的高效益；反之，效益较差的医院往往采用低工资、低福利的报酬系统。

（2）医院的所有制：近年来，我国个体医院、民营医院开始增加，随着中国加入WTO、中外合资、合作医疗机构也在增加，这些医院的管理模式与企业类似，大多实行高工资、高奖金、低福利工资制度。原有的全民所有制和集体所有制医院，大多实行低工资、低奖金、高福利的工资制度。随着改革开放的深入，不同所有制医院的工资制度都在不断调整。

2. 员工自身的因素

（1）工作经验与学历：医疗、护理和医院管理等具有较强的实践性，医疗技术水平、护理水平或管理水平，与工作经验是不可分的。医院在确定薪酬分配方案时，都会以员工的工作经验因素、职称和履职年限为基础核定基本薪酬，从而有效地调动职工的积极性。

（2）员工的能力：根据"各尽所能，按劳取酬"的原则，员工的能力越强，绩效指标完成情况越好，其劳动所得就越高。

（3）员工的工种：不同工种对人员的知识和技能的要求不同，劳动强度不同，工作风险、责任不同，决定了其报酬的不同。

3. 当地的经济发展水平　医院员工薪酬水平与当地经济发展情况关系密切，经济发展水平高的地区居民平均工资水平一般也较高，医院员工的工资水平也相应较高，反之则相反。

4. 法律、法规与政策　政府的许多法律、法规和政策都影响报酬系统。如：员工最低生活保障的规定，员工的所得税征收制度，针对女职工的特殊规定，员工的退休、养老、医疗保障等法规，都对医院报酬系统的制定和执行产生一定的影响。

5. 劳动力市场供需状况　薪酬水平也受劳动力市场供需状况的影响，劳动力市场上，当卫生人力资源过剩时，往往员工的报酬会下降；相反，当卫生人力资源紧缺时，则员工的报酬会上升。

（黄丽婷）

第十一章 医院信息管理

第一节 概 述

一、信息

信息是系统诸要素中最基本的一个要素。任何一个组织要形成统一的意志、统一的步调，各要素之间必须能够准确快速的相互传递信息。

医院是一个信息高度集中的单位。医院信息是医院管理系统诸要素中最基本的一个要素。它是医院内部各种事物及其特征的反映，是医院事物存在的方式和运动状态以及这种状态直接或间接的表述。

医院信息，一般是指医院医疗、护理、医学教育、医学研究、医院管理等各项工作中的各种数据、报表、资料和文件，包括与其有关的一切语言、文字、符号、声像、数据、图形、情报和资料。

从方便管理与操作的角度可将医院信息划分为两大类。

（1）医疗信息，包括患者信息、医疗统计信息、医技检查信息等。

（2）管理信息，包括药品供应、设备库存、人事资源、财务管理、科教管理信息等。

其中，医疗信息是医院信息的主要组成部分。一般认为，医院 80% 的活动是与患者信息的获取、分析、处理和决策有关的。

医院信息是医院的基础性资源，是医院管理的基本内容之一。从管理过程的角度看，整个医院管理过程实际上就是信息的输入、输出和反馈的过程。医院信息也是医院管理的手段。没有信息的输入，医务人员无法进行诊疗和护理工作；没有信息的输出和反馈作依据，医院管理活动的计划和决策也无从展开；信息的流通也是协调医院内外部环境的纽带和桥梁。充分、合理利用信息为医院服务的能力是衡量医院管理水平和判断医院管理者素质的重要指标之一。

二、医院信息管理

医院信息管理的内涵从总体上说可分为以下三大块。

（1）信息技术的管理。

（2）信息内容的管理。

（3）信息人员的管理。

三、医院信息化与数字化医院

1. 医院信息化　医院信息化是实现医院现代化的重要任务之一，是社会信息化不可缺少的组成部分。在我国医疗保健制度改革的今天，医院信息化更是医院适应改革的必然选择。

医院信息化不是简单的医院管理流程计算机化，而是以患者信息的共享为核心，包括医院各个科室之间、医院之间、医院与社会、医疗保险、卫生行政等部门的信息共享，最大限度地方便患者就医、方便医院一线医护人员工作、方便各类管理人员分析决策。

医院信息化也不是简单的计算机软硬件的配置和安装，而是包括系统规划、系统建设、维护运营、人员培训、信息分析利用等。医院信息化是涉及信息技术、管理科学的系统工程，需要医院全员参与、全程参与。

2. 数字化医院　数字化医院的实质是高度利用计算机、网络通信等现代化技术手段实现信息化。提出了对医院信息数字化和数字信息网络化的具体要求。

数字化医院建设的总体目标如下。

（1）建立完善的标准体系：统一规范、统一代码、统一接口，规范卫生领域信息化建设的基本业务流程、数据模型和数据编码等信息的标准。

（2）信息存储数字化：信息载体数字化，存储格式尽可能结构化或半结构化，信息交互标准化，符合国际、国内相关标准。

（3）信息传输网络化：信息全部通过计算机网络进行传输，通过用户权限和应用程序运行权限的双重控制机制，保证信息传输和利用的安全性。

（4）管理模式数字化：以数字化管理、信息化管理为核心，形成先进的医院管理理论和医院管理模式。

（5）建立医院内部完善的医院信息处理系统：建立医院的办公自动化系统、高度信息化的医疗研究与教学系统、全面的信息化的医学咨询系统、健康咨询系统。

（6）医疗服务个性化：利用各种信息技术的整合，根据不同服务对象的不同特点，进行个性化的服务。

（程荣锋）

第二节　医院信息系统

一、医院信息系统概述

对于院院信息系统（HIS），美国曾有定义：利用电子计算机和通讯设备，为医院所属各部门提供对患者诊疗信息和行政管理信息的收集、存储、处理、提取及数据交换的能力，并满足所有授权用户的功能需求。实施 HIS 的最终目的是促进医院管理制度的完善，提高医院的医疗、服务质量，提高医院的科学管理水平，还可以为医院的教学科研提供强大的信息支持，从而产生巨大的经济效益和社会效益。

为了方便患者的医疗信息在各医疗机构之间实现共享，HL7 是当今 HIS 应该执行的较为流行的标准。HL7 是基于国际标准化组织（ISO）所公布的网络开放系统互连模型（OSI）第 7 层，（应用层）的医学信息交换协议，目前已经发展到 3.0 版。

归纳来讲，一个完整的 HIS 以患者信息和医疗收费为主线，以医疗物资管理和运营管理为支撑，并在此基础上衍生出综合信息统计系统和领导查询系统，同时还必须具有可靠的信息安全保障体系，另外也包含医院门急诊系统和住院系统。

二、医院信息系统的流程及功能组成

1. 患者信息的管理

（1）门急诊患者信息管理：门急诊信息管理系统是医院信息系统四大部分——门急诊管理、住院管理、医技管理和医疗物资管理的第一部分，是医院对外服务的窗口，患者将从这里得到对医院的第一印象。门急诊信息管理系统既要满足自身业务管理的需要，又要为其他系统应用提供基础数据。

从门急诊系统本身的管理看，门急诊信息管理系统服务于门急诊医疗业务，对门急诊患者的数据进行较为完整的采集和管理。针对患者在门急诊就诊的医疗活动而言，采集和管理的数据包括患者的基础信息、挂号信息、门急诊病历信息、检查（检验）结果（包括图形、图像）信息、门急诊处置和手术信息等。

在整个医院信息系统中，门急诊管理系统作为一个重要组成部分，负责向其他系统提供必需的患者信息和准确详实的临床信息，为医院管理部门服务，并协助管理部门进行管理，如规范医疗行为、调整门诊业务流程等。

（2）住院信息管理：住院信息管理是医院信息系统四大部分的核心部分，是医院信息系统为临床服务的最集中体现。住院信息管理系统既属于业务管理信息系统，也属于临床信息系统。

住院信息管理系统主要服务于医护人员，辅助规范医疗行为，对住院患者的数据进行较为完整的采集和管理。针对住院患者在院的医疗活动，采集和管理的数据包括：患者的基础信息、医嘱信息、病程描述信息、检查/检验（检查检验报告及医学图形图像等）信息和护理信息等；住院信息系统还负责向其他系统提供患者信息和准确详尽的临床信息，辅助管理部门进行医疗管理。

住院信息系统将患者住院期间的所有临床医疗信息应用计算机管理，住院患者从入院、入科室、病房诊治、摆药室摆药、转科室、诊疗医嘱、医技科室辅助诊疗、收费处划价、结算、病案编目、出院和病历归档，每个环节都设置了相应的功能模块，实现对患者住院期间全过程的计算机管理。

一般说来，住院信息管理系统主要由住院登记、护士工作站、医生工作站、住院药房、住院收费和病案编目等子系统组成，每个子系统又分为若干个功能模块。为满足医院对住院患者信息全面管理的需要，有的医院信息系统还提供了监护、护理和营养膳食等子系统。

（3）医生工作站（门诊、住院）信息管理：门诊医生工作站是医院信息管理系统的一个重要组成部分，是供门诊医生使用的工作站，除了接收身份登记及挂号系统求人的信息外，还要由医生规范地采集患者的门诊病案信息，书写门诊病历，包括患者的过敏史、主诉、检查、结果、处置等，并给患者开具检验单、检查单，产生收费项目，同时医生也可以浏览患者的化验单结果和检查单结果。主要功能模块是处方模块、化验单模块（包含查看检验结果）、检查单模块（包含查看检查结果）、手术单模块、治疗单模块和病历书写模块等。

住院医生工作站面向病房临床医生，满足医生日常工作的各种需求，提供下达医嘱、书写病历、病历检索、用药咨询、处方审查等功能，它将患者在院期间的所有临床医疗信息通过计算机管理。住院医生工作站接收到身份登记及入院登记的信息后，通过医生的一系列操作采集到患者的住院病案信息，包括病案首页信息、首次病程、转科记录、日常病程、上级医师查房记录、医嘱、交接班记录、会诊记录、术前讨论、手术同意书、手术麻醉信息（麻醉信息由麻醉医生站采集）、抢救记录、出院记录、死亡通知单等。住院医生工作站还具有患者入出转管理、检验检查开单、检验检查报告浏览（包括 PACS 影像浏览）、催缴预交金、权限控制下的病历阅改、病历质量控制等功能模块。

（4）护士站信息管理：护士通过对医生站产生的医嘱的转抄和执行，进一步完善患者的治疗信息，并完成患者的体温单。包括患者检验标本匹配管理、检查预约信息接收、记价录入、执行单和膳食单打印以及灵活的相关查询功能。

（5）手术、麻醉信息管理：手术信息管理和麻醉信息管理紧密联系，完成对患者手术过程信息的记录，是电子病历不可或缺的组成部分。手术信息管理完成手术申请的预约/安排、取消安排、术后信息的登记、术后划价计费、无菌管理、器械准备与清点，手术麻醉工作量统计等工作。麻醉信息管理根据术前患者的临床信息，完成麻醉同意书、谈话记录、术中（用药）记录、患者生命体征等信息的记录。通过与设备的连接，可以实时生成术中数据采集，术后医嘱下达，查询术中记录数据，进行麻醉总结和报告。

（6）病案系统：通过对病案的归档，完成对医院病案的质量分析，生成对院内院外上报的各类报表，如卫生统计系统报表、科室工作量统计报表及其他各种常规报表。病案系统还能提供灵活的查询功能及完善的病案借阅管理功能。

2. 医疗费用的管理

（1）挂号费管理：隶属于门诊挂号系统，通过挂号收费、退号、收据管理及交账等功能严格控制门诊挂号收入的跑冒滴漏，堵塞可能的漏洞。

（2）门诊收费管理：门诊收费也是通过收费、退费冲负、交账管理、收据管理等保障日常工作的进行，堵塞漏洞。

（3）住院收费管理：住院收费包含预交金管理（预交金收、退）、担保及透支管理、住院费用录入、退费冲负、患者账目审核（审核重点为退费项目）、收据管理、交账管理等功能，通过严格执行财务日交账和月查账制度，堵塞财务漏洞。

（4）药品费管理：住院患者的药品费直接产生于医嘱摆药系统和处方发药系统，退药品费通过摆退药或发退药处方记入患者的费用明细账。对于欠费患者（顶交金不足全额医疗费的自费患者和顶交金不足自负部分医疗费的医保患者）可不予摆（发）药。毒麻限制类药品须凭受权医生签字的手写处方来执行电子处方的确认发放工作。门诊药费由门诊民生工作站发送电子处方到门诊收费处收费。

（5）治疗费管理：治疗费产生于护士站对医嘱的执行或治疗科室对治疗的完成，并且各科室只能对本科室产生的费用进行记入和冲负，即退费由相应科室自己完成，减少其收入，对于已完成的治疗项目不允许退费。

（6）检查、检验、手术、麻醉、输血等费用管理：这些费用均由相应科室通过自己的管理系统（如 LIS、PACS 等）记入，严格控制，已做项目不允许退费，所有退费记录都可追踪。

3. 医疗物资的管理　包括医院器材耗材、药品、固定资产等管理，它是医院信息系统的四大核心之一。

（1）医院器材耗材管理：包括制定采购计划、入库管理、出库管理、固定资产分账、科室网上请领、器材品种维护、调价、统计查询等功能，完成医疗器材对全院的供应。

（2）医院药品管理：可分为药库管理系统（一级库管）、药房管理系统（三级库管）和临床药柜管理系统（三级库管）。药库管理系统的功能包括药品基本信息维护、采购计划制定、入库管理、出库管理、库存管理、药品调价、效期管理、统计查询等功能，主要完成医院药品的采购及向各药房及其他科室的调拨任务。药房管理系统包括药品请领开单、入库管理、出库管理、库存管理、效期管理、统计查询等功能，医嘱摆药和处方发药系统也为药房所用，处方发药系统包括门诊（住院）电子处方确认、门诊药处方后台打印、门诊药房前台核对发药等；医嘱摆药包括单日摆药、多日摆药、摆药单咨询打印、输液配送单打印等。药房通过药房管理系统来管理自己的药品实物，通过医嘱摆药系统和处方发药系统为患者提供治疗用药。临床药柜管理系统包含药品请领、补药上账、基数清点、配药出库等功能，完成对临床药柜的库存管理。这三级库管以数量管理为主，金额管理由药品会计系统完成。药品会计系统主要包括药库药品收支平衡管理、药品款支付管理、药房药品收支平衡管理、药柜药品收支平衡管理等功能，实现对全院药品使用情况的监督功能，杜绝医院药品的流失。

（3）固定资产管理：包括购买合同管理、入出库管理、维修管理、设备折旧管理、报废管理、房产使用登记、房屋折旧、房产调整等，完成对全院固定资产的分配、流转、报废、维修、折旧记账等的管理任务。

（4）检验试剂管理系统：功能类似药库管理系统，主要完成检验部门对检验试剂的库存管理。

4. 医院运营管理

（1）支出采集：采集来自于药品管理系统、器材管理系统、服务计价系统、水电管理系统、固定资产管理系统产生的科室支出数据。其中服务计价系统结合服务科室实际业务，在数据发生地进行数据采集，让财务、后勤、辅助医技等服务单位，按照以制定好的内部服务价格体系，将服务费用记入核算单位账户。水电管理系统在针对核算单位安装独立的水表、电表、气表等量具的前提下，进行抄表录入，由后勤部门将各项费用记入核算单位账户。

（2）收入采集：直接采集来自于门诊收费管理系统与住院收费管理系统的科室收入数据。

（3）运营维护系统：用于维护账户记录、内部服务价表及标准成本分配。

（4）成本核算系统：由劳务核算部门根据医院的政策，以采集的收入支出数据为基础一方面通过对收入核算类别、分配比例、支出核算类别等系数的维护功能，计算各科室奖金；另一方面对核算单位的成本支出和标准成本，在成本定量分析的基础上，从价格差异、数量差异入手，建立价差、量差的数学模型，进行成本差异分析，并通过核算类别、核算单位、发生时间、发生金额进行四维分析。对核算类别、核算单位提供各自对时间的纵向比较分析，并可任意选择多个其他核算类别进行横向比较，也可对核算单位做横向比较。

5. 医务统计系统 该系统的最终服务对象有两类：一是医院的各级管理者，如医院领导，医疗、护理、药品等管理部门的管理者，他们可直接从该分系统中获得本分系统能够提供的有关信息；二是上级卫生领导机关，该分系统提供上级机关要求的常规统计项目。

其内容通常包括日医疗统计（情况概览、门诊信息、急诊信息、患者流动、手术信息、医技工作、当前危重、床位信息、候床信息、医疗收入）、月医疗统计（情况概览，门急诊量，患者流动等）、医疗数据统计（门急诊量、患者流动、医疗效率、医疗质量、诊断质量、医疗负荷、手术信息、管理质量）、医疗经济（患者住院费用、患者平均住院费用、医疗收入）、患者信息（在院患者列表、当前危重患者列表、本院住院患者列表、患者信息查询）、医疗计划完成概况、等级指标完成概况、事故差错查询、病种分析（单病种工作效率、单病种诊断质量、单病种医疗质量、单病种治疗经费、单病种患者查询）、综合报表（患者流动日报表、收治患者情况统计表、医疗事故情况统计表）、病案质量查询、药品会计账目查询等。

6. 领导查询系统 通过对统计部门所做医务统计结果的浏览，掌握医院医疗情况的最新动态，了解全院或全科工作的进展情况和不足之处，为各级领导的决策提供科学、准确的数字依据。

7. 信息安全管理 医院的信息化建设过程不可避免地要对信息的安全引起足够的重视，一旦机密数据泄密或系统数据丢失，其后果不堪设想。一方面，所有用户必须严格遵守国家信息安全法，系统严格分配使用权限；另一方面，信息中心必须建立健全数据的备份和恢复机制，过期数据的保存和查询机制，确保医院副数据安全，做到数据库的各级密码专人保管，并通过用户管理模块严格控制各个用户的操作权限，针对数据库的每一个操作均在系统中保存操作员的标志备查。

三、医院信息系统的实施规划

1. 领导的重视是关键 医院的信息化不能认为仅仅是将手工工作改成网络模式，不是简单地用计算机取代人工操作，尤为重要的是通过有形的计算机网络来实现更科学、更现代化的管理。因此，旧的管理方法和工作模式，以及人们的工作习惯必将受到严重挑战。这就涉及人员的培训、各职能科室之间的协调等许多现实问题，特别是在系统运行的初期矛盾比较多、问题比较大的时候，尤其需要领导出面协调好各部门之间的关系，使整个系统在最短的时间内运行起来。

2. 选择合适的公司及产品　一般医院不具备独立开发 HIS 的能力，因此，在市场上选择一种 HIS 产品是必然的。所选择的公司首先应专业化，是专门从事 HIS 工程的公司；另外公司还需有 HIS 软件的版权或集成授权，有能力开发和修改 HIS 软件；软件具有良好的开放性、可扩展性和稳定性，可以方便地与其他系统（如 LIS、PACS 等）连接，能够针对医院进行二次开发，并且经过足够时间的使用和若干医院的实践检验。总之，系统要满足"实用、可靠、开放、集成、先进"的原则设计，能够适应"医保制度改革"的需求，并进一步考虑与国家"医保制度改革方案"接轨。

3. 系统地规划实施　HIS 实施的总体原则是"整体规划，分步实施"。首先成立完善的组织机构，保证合适的人员能配合集成商完成任务；其次，各职能部门的工作人员与信息中心的工程师及公司的实施工程师之间要有充分的沟通交流，作出整体的规划方案和分步行动计划；再次，重视对工作人员的培训工作，让他们充分了解所使用模块的工作流程及注意事项。

4. 系统管理员的重要性　HIS 一旦运行，整个医院就会对它形成强烈的依赖，为了保证系统的 7×24 小时不间断运行，HIS 的系统管理员不仅要保障整个系统软硬件的正常运转，还要保障系统的数据安全，防止对系统数据的恶意破坏，并执行灾难备份和对过期数据的转储任务，制定对系统的体检制度，定期对系统的软硬件的运行状况进行巡检。

四、医院信息系统的发展趋势

HIS 作为一个年轻的话题，在我国的大规模应用时间不算长，还有许多的功能需要完善，从大的方面来讲，它具有如下的发展趋势。

（1）与麻醉、监护等医疗设备联网，直接将数据采集到临床信息系统（CIS），可进一步完善电子病历系统。

（2）运用广域网技术，使管理者可以在异地对医院进行各种管理，使医生在医院以外的地方也可对其住院患者进行了解，甚至下达医嘱，使信息的共享、管理模式产生质的飞跃。

（3）运用多媒体技术在医院中将医学图像信息（如 X 线片、CT、磁共振、病理切片、心电图、脑电图等）进行管理，生成多媒体的电子病历；利用多媒体技术进行远程医疗，结合数据挖掘技术开发出具有一定智能的辅助治疗、辅助手术和辅助管理的决策支持系统，提高医疗水平和医院管理水平，进行多媒体基础和临床教学。

（程荣锋）

第三节　医院信息系统实施与管理

一、规划

规划是指对较长时间的活动进行总体的、全面的计划，是系统生命周期的第一个阶段。需要规划的内容主要包括以下三项。

1. 系统预期目标　医院首先应根据各自组织的战略目标、业务流程需求、技术准备及约束条件确定 HIS 的整体目标和发展战略规划。其中，整体目标包括：

（1）需求目标：也就是应用目标，包括近期及远期的需求计划。

（2）效益目标：由需求目标确定系统的技术经济效益指标。

（3）功能目标：为达到需求目标系统应具备的功能。

（4）技术目标：为达到上述目标系统应具备的技术性能。

发展战略规划用以提出对完成工作的衡量标准。

2. 系统规模　系统规模的规划应根据医院的实际需要确定。是准备建设完整的 HIS，还是建设一个部门级的信息系统？是打算一次性建立完成整个系统，还是分阶段完成？投资的概预算有多少？这些问题必须结合医院的管理和业务实际需要研究决定。

3. 供应商选择　纵观国内外医院信息系统的开发，现有的开发方式包括：

（1）自主开发：由医院组织内部开发技术人员和资源，自行开发。这种方式的优势是经济、方便分步实施、易于维护，但对医院本身的专业技术要求很高，极少有医院有此能力。

（2）合作开发：医院选择外部有经验的计算机软件或者系统集成公司，结合内部相关专业人员合作进行开发。对于医院信息管理功能的实现来说，具有针对性强、适应性好等优点。医院的投资有保证，开发的成功率较高。

（3）市场购买：医院也可选择直接购买市场上已有的 HIS 产品，这种方式开发周期短、见效快、系统的稳定性有保障，但因各医院性质、业务、规模等条件的差异，系统的适应性较差，对供应商的技术依赖高。目前，80% 以上的医院采用这种方式开发系统。

（4）托管：这是在国外新出现的一种方式，也称"委外"，就是将 HIS 的开发、维护、更新整个地委托医院外部的 ASP 服务商管理。这类服务商通常具有较大的规模，拥有强大功能的设备，能充分应用高效率新设备和新技术，具有丰富的实施和管理经验。由于规模效应，还能较好地控制成本，降低实施费用。"托管"是西方发达国家的一种趋势，需要成熟的外部环境，在国内实行还有很长的路要走。

医院在做建设规划时，应根据医院的人力、财力、物力各种资源现状及实际需要，选择适合的开发方式。

二、组织管理

1. 组织建设　医院信息系统几乎涉及医院一切部门的工作，因此，HIS 实施的组织构建不仅包含医院的决策层，也包含基层的医护工作人员；不仅包含从事系统建设的信息技术专业队伍，也包含从事医疗服务的业务人员。

（1）成立领导小组：医院信息系统的实施是一项投入大、周期长的系统工程。随着计算机和网络技术的引进，医院原有的管理模式和工作模式都将发生变革，组织机构、业务流程面临重新调整，需要医院高层领导的直接参与和指导，解决重大的决策问题。

领导小组的工作方式是定期或不定期地召开会议，听取报告，对会议议题研究讨论和作出决议。由医院院长、主管信息工作的副院长、信息科负责人、医院各业务部门（包括医务科、护理部、财务部等业务部）的负责人组成。领导小组的主要职责包括：提出并且确认系统的总体目标，建设原则，投资规模，需求取舍，实施的基本方案选择，技术方针和路线；全面领导、组织、规划、实施、协调、监督开发工作的正确进行；组建项目工程实施组；研究和批准信息系统实施规划；批准系统开发及实施的方法，确认网络结构、规模与布局，系统软、硬件平台及应用软件的选型及采购、开发方案；批准预算，保证资金的落实；批准和监督整个工程的实施进度，解决实施中的困难、矛盾和冲突；制定指令、指示、规章制度、条令、办法，改革旧的不合理手工操作规章制度，适应新系统的运作；负责批准对医院信息系统的考核与验收等。

（2）成立实施小组：HIS 实施小组是一个临时性的机构，全面负责医院信息系统的实施工作。实施小组应由计算机工程技术人员以及医院医疗、护理、药械等业务部门和经济管理部门的骨干人员组成。小组负责制定系统的实施规划、系统预算，组织和监督软、硬件产品的采购、安装、调试、验收等工作，推动医院信息标准化建设，配合软件供应商完成系统需求调查及客户化修改方案，协调实施过程中的矛盾等工作，直至系统的实施完成。

（3）医院信息部门的设置：医院设置独立的信息部门，专门负责医院的信息管理与技术支持，直接隶属分管信息的副院长领导。信息科的主要职责包括：制定总体规划建议，供医院领导和业务机关参考；根据医院的实际需要编制系统需求分析；维护各系统软件，并适时更新；掌握计算机及外部设备的操作、使用和维护，保证硬件设施的运转良好；开展普及和宣传计算机知识及培训等。

2．人员培训　医院信息系统建设是一项复杂的系统工程，涉及现行医院管理模式、方法、手段和观念的重大变革，涉及业务流程的重组，对包括医院管理人员、信息技术人员、各职能部门在内的全体员工的素质都提出了新的要求。因此，人员培训是现代医院实施 HIS 必要的基础准备。医院必须要通过技术和知识培训，更新观念，提高技能，建设与信息化发展相适应的管理队伍、技术队伍和基层操作人员队伍，保证系统的顺利实施，并不断推进医院信息化的进程。

三、业务流程重组

医院信息系统的建设与业务流程优化相辅相成。以先进的信息技术包装陈旧的医院业务流程是行不通的，离开对业务流程的优化，医院信息化不可能真正实现。离开医院信息系统的支持，医院业务流程优化也很难成功。只有将先进的信息管理软件与医院内部业务流程、特点有机地结合起来，HIS 才能达到预期建设的目标，实现以患者为中心的服务。MIT 自 1984 年至 1991 年所作的"90 年代的管理"研究报道早已证实：国外成功应用 HIS 的医院都是首先梳理清楚自己的业务流程，然后进行优化、重组，并针对计算机化管理的特点，对于工业务处理流程进行了相应的改变，最后才实现操作自动化；而 IT 应用没有成效的医院大多是没有考虑到计算机化管理的特点，用信息系统机械模拟于工业务处理流程。我国目前许多医院的管理方法和手段仍滞后。无论是否应用 HIS，都要求进行某些业务流程上的重组来适应市场经济的发展，而 HIS 的使用就更需要对现有的业务流程进行根本性的改造。

医院业务流程重组的方法包括：医院业务调查与分析、系统化分析与逻辑性模型的建立、目的 / 方法（EIM）分析、数据流程的调查与分析等。

四、标准化建设

标准化建设是卫生信息化建设的重要内容，是 HIS 得以实施并发挥效用的重要基础。缺乏医疗信息表达、医院管理模式与信息系统模式的标准，成为一些 HIS 难以成功实施的瓶颈问题。临床信息系统中检验仪器与计算机之间的数据传输，PACS 中各影像设备如 CT、MRI、CR、DR 等与计算机之间的传输等需要有统一的仪器设备的接口标准；远程医疗需要有远程通信标准；电子病历的共享和传输需要有统一的电子病历结构和传输标准；医疗卫生信息的标准化和全球共享还需要与国际通用的标准接轨。医院信息系统实施人员及国家有关部门需要关注国际卫生信息化标准的发展，有针对性地研制、推广普及和管理各种卫生行业或地方性标准，逐步建立形成卫生领域比较齐全的国家卫生信息标准体系。

五、安全管理

信息技术的应用越广泛，发挥的作用越大，信息系统的安全性问题就越发显得重要。随着计算机网络技术的发展和因特网的广泛应用，信息的公开和共享大大提高，使得安全问题成为当前信息系统发展和应用需求解决的最紧迫问题。医院信息系统是一个多用户系统，医院信息中的很多信息，如患者医疗记录，是具有法律效力的文件，涉及患者的隐私，而且在医疗纠纷案件等许多法律程序中均发挥重要作用。医院信息系统也是一个典型的不间断系统。因此，保障医院信息系统的安全问题具有更为特殊的重要意义。安全问题是已投入运行系统的生命线。

医院信息系统安全管理应着重考虑解决安全性和保密性两个方面的问题。安全性是指控制、访问和保护信息不被有意或无意地泄漏给未经授权的人，使信息免受丢失或未经授权的访问、修改和破坏；保密性是指机构或个人所具有的保证所有信息不被他人所知的权利。

为解决 HIS 的安全问题，必须在多方面提供有效的保证措施，除了在技术上采取合适的安全防范措施（如安装网络防火墙、数据镜像备份、异地备份、双机容错等），在管理上采取严格的控制方法外，还需要国家在法律上给予保证（如国家制定相关法律和采取更强硬的惩戒措施），公众进行共同维护和支持（如提高公众的计算机知识和对病历信息的保护意识等）。

（程荣锋）

第四节　医院信息系统评价

一、概述

医院信息系统的评价应贯穿于系统建设的整个过程。系统的设计、实施、运行有一定的周期。在系统开发和实施过程中，要不断地根据环境和需求的变化调整决策，修正开发实施方案。系统投入运行后，在应用的不断深入过程中，也同时伴随着应用环境的发展变化和管理科学及信息技术水平的不断提高，因此有必要不断地对系统进行评价。这样，一方面对系统当前状态有明确的认识，另一方面也为系统今后的发展和提高做了准备。

从评价的标准来分，系统的评价包括技术、效益两个方面。技术评价是对系统为医院管理和医疗服务所提供的功能和性能进行的评价，如系统的完整性、安全性、稳定性等技术指标。效益评价是对系统实施和应用所产生的效果进行的评价，包括经济效益评价和社会效益评价。

从评价的内容来分，又可分为对管理系统的评价和对临床信息系统的评价。其中涉及临床的评价有较好的定量基础，而与管理相关的评价一般较难定量研究。国外已经较多涉及 CIS 应用效果评估和方法的研究，国内还仅限于 MIS 的一般性定性评估。

HIS 的评价是一项十分困难的工作。医院信息系统涉及大量人为因素，与管理紧密联系，导致大量非确定性因素（非技术性因素）可能直接影响 HIS 的使用效果。而实施效果的定量分析也难以充分实现。如流程优化等实施效果只能通过定性子段来评价。

二、评价标准

1. 系统的技术评价　从系统所提供的功能和具有的技术性两个角度进行评价，应包括以下主要内容：

（1）目标评价：针对系统开发所设定的目标，逐项检查，是否达到预期目标，实现的程度如何。

（2）功能评价：根据用户所提出的功能要求，在用户对功能的满意程度和系统中各项功能的实际效果。

（3）性能评价：着重评价系统的技术能力，主要包括系统的稳定性、可靠性、安全性、系统的容错能力、吞吐量、响应时间、存储效率、可扩展性、适应性等。

（4）运行方式评价：评价系统中各种资源（硬件、软件、人、信息等）的利用率如何。如系统设定的输入数据能否被获得并输入，出错率怎样，输出数据是否可用且确实有用，其及时性和利用情况如何，数据采集方式、人机交互方式、结果提供方式能否被用户所适应，满意程度如何。

对系统进行上述技术评价的目的是为了评价系统的实际效能，为系统的进一步改进或更新提供决策依据。

2. 系统的效益评价

（1）经济效益：对信息系统的经济效益评价一般是通过费用效益分析来实现的。费用是指信息系统在整个生命周期中的全部开支所构成的成本；效益是指通过系统的运行所带来的费用减少或收益增加。成本和效益有以下分类方式：有形的与无形的成本和效益、直接的与间接的成本和效益、固定的与变动的成本和效益。

（2）社会效益评价：医院是提高医疗服务的机构，社会效益是评价衡量其管理水平的重要标准。对医院的社会效益评价可以在医院改革和创新道路上起到推动作用。医院信息系统的社会效益评价内容包括医院工作流程的优化、患者就医的满意度、医疗服务质量的提高等方面。这其中，多数内容的评价难以用定量化的方法实现。

三、评价方法

HIS 功能庞大，系统复杂。如果严格按照量化统计学技术对系统进行全面的评价是不可能也是没有必要的。

对于 HIS 中的不同问题，我们可使用不同的方法进行评价。对于管理类的系统，往往采用专家组形式，对软件或用户采用多参数定性评测。而面向临床的工作对系统的使用效果、正确性、安全性等有着很高的要求，因此，临床的系统广泛采用了统计学方法进行评价。

评价采用打分制，效益评分采用百分制，费用评分采用 0 ~ 3 分。组织包括医护人员、技术员、计算机医学应用专家、医院管理人员和外聘咨询专家在内的各类专家一起设计评价树，定义了每一个参数的权重系数，然后给参评的 RIS 打分。该方法的关键是统计打分的参数选择和打分的准确性，以及权系数的合理性。

（朱荣辉）

第十二章 医院病案管理

第一节 概 述

一、病案的概述

病案可以通俗地理解为有关患者诊治经过的"档案"。一般地，我们可以把它定义为"病案是医务人员记录疾病诊疗过程的文件，它客观地、完整地、连续地记录了患者的病情变化、诊疗经过、治疗效果及最终转归，是医疗、教学、科研的基础资料，也是医学科学的原始档案材料"。

病案是随着医学的发展而产生和完善的。病案管理是一门专业科学，它主要研究病案史学理论和科学管理方法，是医院管理学的一个分支。美国于1928年即成立了病案协会，1952年在英国伦敦召开了第一次国际病案代表大会，1968年在瑞典斯德哥尔摩召开的第六次国际病案代表大会上正式成立了国际病案组织联合会（International Federation of Health Records Organizations，IFHRO），该组织作为非政府性国际组织与WHO有着密切的联系，许多活动都得到了WHO的支持，它的宗旨是加强各国的病案管理经验和学术交流。国外许多国家建立了病案管理专业，为医院病案管理培养专门的人才。

二、病案的作用

随着医学科学的发展，病案的内容日益丰富，其所包含的信息量越来越大，作用也越来越明显。提高病案管理的科学水平，充分发挥其作用，对于提高医院的医疗技术和科学管理水平，都具有十分重要的意义。之所以要强调病案管理，是由于病案在以下诸方面发挥着无可替代的作用。

1. 医疗方面　病案是临床实践的原始记录。它如实地记录了患者的病情变化、医务人员相应的处理措施及其结果和转归，是医务人员进一步诊疗护理的重要依据和出发点。

2. 教学方面　一份好的病案就是一本生动的教材，使后学者能够从中吸取经验和教训。

3. 科研方面　不同技术治疗同一疾病的优劣比较；新技术和新药物的临床实际效果评价；临床医疗经验的总结归纳；疾病的发生、发展规律探索，这些都需要从病案中寻找坚实的科学证据。对病案资料的累积和合理利用，能够提高医学科研水平，促进医学科学发展。

4. 医院管理方面　对病案的科学统计分析能够提供大量关于医务人员医疗质量、技术水平、服务态度和工作效率等方面的信息，管理人员则可以据此制定出有针对性的管理举措。

5. 疾病预防　通过对大量病案的研究可以总结出关于疾病谱变化、死因构成变动等方面的材料，从而为疾病预防和监测提供参考依据。

6. 历史价值　主要有两个方面：①重要历史人物的病案是研究其生平活动的重要参考依据；②标志着医学科学发展和重大突破的病案，如上海医科大学附属华山医院世界上首例臂丛神经移植手术等。这种病案都具有重要的医学历史价值。此外，对病案的研究能从一个侧面帮助了解医院的变迁、医院在诊疗技术上的发展史，从而有助于了解社会的发展史，因此是科技档案和国家档案的重要组成部分。

7. 法律方面　由于病案是患者病情和诊疗全过程的重要书证，因此，在处理有关医疗纠纷案件时是十分重要的法律证据，具有法律作用。

8. 医疗保险方面　这个方面的作用主要始于医疗保险的推行。医疗保险当局或保险公司在对医院服务进行补偿时，需要对医院医疗服务的合理性进行评价。所采用的主要手段就是组织医学专家对病案进行回顾性的抽查和全面检查，对于那些不合理的服务如大处方等，将拒绝补偿甚或采取一定的惩罚措施。

以上各个方面作用的发挥依赖于病案的真实性，特别是当病案所提供的证据涉及医院和医生的利益关系的时候（如在法律和经济方面）。由于目前的病案由医院保管和管理，机制上无法避免医院在特殊情况下会采取相应的规避措施，如修改病案等。

（厉玉杰）

第二节　病案管理的任务

病案管理的主要目的是要保证医院所有病案的完整、正确、安全和连续，并且在需要的时候能够提供使用，使病案的作用能够得到充分发挥。根据这个目的，病案管理需要完成以下一些主要任务。

1. 病案集中　按时收取全院患者的出院病案（门诊病案由挂号室负责），检查病案内容的完整性和书写格式的规范性（有无涂改）。

2. 整理归档　负责病案的整理、编日、索引、登记、装订、归档和上架。

3. 保管供应　负责病案存放的安全和保密，并保证病案的完好；负责医疗、教学、科研用病案和其他使用病案的供应和及时回收工作。

4. 统计分析　提供基本的统计分析信息，配合做好随诊工作。

5. 制定规章制度　制定病案管理的各项规章制度，并认真贯彻执行；制作医疗用各种表格册子的审核、更新和印刷工作。

（李祥桑）

第三节　病案的组织管理

一、病案组织管理的特点和任务

1. 病案组织管理的特点　病案组织管理工作与病案技术管理和病案质量管理是相互依存、相互制约和相互促进的。病案资料积累越多，信息内容越丰富，信息流的作用越强，反馈出来的病案质量就越高，如果没有科学分管理方法是实现不了这些要求的。只有良好的组织管理，才能达到以病案信息指导医疗、教学、科研实践，以管理贯穿医疗、教学、科研，在提高医疗、教学、科研质量的同时提高病案质量，形成循环往复、周而复始的良性循环。

2. 病案组织管理任务　负责病案管理规章制度的制定及监督执行；负责全部病案资料的统一管理，如门诊和住院病案的收集、整理、保管、供应、存贮、分类、编目、缩微、随访、计算机应用和有关统计工作等；检查病案质量；组织开展新技术的应用；研究病案管理的新方法等。

二、病案组织管理体制和组织设置

病案管理工作面向全院，并有其自身完整的专业技术和理论体系，是医院内一个独立的工作部门。在现代医院管理体系中，病案管理属于医院信息管理范畴，所以，医院应在信息中心或信息科下设病案室，归属信息中心或信息科。同时，医院也可以成立病案管理委员会，由业务院长领导，由各临床科室主任、护理部主任、医务科主任、信息中心主任、病案室主任等组成，在病案管理工作上对院长起到参谋、咨询的作用，对病案室起到指导、检查的作用。

（李祥桑）

第四节　病案的业务管理

门（急）诊病案包括首页、副页和各种检查报告。住院病案一般包括首页、医疗部分、检验部分、护理记录、各种证明文件5个部分。病案的业务管理包括病案形成、保管、供应利用这3个环节。

一、病案的形成

病案的形成是指病案从建立到归档的过程。它包括了病案的建立、书写、收集、整理和归档等工作内容。

（一）病案的建立

1. 门（急）诊病案的建立　由患者自填姓名、性别、年龄、单位、住址等基本识别项目，经挂号室人员建立一个患者姓名索引，患者诊疗结束后由挂号室收回，归档保存。目前，我国大部分医院对门（急）诊基本上实行患者自管病案。

2. 住院病案的建立　医院出入院管理处的人员根据患者门诊病案和入院通知单填写病案首页基本情况，建立住院病案，交给值班护士，放入病案夹中。

（二）病案的书写

1. 门诊病案书写的要求　门诊病案无固定格式，总的要求是简明扼要。可着重写主诉和现病史、药物过敏反应。对于复诊患者，可着重记录就诊后的病情变化。

2. 住院病案书写的要求

（1）首页：住院病案首页的姓名、年龄等由住院处填写，入院后由住院医生审查并校准，其余各项由住院医生在患者出院时填写，由主治医师和主任审阅签名。

（2）住院病历：住院病历书写要注意以下几个方面。①主诉：患者诉说的症状，要求文字简单；②现病史：要详细记录患者的主要症状特点和演变过程；③体检记录：

要全面、系统，注意记录与鉴别诊断有关的阴性体征；④诊断：要完整、主次分明，按疾病的主次排列。

（3）病程记录：病程记录包括首次病程记录和其后的病情变化记录以及手术前后病程记录。一般患者每天记录一次，危重患者应随时记录。①首次病程记录：应包括值班医生的接诊记录、诊断根据和初步诊断处理意见，当天的病情变化；②以后病程记录：应包括患者的症状、体征的演变、检验和检查记录、查房讨论、会诊意见、诊疗措施、主管医生的分析预测、患者的要求等；③交班小结：医生交接班时应在病程记录中写交班小结，包括前一段时间的诊疗过程、目前诊断、存在的问题和注意事项；④转科记录：患者转科时要写明转科的目的和当前的诊断；⑤会诊记录：应包括会诊的目的、要求、会诊医生对病史特征的补充、进一步的检查和诊治意见；⑥死亡记录：应记录死亡前的病情变化、抢救措施和死亡时间、最后诊断和死亡原因。

（4）出院记录：应在患者出院后48小时内完成，主要记录出入院日期、简单病史、入院后的主要检查结果、诊断和治疗措施、治疗效果、疾病的转归、出院后注意的事项、复诊的时间等。

（三）病案的收集

病案的收集要建立严格的规章制度，在病案的形成过程中防止有关材料的散失。

（四）病案的整理归档

住院病案一般包括以下5个部分。

1. 病案首页 患者的鉴别资料，包括姓名、性别、年龄、工作单位、住址等。

2. 医疗部分 医生对疾病进行诊断治疗所做的记录，包括病历、病程记录、医嘱单、诊疗图表、诊疗计划、病例讨论等。

3. 检验记录 各种检查化验所得的检查记录和报告单，包括各种化验检查记录、病理检查等。

4. 护理记录 护理人员对患者的观察、处理所做的各项记录，包括特别护理记录、体温脉搏表、护理计划等。

5. 各种证明文件 如手术报告、来往信件、患者疾病诊疗证明书等。病案整理工作完成后，即可装订并编制索引，装入封袋归档保管。

二、病案的编排顺序

病案的编排，在治疗期间的顺序与患者出院后装订的顺序几乎相反，特别是护理记录和医嘱部分。

1. 患者住院期间的病案编排顺序

（1）体温表（按日期倒排）。

（2）医嘱单（按日期倒排）。

（3）治疗计划。

（4）病历、病程记录、麻醉记录、手术记录依日期先后顺序。如为转科患者，一切记录放在转出科的记录上面。

（5）各种治疗报告、会诊记录、X线摄片报告、透视报告、超声检查报告、心电图、照片等，各依类别集中在一起，按日期倒排。

（6）检验记录单，按日期倒排。

（7）各种化验报告，依日期先后从下而上地粘贴在化验报告粘贴页上，以日期倒排。

（8）病历检查报告，按日期倒排。

（9）治疗图表，包括整个治疗过程，各按日期倒排。

（10）手术报告单。

（11）住院病案首页。

（12）入院前门诊病案。

（13）行政文件、外来文件。

（14）护理记录。

2. 患者出院后病案装订时编排顺序

（1）目录页：诊断、手术、出入院日期等，由病案室填写。第一次出院者可以省略。

（2）首页：患者姓名、性别、年龄、工作单位、住址等，由住院处或病案室填写，其余项目由住院医生填写。

（3）相片：按摄影日期先后顺序。

（4）住院前的门诊病案。

（5）病历：入院记录、病史主诉、现病史、过去史、家族史、地方史、婚姻史，体格检查、初步诊断、拟诊讨论。

（6）病程记录：治疗过程、进程记录，均按日期先后排列。分下列各项：病程记录、转科记录、会诊记录、X 线摄片报告、透视报告、超声检查报告、麻醉记录、手术记录、手术后记录、心导管检查报告、核磁共振报告、CT 报告、脑造影、内镜检查记录、出院记录、死亡记录，以及其他一切有关病程进展的记录。

（7）治疗图表：整个治疗过程，如糖尿病记录表、白血病记录表、物理治疗表等。

（8）治疗计划。

（9）各种化验报告：按日期先后从上而下地粘贴并将结果书写于外露的右角上。

（10）病理检查报告。

（11）特别护理记录。

（12）体温脉搏图。

（13）医嘱单。

（14）入院证、尸体处置单、手术签字单等。

（15）护理病历、液体出入量记录。

（16）随诊或追查记录。

（17）来往信件、有关患者疾病治疗证明书。

（18）尸体病理检查报告。

三、病案管理工作流程

按照卫生部对病案管理工作的要求，所有在医院就诊的患者（包括门诊患者）都应建立完整的病案、每一位患者在院内只能建立一份病案，病案号必须唯一。

1. 门诊病案管理　门诊病案在患者初诊挂号时即建立，目前很多医院采取患者自管病案的作法。

2. 住院病案管理

（1）患者出院前一天，所在科室将病案按规定顺序整理；在出院会计室结账完毕之后，将病案送至病案室。

（2）病案室对出院病案各项记录和排列顺序应进行检查，发现不全或遗漏，应及时退还科室重新整理或增补。

（3）病案整理好之后，编号、装订。

（4）已装订的病案，应在出入院患者总登记本上逐项登记，并制作姓名索引卡片，疾病和手术分类的编目和索引。死亡患者应专门进行死亡登记和死亡患者编目。然后，按病案号顺序排列归档。

四、病案保管

采用科学的方法库藏病案，以便于核对、检查、鉴定和提供使用，同时，维护病案的完整和安全，最大限度地延长病案的使用时间。

1. 编号　病案编号管理以比较简单易行、有利于保管和供应，也便于检索为目的。编号有以下 3 种方法。

（1）一号集中制：门诊病案和住院病案均使用一个统一的编号。有条件的医院可以将放射、病理、心电图、CT 等特殊检查以病案号为准进行编号，以简化手续，保持病案资料的系统性。优点：手续简便，便于记忆和识别；有较好的连续性，有利于系统观察患者病情的演变；可避免一个患者在同一个医院内因多种编号而造成差错；便于编制检索程序和利用检索工具。缺点：因门诊病案和住院病案放在一起，且住院病案随着住院病案的逐年增加，门诊病案的调用率极高，容易增加门诊病案的工作量；不利于住院病案的长期保管、鉴定和销毁工作。

（2）两号集中制：门诊和住院病案分别编号，即门诊号和住院号。门诊患者使用门诊病案号，住院时另给一个住院号，门诊病案并入住院病案内，原门诊病案号作废，患者出院后来院门诊复查或再次入院，均使用住院号。优点：有利于住院患者的诊疗工作和对住院患者病案的科研工作，有利于住院病案的长期保管的系统性和完整性。缺点：因科研教学的需要，经常调用住院病案，影响患者在门诊就诊时使用；患者出院后在门诊时的经常使用，容易造成住院病案的破损和散失；门诊病案并入住院病案后，门诊病案将出现空号，对门诊病案管理不利。

（3）两号分开制：门诊病案和住院病案采用两个系统分别编号，分开管理。患者住院时，门诊病案带入病房作为参考，患者出院时，复写一份住院病案摘要，归入门诊病案，以备门诊诊疗时参考。优点：能及时满足门诊和科研教学使用病案的要求；可以避免门诊病案经常调用造成的住院病案的破损和散失；省去了门诊和住院病案的合并工作，节省人力。缺点：不能保持一份病案的完整性和系统性，对观察患者的远期疗效产生一定的影响。

上述 3 种病案编号方法各有其优缺点，医院可以根据其实际情况，选择合适的方法。目前，我国多数医院采用的是两号分开制。

2．病案的存放

病案的存放按编号顺序排架存放。

3．病案保管的安全措施

（1）控制病案库的温度和湿度：病案库的温度在 14℃～18℃，相对湿度在 50%～65% 较为适应，要有良好的通风和除湿。

（2）防止阳光曝晒：病案库应采用封闭式建筑设计，或安装防阳光直射的窗户，以防止阳光的曝晒。

（3）防鼠、灭虫、防霉。

（4）防尘。

（5）防火。

五、病案的利用

病案管理的根本目的是为了向医疗、教学、科研、疾病统计和医院管理等提供良好服务，因此病案的利用管理是病案管理的关键环节，前述的种种管理工作和内容也都是为了给病案的良好利用奠定基础。

1．病案利用管理的主要内容

（1）全面了解病案室内的病案情况，编制各种检索工具和参考资料。

（2）根据各方面的不同需求，及时主动地提供服务。

2．病案利用的主要工具　为快捷、方便和全面地提供病案，医院应建立较好的病案索引工具。医院病案索引登记一般按患者姓名、疾病和手术名称索引，或运用计算机对病案进行检索。

（1）患者姓名索引：为了根据患者的姓名查找门诊或住院病案的目的而编制的，主要为临床服务。在建立病案时，每一份病案都要按患者的姓名、性别、住址、病案号、身份证号、邮政编码等建立索引。可按门诊患者姓名、住院患者姓名和死亡患者姓名索引编设。

（2）疾病索引：把每份病案首页上的疾病名称和手术名称按一定的方法建立索

引。它是建立在疾病分类编目的基础上实现的。目前，各国采用的分类方法是《国际疾病分类法》（ICD），国际疾病分类法用于病案的编目和检索，其优点是编码位数少，系统层次比较清晰和实用，使用操作简便，易于编码人员掌握使用。手术名称的分类索引的编制，应采用《国际医学操作分类》（ICPM），以便与疾病分类索引的编码方法配套，形成一个完整的病案检索体系。

（3）计算机病案检索系统：运用计算机技术进行病案检索为病案的快捷利用提供了途径，它可以从多种关键词进行检索，是医院病案管理的发展方向，其远期目标是"无纸化病案"。

（厉玉杰）

第五节　病案的质量管理

为了给医院医疗业务工作和科研工作提供优质的病案信息服务，必须对病案进行质量管理，为此，应做好两方面的工作。

一、提高病案书写质量

（1）制定病案书写规则，统一术语，统一规格，实行标准化管理。

（2）建立病案书写质量的各项检查制度。

（3）把病案书写质量作为医务人员工作能力考核的一个依据。

（4）把病案书写质量管理纳入医院医疗质量管理的范畴。

二、开展病案管理质量评价

通过以下指标可以对病案管理进行质量评价，从而做到反馈控制。指标如下：病案编号准确率、患者姓名索引排位准确率、查找病案分科传送准确率、住院病案供应率、出院病案3日内回收率、出院病案整理合格率、报告单归档排架准确率、病案缩微胶片存储管理完好率、疾病分类和编码符合率、病案信息计算机录入准确率等。

（厉玉杰）

第六节　病案管理机构

一、病案管理委员会

病案管理委员会由主管业务的院长领导，其成员由各临床科主任或高年资主治医生、护理部主任、医务科主任、信息科主任、病案室主任等组成，作为院长和医务处领导病案工作的参谋咨询组织。

病案管理委员会的主要工作包括：①全面掌握本院病案管理工作的情况和存在问题；②制定本院病案管理的规章制度；③拟定有关医疗用表簿；④定期组织病案质量检查；⑤讨论和确定疾病诊断和手术名称的统一命名；⑥每年向院长提交工作报告。

二、病案室

病案管理工作面向全院，应该是医院内一个独立的工作部门。在现代医院管理体系中，病案管理属于医院信息管理的范畴，应归属医院信息科或医务处领导。

1. 病案室的人员编配及素质要求　根据有关研究报道，门诊病案管理人员按日均门诊人次 1 :（120 ~ 150）的标准配置；住院病案管理人员按床位 1 :（120 ~ 150）的标准配置。病案室专业人员需要接受一定的专业教育，包括档案学、医学基础知识、医院管理学、卫生统计、中文书写、中外文打字和计算机操作等。随着病案工作的计算机化，对于计算机操作技能的要求将会越来越高。

2. 病案室的建筑和装备　病案室应有病案库、病案阅览室、计算机室和病案管理人员工作室等专门用房。病案库的面积应以病案数为依据，据统计一般每增加一万份病案需要增加 $3m^2$ 的空间。病案室的装备则主要包括病案架、空调、计算机及其配套设施、复印机、照相机、缩微机和缩微阅读机等。

（李祥桑）

第七节 病案管理的发展

一、我国病案管理的发展历史

我国病案管理的发展距今已有百年的历史。可分为三个阶段：第一阶段从 1921 年北京协和医院创建第一个专职病案室开始，揭开了我国病案管理的历史。其病案管理模式合理科学，我国的大部分医院一直都在应用。

20 世纪 60 年代中期至 70 年代末，病案及其管理工作处于可有可无状态。

第二阶段从 20 世纪 80 年代起我国病案管理进入了快速发展的时期。在这一阶段，建立了病案管理学科的正规专业教育和继续教育系统，同时成立了病案管理的学术组织。

进入 21 世纪，高科技的应用将病案管理带入了新的阶段。计算机化、信息化等都成为新时代病案管理的重要标志。

二、病案管理的发展趋势

1. 病案实行计算机网络化管理　病案室设立自己的网站，工作人员利用计算机技术进行病案管理系统，不断开发病案管理系统软件为患者提供方便、快捷、优质的服务。并有利于院内科研数据统计、院外相互交流、学习和利用。保险公司也可以从网上获取所需的资料。但病案网络化管理要注意的是共同做好资料的保密工作。

2. 光盘、微缩技术的应用　光盘、缩微胶片的体积小，容量大，节省空间，检索速度快，便于网络管理和利用，可使病案数据永久性保存，是解决病案储存难题的好途径。

3. 条形码技术的应用　条形码技术是迄今为止最经济、最实用的一种信息自动识别技术，具有易于制作、输入速度快、采集信息量大、可靠性高等特点，目前应用比较广泛。

4. 电子病案技术的应用　电子病案是现代医院发展必然趋势，也是医务人员急于解决可操作性病案书写的一种最好的方法。它不光是节省医务人员书写病案的时间，更重要的是有利于医疗信息系统科学管理和利用。使用常规病案有很大的封闭性，如实行了电子病历管理，患者在各医院诊治结果可通过电脑网络传输，病案的共享给医疗和患者带来了很大的方便。但我国目前尚没有针对电子病案的相关立法，电子病案的法律属性尚在论证中。

（厉玉杰）

第八节　医院统计

在现代医院管理中，面对纷繁复杂且不断变化的现实环境，每一位管理者（决策者）的重要任务就是如何在各种可选方案中选择出最佳方案，而正确的选择离不开及时和准确的统计数据的支持。现代统计学主要研究数据的收集、整理、分析与推断，通过统计方法的运用，透过偶然现象来探测事物发生、发展的内部规律性。医院统计则是运用统计学的理论和方法，对医院的各项工作信息进行观察、分析和推断，以全局的观点，用数据来反映医院的工作效率、工作质量和社会经济效益，进而阐明医院系统中各组成部分之间的相互关系及其规律性的一项工作。

《中华人民共和国统计法》规定"统计的基本任务是经济社会发展情况进行统计调查、统计分析，提供统计资料和统计咨询意见，实行统计监督"，结合现代医院管理的实际需要，医院统计的基本任务是对医院的发展、资源的利用、医疗护理质量、医技科室工作效率和全院的社会经济效益等情况进行科学收集、整理、分析和推断，提供各种信息和报表，进行专题科学研究，实行统计服务和统计监督。

为了保证医院统计工作的有效性，医院统计工作应努力实现"六化"目标：统计指标完整化、统计分类标准化、统计调查工作科学化、统计基础工作规范化、统计计算和数据传输技术现代化、统计服务优质化。现代医院信息系统的不断推行和完善将为促进医院统计工作的不断发展提供更坚实的基础和更便利的条件。

一、医院统计工作的特点和作用

1. 医院统计工作的特点

（1）医院统计资料的复杂性：这是由于医院工作本身的复杂性所致。医学科学本身具有很大的经验性，很多内容不是非常确定的，这导致了统计工作的不确定性和复杂性。例如，对某种疾病的诊断标准可能不是很明确；对某种疾病的诊断标准和治疗手段，各地区可能有所差异，这样同一指标在地区之间比较时将受到很大影响。

（2）医院统计资料要求完整性、系统性和连续性：医院的科室多，专业分工极细，统计项目很多，容易发生统计资料丢失和统计项目不全的情况；而医院每个时期的统计资料都有承前启后的作用，在时间上是连续的。医院统计资料必须长年累月地积累，不能搞短期突击或事后追补。

（3）医院统计的专业性和技术性比较强：统计工作人员必须专职，也必须掌握一定的医学知识，才能保证统计资料的准确性。

2. 医院统计工作的作用　管理工作中常有"见树木与见森林"的说法，指的是决策者是否只看到了局部的情况还是掌握了全局的情况。统计工作的主要目的就是通过统计分析和推断，全面了解医院工作的情况，即所谓的"见森林"，从而为进一步的决策提供依据。

（1）医院统计是制定医院工作计划的重要依据：人们常说统计是认识的武器、管理的工具。认识的武器即用数字描述客观存在的事物，帮助人们对有关的事物形成具体的概念，使人们发展认识，进一步把握事物的本质和规律性。管理的工具即管理者和决策者根据这些统计数据，作出明智决策，指导医院的实际工作，提高医疗质量。

（2）医院统计是医院实行科学管理的主要工具：医疗结构与医疗消耗之间有几种关系：高疗效、高消耗；低疗效、低消耗；低疗效、高消耗；高疗效、低消耗。为广大人民群众提供优质、高效、低耗的医疗服务是医院工作的根本目的。要达到这一目的，可以根据一些关键统计指标实行科学目标管理：缩短住院日，增加病床周转率；在提高医疗质量的前提下，合理地扩大收容量，提高病床使用率；合理检查，合理用药。

（3）医院统计是医院工作检查和监督的手段：如出院人数指标是一定时期医院收治患者能力的反映，病床周转率反映病床的工作效率，病床使用率指标反映病床的负荷情况。类似这样的一些指标可用于医院工作的检查和监督。

（4）医院统计是临床医学科学研究的必要条件：医学科学在很大程度上是一种经验科学，对不同疗法的疗效比较；新药的药效；医疗技术的经济性、安全性、有效性和社会性等的评判都依赖于对于临床实践的统计、总结和分析推断，才能得出相对正确的结论。目前，国际上流行的循证医学正是一种统计方法的运用，用来评价到底何种医疗技术才是最好的。

二、医院统计工作的制度、范围

（一）医院统计工作制度

为了保证医院统计质量，充分发挥医院统计在医院管理中的作用，医院必须制定严密的工作制度，医院统计人员应严格遵守。医院统计工作制度大体包括以下9点。

（1）执行国家有关统计工作制度。

（2）根据医院现代化管理和填报报表的需要，规定医院内部使用报表的种类、格式、上报程序和期限。

（3）对报表中的名词的含义及指标的计算公式作出说明和解释。

（4）拟定主要医疗文件格式、登记簿和通知单等，结合医疗工作程序，规定填报、统计和归档程序。

（5）检查、审查医院各部门统计登记工作质量。

（6）严格按统计报表的制度规定，及时、准确、完整地向上级有关部门报送各种法定统计报表。

（7）对医院各项任务计划执行情况和医院管理情况随时进行统计分析，实行统计服务和统计监督。

（8）管理医院统计调查和各项基本统计资料，建立医院统计资料档案的保管制度。

（9）按规定的期限向医院领导和有关科室报送日报、月报、季报、年报、全年医院统计汇编等各种报表资料。

（二）医院统计工作范围

根据现代管理科学原理，一个完整的管理系统应由决策、执行、信息、咨询、监督5个分系统组成。医院统计作为医院管理系统的组成部分，同时兼有信息、咨询、监督3种职能，其基本要求是：收集医院医疗过程和管理过程中的各种信息，运用统计学的原理和方法进行科学加工和处理，向决策和执行系统反馈信息，提供咨询，对医院的各项工作过程实行监督和控制。据此，医院的统计业务范围应包括医院的医疗业务、人员管理、固定资产、物资消耗、经济效益等方面的综合统计，其内容应包括这些方面的规模、数量、效率、质量和发展趋势的预测等。

1. 医疗业务统计

（1）门急诊工作：门急诊工作量、工作效率、工作质量等。如：门诊人次、门诊患者来源、门诊诊断符合率、门诊病历书写合格率、急诊人次、急诊抢救成功率、观察床使用率等。

（2）住院诊疗工作：病床开放、占用和病床周转情况，住院诊断和诊疗情况，住院工作效率。如：全院实际开放病床数、病床使用率、平均病床周转次数、入出院诊断符合率、病房抢救成功率、平均住院费用等。

（3）护理工作：基础护理、一级护理的数量、质量和护理技术操作质量以及家属陪护情况。如：基础护理合格率、一级护理合格率、护理技术操作合格率、家属陪护率、压疮发生率等。特别注意传染病和肿瘤的统计。

（4）疾病统计：住院患者疾病分类统计、患者出院时的转归情况、患者住院天数和平均住院天数。

（5）手术统计：手术种类、数量和质量等。如：各类手术的分类比例、手术前平均住院天数、无菌手术感染率、手术并发症发生率、手术死亡率、麻醉死亡率等。

（6）医技科室统计：医技科室的发展总量、工作效率、工作质量等。如：检查报告的准确率、检查报告误诊率、X线检查阳性率、CT检查阳性率、超声检查阳性率等。

（7）社区医疗服务情况：出诊、家庭病床、医疗咨询等。

2. 人员统计

（1）人员配备：各部门的人员配备和变动趋势。

（2）职称构成：医院各类技术人员的构成以及各类技术人员内部的职称构成，以及职称的变动情况和发展趋势。

（3）人才培养和使用情况：各级各类技术人才外出进修、培训、再教育和使用情况。

（4）职工健康和出勤情况：主要有职工患病率、住院率、出勤和缺勤率等。

3．固定资产统计

（1）医院规模：医院占地面积、建筑面积、病床数、固定资产总额等。

（2）医疗设备：医疗设备总台数、分类医疗设备台数、各种金额等级以及台数、医疗设备的使用率、完好率和维修情况、医疗设备总金额。

（3）其他设备：生活辅助设备、运输设备、供电、供暖、制冷、供水、消毒、污水处理等设备的台数、金额和使用、保养情况等。

4．物资统计　统计中西药品、卫生材料、被服用品、印刷品、办公用品等各类物资的入库、出库、消起情况。

5．医疗费用和经济收益统计

（1）医疗费用：门急诊患者平均诊疗费、平均医药费和平均检查费，住院患者平均医疗费、平均医药费、平均检查费、分科患者平均住院费、单病种患者平均医疗费等。

（2）经济收益：医院业务总收入、业务总支出、节余总额、固定资产收益率、专用设备收益率、药品加成率、年流动资金周转次数等。

6．资料、情报、科研及其他统计

（1）图书资料：期内图书、期刊购入数，累计藏书数等。

（2）医学情报：医学情报资料的收集数、累积数、利用率等。

（3）病案统计：新建病案总份数、累积病案份数、期内调用病案份数、甲级病案份数、病案遗失率等。

（4）科研统计：期内新立科研项目数、完成科研项目数、科研项目获奖数等。

（5）论文统计：期内论文发表数、发表刊物等级、论文获奖数、获奖等级等。

三、医院统计工作的程序

医院统计工作程序大致可分 3 个步骤，即对统计资料的收集、整理和分析，这 3

个步骤是相互联系的。

1．统计资料收集　统计资料收集是医院统计工作的基础，它是按照统计的目的和任务所确立的统计指标，运用科学的方法，系统地收集医院各工作部门的原始资料。医院统计资料的来源有以下 3 个方面。

（1）日常的医疗工作原始记录：病案是收集统计资料的主要来源，通过对门诊病案、住院病案、各医技部门的诊疗记录等的统计，可以获取大量的统计信息。同时，各科室的工作日志、各种检查和治疗的原始登记簿、人员、物资、设备和费用的记录资料等，也是较重要的统计信息来源。

（2）统计报表：可分为日报表和月报表。如：各科门诊人次的登记和日报，病房各科入院、出院、转入、转出患者的登记和日报，每日手术的登记和日报等。在全院有关科室建立统计日报外，还需要建立月报，其内容不仅是若干统计数据，还有文字性的小结，如：工作中的成就、问题、建议、意见等。

（3）专题调查：为某一特定的目的而设计的调查，可根据不同的情况，分别采用抽样调查、重点调查、典型调查等方式，其调查表是医院统计资料的又一个来源。如某病的死亡调查表，某种诊疗方法的疗效调查和远期疗效的专题随访等。

2．统计资料整理　将收集到的大量、分散的原始资料运用科学的方法进行加工和整理，使之系统化，成为能反映医院各项工作总体特征的综合数字资料。统计资料的整理可分为以下 3 个步骤。

（1）统计资料的审查：在整理统计资料之前，应该对原始资料进行审查，审查的内容包括资料的及时性，即各部门的统计资料是否按期上报。完整性，即应报的项目是否填写齐全，有无缺项、漏项。准确性，一是逻辑审查，即审查统计资料各项目之间的数据关系是否合乎逻辑，有无自相矛盾之处；二是计算检查，即检查资料中各项数字的计算有无计算上的错误。

（2）统计资料的分组：区别各项目之间客观存在的质的差异，把同质的资料归纳在一起，使统计资料系统化，以利于从数量方面揭示事物的本质特征。分组是整理资料的关键，要求统计人员必须具有专业知识，设计出正确的分组体系，制定合适的整理表格，并按要求综合汇总。分组方法有按品质标志分组和按数量标志分组两种。

（3）统计资料的归类：将分组后的统计资料过录到各种事先设计好的整理表，以便汇总计算各项统计指标。

3. 统计资料分析　医院各项统计指标一般来说只能反映医院工作中的某种现象"是什么"，而不能说明"为什么"。但是，可以从统计数字进行统计分析，从而寻找影响各项指标变动的因素，发现事物的矛盾及其根源，得出正确的结论。现代医院科学管理要求从医院的各个方面观察和研究影响医院工作效率、医疗质量、医疗费用、经济收益的原因，为采取改进措施、进行科学决策提供可靠的依据。统计分析一般从以下 5 个方面进行。

（1）分析事物的内在联系：医院的许多事物都是相互联系、相互影响的，通过统计分析可以揭示事物间的相互关系。例如，分析医院外科的工作效率状况就要分析其有关的外科组织机构的设置、人员的配备、病床使用管理、医疗设备条件、工作制度、激励机制、医技科室的技术力量等。

（2）分析事物的内部构成：分析事物的构成、研究影响构成的因素，是认识事物变化原因的有效方法。例如：从医院各类工作人员的构成中可以分析医院各类人员的结构是否合理；分析门诊各科患者人次构成可以了解各科忙闲状况，有利于解决门诊"三长一短"的矛盾；从出院患者疗效的构成中，可以分析医疗质量。

（3）分析事物的外部环境：对医院业务指标的评价，应结合社会环境变化和医院内各有关部门的工作状况来进行全面的研究和分析，以了解和判定影响因素，及时提出改进措施。例如：对医院业务量的变化，应结合医疗市场环境、医疗保险制度、社会经济状况等外部环境进行分析。

（4）分析事物发展动态：观察不同时期统计指标达到的实际水平，可以用以分析不同时期医疗工作发展水平差距或比率关系，评价当前工作水平和预测将来的发展趋势。

（5）分析计划的执行情况：定期地对各部门的计划执行情况进行观察、分析和评价，是保证医院计划完成的有效措施。

四、医院统计的范围和常用指标类型

（一）基本情况统计

基本情况统计主要包括床位、人员和固定资产如设备等分类指标。

（二）医疗业务统计

医疗业务统计包括工作量统计、工作质量、工作效率、社会效益和经济效益统计。

（三）医院经营情况统计

1. 医院经济收支和效益　医院经济收支和效益包括财政拨款、医疗业务收支、药品收支、三产收入、固定资产收益、资金周转等分类指标。

2. 医疗费用　主要包括患者各种医疗费用的支出。如平均处方药费、平均住院费、平均床日费等。

（四）物资统计

物资统计主要包括一些物资消耗的统计，如低值易耗品、办公用品等。

（五）专题统计

专题统计包括一些定期和不定期的专题调查。

（六）其他信息统计

其他信息统计包括教学、科研、图书、病案等的统计。常用的医院统计指标类型包括以下两种。

1. 绝对指标　绝对指标也称绝对数，是某一统计对象的总量和规模的绝对数字，反映事物的实际水平。例如，年门诊量、年住院人次数、年出院人次数等指标皆属绝对指标。

2. 相对指标　相对指标也称相对数，是用来对两种或两种以上的有关现象进行相互比较时而采用的指标形式。常用的有以下 4 种形式。

（1）率：说明某现象发生的频率。如医院感染发生率、诊断符合率等。

（2）构成比：表示某现象内部各组成部分各自所占比重或分布。如各科患者的分类比例、药品收入占医院总收入的比例等。

（3）对比指标：说明两种现象之间的比例关系。如内科收入与外科收入的比、1 月份收入与 2 月份收入的比例等。

（4）动态指标：按时间变化顺序排列的动态数列，用以说明某现象在时间上的发展趋势。常用的有定基比（固定基数，如以某年的数值为基准，然后将各年的数值和这个基数相比）和环比（将各年的数值与上年的数值相比），如医院收入的增长率、门诊量的增长率等指标，既可用定基比，也可用环比指标来衡量。

五、常用医院统计指标及分析应用

1. 医院工作质量分析　医院工作质量的核心表现是医疗质量，因此分析评价医院工作的质量主要可通过对医疗质量的评价来进行。评价医疗质量主要可以从 4 个方面进行考虑，即诊断是否准确、及时、全面；治疗是否合理、有效、及时；有无给患者增加不应有的痛苦和损害；治愈时间长短。

（1）诊断质量分析：主要可以通过以下几个指标来衡量。①门诊诊断与出院诊断符合率＝门诊诊断与出院诊断符合数 / 经门诊诊断住院的出院患者数；②入院诊断与出院诊断符合率＝入院与出院诊断符合数 / 出院患者数；③临床诊断与病理诊断符合率＝临床诊断与病理诊断符合数 / 做病理诊断人数；④手术前后诊断符合率＝手术前后诊断符合数 / 手术总例数。患者从入院到确诊的平均住院天数；入院三日确诊率＝入院三日确诊患者数 / 出院患者数。

（2）治疗质量分析：一般可通过下列指标来衡量。

治愈率＝治愈患者数 / 出院患者数

病死率＝死亡患者数 / 出院患者数

好转率＝好转患者数 / 出院患者数

未愈率＝未愈患者数 / 出院患者数

抢救危重患者成功率＝危重患者抢救成功例数 / 同期收治危重患者数。

（3）治愈住院时间：一般可通过下列指标来衡量。

出院患者平均住院天数＝出院患者占用总床日数（住院总天数）/ 出院总人数；

治愈者平均住院天数＝治愈者住院总天数 / 治愈出院患者数。

（4）给患者增加不应有的痛苦：一般可通过下列指标来衡量。

医疗差错发生率＝医疗差错发生例数 / 住院总人数；

医疗事故发生率＝医疗事故发生例数 / 住院总人数；

无菌手术化脓率＝无菌手术化脓例数 / 无菌手术次数。

其他一些常见类似指标包括：医院感染发生率、手术后并发症发生率、褥疮发生率、输血反应率、产妇会阴切开率等。

2. 医院工作效率分析

平均病床工作日＝实际占用总床日数／平均开放床位数；

实际床位使用率＝实际占用总床日数／实际开放总床日数；

病床周转次数＝出院人数／平均开放床位数；

手术前平均占用病床日＝手术前占用病床总日数／手术患者数。

3. 医院工作量分析　住院工作量及其比例情况分析：如住院人数、各科住院人数构成比、住院疾病分类及其构成比等。门诊工作量及其比例分析：如门诊人次数、各科门诊人次数构成比、门诊疾病分类及其构成比等。医技科室工作量及其比例分析：主要是各医技科室工作量及其内部构成比（如手术室手术次数及大、中、小手术的构成比；药剂科的处方数及构成比）、临床科室工作量之比（如门诊透视率、门诊处方率、门诊检验率等）。

4. 医院经济活动分析

（1）医院收入情况分析：业务收入总额及其构成、财政补助及行政拨款、院办产业收入等。

（2）医院支出情况分析：支出总额及其构成比。

（3）医疗费用分析：人均医疗费、平均处方费、日均费用等。

六、医院统计组织及工作职责

医院统计工作面向全院，通过对实际情况的全面真实的调查，为决策者提供决策依据，因此其工作应独立开展，不受任何侵犯。根据《全国卫生统计制度的规定》，医院应设立独立的综合统计信息科（室），300 张床位以下的医院配备专职统计人员 2 ~ 3 人，300 ~ 500 张床位的设 3 ~ 4 人，500 ~ 800 张床位的设 4 ~ 5 人，800 ~ 1 000 张床位的设 5 ~ 6 人，1 000 张床位以上的设 7 人。

医院统计科室的工作职责包括：①执行国家规定的统计工作制度；②建立健全医院各部门的统计工作制度，检查指导各部门统计登记工作的质量；③及时收集、整理原始统计资料，准确、全面地向医院决策者反映统计信息，协调医院各部门的统计今日工作；④对医院各项任务计划执行情况和医院管理情况随时进行统计分析，实行统计服务和统计监督；⑤管理医院统计调查和各项基本统计资料，建立医院统计资料档案的保管制度；⑥按规定的期限向医院领导、医院职能部门和上级卫生行政机关报送统计日报、月报、季报、年报、全年医院统计汇编等各种报表资料；⑦进行有针对性的专题统计调查分析。

（厉玉杰）

第十三章　医院后勤管理

第一节　概　　述

一、医院后勤管理的概念和内容

医院后勤管理是指医院后勤管理者充分运用管理学的理论和方法，根据社会主义市场经济发展规律和医院发展现状及趋势，指导医院后勤服务部门的员工，以患者为中心，为医疗、护理、教学、科研、预防、保健工作的正常运行及战略发展，科学合理地协调人力、物力和财力资源，使其发挥最大的社会效益和经济效益，为医院一线工作提供所需服务的管理活动。医院后勤管理是医院整体管理活动的重要组成部分，已经逐渐成为一门理论性、指导性、实用性较强的应用学科。

医院后勤管理的内容有广义和狭义之分，广义的后勤管理包含医院财务管理、总务管理、建筑管理、环境管理、后勤物资与设备管理；狭义的后勤管理仅指总务管理，具体包括医院房地产管理，运输设备管理，制冷空调及医用气体管理，通讯及声像设备管理，给水、排水、供电、供热管理，洗衣房管理，职工生活服务管理，环境保洁及绿化管理，污水污物和尸体处理。

二、医院后勤管理的意义

医院后勤管理的核心是在兼顾效益的前提下，为医院一线工作服务。医院一线工作需要后勤服务部门的支持和配合，没有后勤服务部门及时、强有力的支持，医疗护理服务的质量就会受到影响，患者的需求就不能得到满足，最终影响到医院的发展。因此医院后勤管理对医院的建设和发展起到了不可或缺的促进作用，两者互相依存，其意义表现在以下三方面。

1. 为医院工作的正常运行和长远发展提供服务保障　医院后勤管理使后勤服务系统正常有效地运转，通过财务管理，能够管理好医院财务，合理制定年度预决算，确保医院资产的良好运行；医院建筑管理能够科学地制定医院建筑规划，满足医院战略发展的要求；医院后勤设备与物资管理能够确保医院后勤设备的正常运转和后勤物资的及时供应。

2. 促进医院一线工作提高服务质量和效率　医院后勤管理负责指导和协调后勤各部门为医疗、护理、教学、科研、预防和保健工作需求提供服务保障，高质量的医院后勤服务能够降低医疗服务成本，使医院集中精力发展核心业务，提高医疗服务的质量和效率。

3. 能够有效提高医院顾客的满意度　优质高效医院后勤服务，能够满足住院患者生活方面的需求，提高患者对医院的满意度和忠诚度。同时，还能够为本院职工提供餐饮、洗浴等生活方面的服务，提高作为医院内部顾客的满意度，增加职工的工作积极性。

三、医院后勤管理的特点

1. 服务性　医院后勤管理的核心是服务，不仅要为医疗一线工作提供服务，而且要为患者住院期间接受治疗及康复提供服务，还要为医院职工生活提供服务，服务性是后勤管理工作的本质所决定的。

2. 连续性　医院医疗工作的连续性决定了后勤管理工作的连续性。医疗工作具有时间性、应急性和不确定性，这要求后勤管理工作必须连续不断才能确保医疗工作的顺利进行，否则将影响医疗工作的质量和效率。连续性还体现在后勤管理工作因意外出现间断时，能够及时采取应急预案，保障患者的健康和生命安全。

3. 社会性　医院后勤管理工作在计划经济时期形成了"小而全"的模式，即所谓"医院办社会"，造成后勤资源没有被充分利用，后勤员工工作效率低下。随着社会主义市场经济的确立和医药卫生体制改革的实施，医院后勤服务社会化是医院后勤管理改革的必由之路，最终形成"社会办后勤"的局面。

4. 技术性　随着科学技术的进步和医院现代化的发展，后勤服务工作的技术性和专业性不断加强，促使后勤管理者不仅加强自身的学习，而且重视培养后勤工作人员的专业技能、知识和素质，满足医院现代化发展对后勤管理工作的要求。

5. 安全性　医院后勤管理的安全性不同于医疗安全，一方面要提供安全的后勤服务，确保医院一线工作安全运行和患者的生命安全；另一方面要确保后勤工作人员在工作过程中的自身安全。因此，医院后勤管理应制定全面的规章制度，保证后勤服务工作的安全运行。

四、医院后勤管理的原则

医院后勤管理的原则是后勤管理者按照后勤岗位职责和年度工作目标，指导各部门员工，以服务医院一线为宗旨，有序、有效、安全地完成服务保障工作的准则。主要有以下三个原则：

1. 以患者为中心、以服务需求为导向原则　医院的医疗服务是"以患者为中心"，而后勤管理的核心是为医院一线提供服务，因此，后勤管理也要坚持"以患者为中心"的原则为医疗一线工作和患者提供及时有效的服务，确保医疗一线工作的正常、安全、有效运行。同时，后勤管理的工作内容及后勤机构和人员的设置应以服务需求为导向，有效调动后勤员工的工作主动性和创新性。

2. 全局性原则　后勤管理是医院管理的重要组成部分之一，全局性原则要求后勤管理工作要依据医院的中心工作和整体发展规划确定后勤管理的工作方案和改革方向，局部服从全局，处理好两者之间的关系。全局性原则还要求后勤管理者有计划有重点地实施后勤工作，协调有限的人力、物力和财力资源，确保医院一线工作的顺利开展。

3. 经济性原则　医院工作的正常运行需要一定的经济基础，而后勤服务是具有一定经营属性的服务性劳动，"低投入、高产出"是后勤管理追求的经济活动原则。目前，我国公立医院是"政府实行一定福利政策的社会公益事业"，而且非营利医疗机构占主导地位，不以营利为目的。后勤管理的经济性原则要求在保证"社会效益第一"的同时，逐步提高经济效益，充分认识经济效益和社会效益之间的辩证统一关系，通过提高经济效益追求更高的社会效益。经济性原则还要求后勤管理者在医院内部经济管理中合理调配有限的资金，保证医院工作的正常运行。另外，在社会主义市场经济的大环境中，通过合理利用资源及合法融资开发经营项目，促进医院的发展。

（厉玉杰）

第二节　医院后勤管理主要内容

一、水、电及供热管理

1. 给排水管理　包括供水管理和排水管理。医院的供水管理是指医院除来自公用自来水系统的供水之外，为保证医院的连续供水，医院一般还自己建造储水塔或水池进行水的储备，以备应急之需。其中最为重要的是保证供水符合医用标准，要定期对供水进行严格的卫生学检测。医院的排水管理是指对医院污水排放的管理。医院的污水为含有病原体的污水，其来源于病房、手术室、化验室、病理解剖室、诊疗室和附属用房等，这是医院污水管理的重点；含有毒素的污水，主要来源于各种实验室、检验室和制剂室；含有放射性的污水，主要来自使用放射性同位素的科室；生活污水，主要来自医院办公室、宿舍、浴室、厨房等。

为了避免医院污水随意排放，进入地面水域，引发城市水系污染造成严重的公共卫生问题，医院应在排污前，对污水进行必要的净化与消毒处理，符合标准才可排放。

2. 供电管理　对于保证医院正常医护工作起着极为重要的作用。医院供电管理具有自身的特点：必须保证每天 24 小时的连续供电，一般设两路进线，并配备有紧急供电系统，当正常供电发生故障时可对手术室、血库、监护室等部门进行紧急供电；现代医院有大量的精密仪器设备，对电压的稳定性有较高的要求；要保证医院充足的供电量。医院应有自己的电工进行 24 小时值班，确保医院电力稳定、连续的供应。

3. 医院供热　指将锅炉产生的热量，经供热管道输送到使用部门的过程。主要用于食堂、洗衣间、开水间、供应室、消毒、烘干、冬季采暖、蒸馏水等。医院锅炉吨位的配备应根据医疗、生活等所需的每小时最大热量来计算，一般以每床10 ~ 15kg/h 为标准，即 1 张床可配 1.5 ~ 2.0 吨，北方寒冷地区可适当提高吨位数。医院应备有自己的锅炉间，并配备经过专业培训并取得正式司炉工上岗证的专门技术人员，实行 24 小时值班制度，保证热量的不间断供应。

二、制冷及空调管理

在夏天，医院需要供冷的部门主要包括病房、临床各科室、医技室、检验室、太平间、储藏室等。制冷设备有两种：集中供冷，一般采用中央空调，其热功率按每平方米 1kCal/h（1cal = 4.184J）计算；分散供冷，多采用家用空调，其热功率的大小按每平方米 150 Kcal/h 计算。

空调的使用应有专人负责，要制定严格的操作规程，完善日常检查维修和保养工作制度，确保其正常和安全的运行。

三、医院被服装具管理

医院的被服装具包括医院工作人员的服装和各种敷料布、手术衣以及患者使用的医院病床用品和病号服装。医院被服装具密切接触医院内的致病因素，需要定期进行消毒处理，以减少交叉感染，促进患者的康复，并保障医院工作人员的身体健康。

（1）被服装具洗换分为医院员工服装洗换和患者用被服装具洗换，两者要分开洗涤，并按科室进行分类收集和洗涤。在洗涤晒干后，进行平整熨烫，按科室分开叠放和分发。医院员工服装不但是职业标志，还是防护用具，要求端庄、整洁，并注意隔离、消毒，以防交叉感染。患者用的被服装具应每周更换 1 ~ 2 次，有污染时随时更新、消毒；对外科手术后患者应更换清洁衣服，以防感染。

（2）医院洗衣房负责医院内被服装具的洗涤。应按照防止感染的物流途径，在内部分设污衣接受间、消毒间、洗涤间、烘干间、度平间、缝纫间、存储间、发放间等，不能有交叉污染的环节。随着后勤社会化发展，可逐步将此交由社会合同经营或承包经营。

四、车辆运输与通讯设备管理

1. 车辆运输管理　医院自备车辆是用来运送物资和人员的，应视情况进行配备，并对车辆的使用进行必要的管理。医院车辆运输管理的主要任务包括制定岗位责任制，应保证值班司机和救护车司机连续值班制度的执行；全盘计划、统一安排车辆的使用计划；强化维修保养，保证车况良好；定期开展行车安全教育，管理好汽油和车库。

2. 通讯设备管理　医院的信息交换量很大，要求的交换速度也很高。医院通讯是否灵敏，将直接影响医院的工作效率。加强医院的通讯设备管理，确保通讯通畅是医院后勤管理的一项重要工作。医院常见的通讯设备包括电话、电子音控对讲机、无线电呼叫系统等。要对电话总机操作人员进行相应的专业培训，要定期检修通讯设备，防患于未然。

五、太平间管理

为避免给患者或家属造成负面心理影响，医院太平间应尽可能设置在避开患者及其家属的活动范围和可视范围的位置。最好是一独立建筑物，并有直接的对外通道。床位数一般按医院病床总数的 1% ~ 3% 设计。

医院太平间实行 24 h 的专人值班；要注意房间内的通风、防腐、防虫、防蝇；建立健全严格的尸体存放、进出、核对、登记等制度；确保非传染性尸体与传染性尸体的分别存放。

六、医院环境管理

良好的医院环境是医院文化的组成部分，它给患者和医院员工带来的是心灵的享受。同时，良好的医院环境还具有卫生学的意义，它可以改善医院因患者集中、人流量过大引起的环境污浊及各种病原体大量繁殖的医院空气质量，有利于患者的康复。搞好医院环境，为医护人员创造一个良好的工作环境，也是后勤管理的一项重要工作。

医院环境管理包括医院环境卫生管理和医院的园林绿化美化。医院环境卫生包括房间的采光、通风、照明、空气质量、整洁及环境噪声等各个方面，其中有取决于医院的选址和建筑总体设计的部分，更需要有医院的日常管理和保洁。具体要求是坚持每天的定时清扫，并应采用湿式清扫方式进行清扫；禁止在医院里出现私搭乱建、随处张贴、乱停乱放等现象；医院的垃圾和废物要有专人管理，严格按照医疗废物处理规定进行处理。

医院的园林绿化美化能给患者和员工带来清新舒适的环境，有助于患者康复，对防止空气污染、改善空气质量、预防院内感染的发生也有重要意义。其设计模式一般都体现着医院文化，也是医院宣传自己的阵地。医院应根据所处地带、气候环境、院落大小、建筑布局等因素因地制宜地进行园林绿化。医院绿化不应影响病室的采光和通风。

（厉玉杰）

第三节　医院后勤管理的目标和方法

一、后勤管理工作的特点

1. 全局性、支持性和保障性　后勤工作涉及面广，千丝万缕，服务于医疗、教学、科研、行政、职工生活福利等。可以说，医院任何一项工作业务的开展和进行都离不开后勤工作的支持和保障。可谓牵连甚广、影响很大的部门体系。

2. 计划性、基础性和多面性　医院基本建设和基础设施的规划投入、医疗设备器材采购、动力能源供应、日常维修运行等工作，需要后勤管理按医院的发展要求和工作重点提出近期和中远期规划、计划和安排。计划的科学性、合理性、准确性也将直接会直接影响医院的资金运作、工作重点转移等。计划的落实和调整还涉及医院各个方面工作的正常进行。

3. 先行性、应急性和安全性　医院后勤工作在直接面对医疗服务提供工作支持的时候，必须在人力、物力、财力上做到未雨绸缪、充分准备，做到"兵马未到，粮草先行"，保障医疗服务的稳定。

医院后勤工作也必须具备非常情况下的应急能力，随时应对医院中各个方面的突发事件，并保证在任何情况下的服务工作、支持工作、保障工作的安全性和可靠性。

随着社会的发展，我国医疗卫生行业结构也在发生重大的变化。由计划经济时期单一的公立医院发展到市场经济条件下的公立医院、个体医院、民营医院并存。国有综合性医院在市场经济体制下受到巨大的市场冲击，后勤管理工作随之也面临着新的机遇和挑战。只有使后勤管理在新形式下具有科学性、合理性；使后勤服务体系不断完善，且更具人性化，更有竞争力，才能在做好服务工作获取社会效益的同时，使医院获得合理的市场经济效益，为促进医院自身的不断发展提供物质资源。

二、医院后勤管理的目标

1. 服务出效益　在目前医疗市场激烈竞争中，医疗品质、医护服务和成本核算是医院可持续发展的三大要素，其中后勤管理则与这三者都息息相关。医疗品质中医技力量的发展、医疗设备采购更新、医疗用房规划建设、动力能源配套供应等需要后勤管理工作。医护服务工作中，直接包含后勤的保障服务，如水电气检修、洗涤、通讯电梯、伙食保洁服务等工作。经后勤发放用于医教研的直接投入和后勤提供的基础设施、基本保障的间接费用都关系着医院的成本核算管理。

因此后勤工作产生的市场效益相对于医疗一线而言是间接的，且是伴随着整个服务过程而产生。后勤工作范围内的基建、器材、动力、总务等部门的工作，直接为医疗、教学、科研工作提供保障和支持。改变就医环境、保障诊疗服务、提升工作条件、改善职工生活设施等，后勤管理的市场效益在这些服务工作中产生。所以医院后勤管理应首先着眼于遵循社会效益第一的原则，以良好的社会效益带动经济效益。

2. 管理出效益　后勤管理对医院内部主要辅助和协调各职能部门的要求和联系，其所作出的贡献相对于医疗工作的产出，后勤大量的工作是投入，如：医院的基本建设、医疗设备的购置、日常医疗物质的保障、运行维保费用开支等。医院多数的财力物力经后勤有关部门进行投入，用于医院的建设和医疗服务。这些财物的管理和使用将直接关系医院的效益。

为此后勤管理部门应做好基本建设、环境维护等职责范围内关于资源投入的近期、中期、远期的具体目标和规划。因为这方面的资金投入十分巨大，且具有持续性、广泛性和政策性。一旦确定便对医院的发展定位、财务计划产生重要影响。医疗物质的供应、设施的维保更新、职工的福利等，应根据市场变化和年度计划的执行情况，认真分析编制年度计划预算。大型设备购置、设备建筑用房等应做好专题调研论证工作，组织专班人员落实立项、报审、招标、采购和安装调试工作，专款专用，计划单列。在后勤的职责范围内为医院的整体规划提供可靠有效的资料保障。

后勤管理的社会效益以服务为前提，经济效益以成本核算为基础。在工作方式上对内以制度化形式落实，对外以合约化的方式执行，双方共同遵守。成本核算应以内部科室和外部企业为单位定期进行。对每一项投资认真筹划，每一笔资金按制度和合同使用管理，落实到位，保证医院资产在良性状况下正常运行。

三、后勤管理的方法——目标管理法

1. 目标的客观性　医院后勤的目标管理法，要求后勤管理目标的建立应以本院的总体规划、年度计划和医院的工作重点为依据，客观的体现医、教、研和职工生活对后勤服务的需要。然后按照需要建立相应的后勤工作指标，如时间指标；进度指标；质量指标；人、财、物指标等。

2. 目标的可行性　医院后勤管理的目标应尽可能将之量化和实质化，以便于指标下达给各服务单位后，各个部门单位能够切实的按照目标进行工作，同时也有利于管理者指导、检查、监督、落实服务工作。在目标量化的过程中如果遇到不宜量化的目标，则应有明确的目标分值，以此来达到方便考察、考核、评判的目的。使建立的目标即便于实施，又便于目标考评与服务体系的经济利益挂钩。

3. 目标的保证性　目标建立后，后勤管理体系应注重了解和把握各服务单位在组织上、技术上完成相应目标的措施和响应时间。服务单位的人力、财力、物力是能否完成任务的资源基础，同时其所具有的技术措施和专业水平是完成任务的前提条件。

在目标管理法的过程中，医院后勤管理部门一方面要检查、监督、控制服务单位的工作，目标完成的情况；另一方面要认真协调、指导、调整各服务单位之间的关系，因为医院后勤服务中许多工作仅靠某一个单位部门是无法完成的。只有在后勤管理体系和后勤服务体系的共同努力下，相互协调，共同协作才能真正实现后勤工作的目标管理。

四、医院后勤改革的方向

1. 目标管理　后勤服务社会化后，形成多单位多团体参与到医院服务保障工作中来。这些单位和团体彼此独立，单独核算，各具法人。要求后勤在相关性、多面性和综合性上加强协调管理。应充分利用网络技术的建立和规范后勤管理体系。对医院内部各科室供应保障的需求数据化。对外部各服务性单位的服务时间、服务程序、服务配合等指标量化、格式化、流程标准化。使后勤对内对外管理工作均实行目标化管理。

后勤服务工作具有突发性和应急性。服务的响应时间和工作效率直接影响服务结果。后勤管理要特别强调服务的响应时间，以时间为标准，制定服务目标管理措施，衡量这些目标措施的具体量化标准，以便检查落实。再者将服务单位的总体目标管理落实到每个工种、工序的个体目标管理之中，提升服务理念，熟悉服务程序，掌握服务技能。注意服务机构之间的协同配合，提高工作效率。

2. 协同管理　后勤管理部门在学习引进企业化管理模式的同时，作为社会化服务，还应该认识到管理部门和服务单位之间的关系是供需关系、合同关系。双方对合同内容的约定、履行、检查、验收和结算都需要相关的部门和专业人员。后勤服务社会化，后勤管理要紧密联系依靠医院审计部门和财务部门。后勤工作为医院提供全面的支持保障和硬件建设，对内对外的每项工作都涉及财物支配和核算。后勤管理应在工作过程中，自觉配合并约束服务单位接受预算审计、跟踪审计和结算审计。在财务部门的指导和要求下合理使用每一项资金。本着增产节支、降低成本的原则，做好医院的内部核算和外部结算工作，使医院在后勤工作中投入的资金运作良好，创造出满意的市场效益。这些例证都体现了在后勤管理中需要进行多部门协同管理，否则将难以把后勤管理功能较好的发挥出来。管理者需要具有全面系统的管理知识和较强的综合协调能力，以应对和处理医院内外的各项工作。

（厉玉杰）

第四节 医院后勤服务保障管理

医院后勤服务保障承担着向全院提供供应保障和维护保障服务的任务，隶属于医院后勤管理工作。保障任务对医院的医疗、教学、科研、行政和职工生活起着支持作用，保证医院各项工作的正常运行。医院后勤服务保障工作，应努力实现主动服务、完美保障、科学管理、勤俭节约。

一、服务保障的内容

医院服务保障工作涉及面广，基础性强，应急性和安全性要求高。大量的服务保障工作是医院后勤服务机构的日常工作。从保障对象的不同，可以将其分为以下两个类别。

1. 供应服务保障　医院的供应服务保障内容，主要有医疗物质供应，生活行政物质供应，动力能源供应，给水、供电、蒸汽供应，空调采暖供应，医用气体供应，交通、通讯供应等。供应的及时性、连续性、完整性，将直接关系着医院工作的正常运转，是后勤日常工作的基本职能，也是最为重要的职能。

2. 维护服务保障　维护服务工作以水、电、气、空调采暖、医用气体、洁净系统、交通通讯等运行项目的维修保养为重点。维护服务工作有突发性和不可预见性的特点，同时也具有较强的技术性和专业性。维护服务保障的响应速度和服务质量是关键，关系到医院工作的正常运行。

绿化服务、污水污物处理、保洁、物业、餐饮等服务保障强调的是日常性和持续性。

随着医院的建设和发展，后勤服务保障内容向深度和广度发展。如今的综合性医院建筑楼层高、面积大、设施齐全、工艺复杂、流线立体、智能化程度高（3A系统）。高新医疗设备的迅速发展，要求机房建筑完善，动力保障完备。特殊设备的维护保养要求更高的技术性和专业性。

现代化医院的发展，要求医院后勤服务保障工作，由个体服务向团队服务转化，形成结构合理、效率高效的服务保障供应体系。

二、后勤服务保障体系的模式

1. 行业集团型　由当地医疗卫生行政部门采取行政手段，成立区域性医院后勤服务集团，把各医院分散的后勤人员、设备集中起来，形成专业优势力量，并申请注册具有独立法人的服务公司，自主经营，独立核算。在后勤管理上与所服务的医院建立合同关系，确定双方的责权利范围。严格履行合同，提供高效的后勤服务保障。同时可扩大经营范围，在医疗器械设备、医用耗材、药品等范围开拓新的服务市场，形成服务经营的地区性医疗服务后勤集团。

2. 社会服务保障型　对具有高新科技含量，专业性强的服务项目的运行维修，可依托相关的企业或者社会力量以合约的形式对保障任务提供技术支持。对可承包的服务内容，可直接承包给相应的专业公司。日常的泥木、水电维修服务可用总额承包或分部分项定额结算的形式。

3. 服务经营型　在有能力的大型综合性医院，后勤服务机构可采取以岗定编，以岗定酬的服务模式，转变为独立核算的服务机构。对内实行成本核算，有偿服务。并申办营业执照，具备二级法人资质，对外经营性服务，利润与医院分成。

4. 管理服务型　将社会保障型和服务经营型结合起来，对服务体系优化重组，节省服务保障的资金。这种方式在医疗设备维保中十分突出。高科技设备要求维保人员技术水平高、专业能力强、外语好。医院自身所具有的维修力量难以完全应对。但全部依靠社会力量，医院又要承担巨额的维修经费。采用社会力量保障和自我服务相结合的形式，提高自我能力和专业素质，并可节省服务保障资金。

三、后勤服务保障管理

1. 目标化管理　后勤服务机构必须引入目标化管理，是现代医院管理的一个必要的重点。多年来，医院后勤服务已经积累了宝贵经验和大量资料、数据。后勤服务机构可以根据这些资料，详细制定企业的服务目标。通过认真分析数据、制定目标的过程，认真论证这些目标的投入产出值，并设法建立服务质量等级制度、明确各项工作需要完成的数量、期望达到的经济效益等。同时制定个人应完成的目标和努力完成的目标，将量化指标与服务人员的责权利紧密挂钩，从个人的任务和目标来综合体现组织应该完成的目标和任务，也便于以完成目标的方式制订计划、措施和方法，认真检查落实。

2. 制度化管理 后勤服务保障必须制度化管理。服务机构内部建立严格的人财物管理制度，在国家和政府有关部门的规范规程基础上完善各项规章制度。在熟悉服务对象、服务内容、服务程序的基础上，明确各个岗位的责权利，实行岗位责任制。对每个目标管理的服务内容，制定具体的服务规章制度，明确响应时间、服务态度、服务质量等数值。

3. 服务人员管理 后勤服务人员是服务保障体系中的个体，而良好素质的个体是组成医院服务保障体系的基础。因此医院后勤服务保障管理必须重视加强对服务人员的管理。服务人员的服务意识和服务技能在后勤服务保障管理中是至关重要的"软件"。但实际医院后勤服务人员的思想品格、专业技能等素质差异很大。为保证医院后勤服务的质量，医院后勤服务人员必须建在以患者为中心、以医疗为根本的服务意识，努力提高专业文化知识。

（王睿哲）

第五节　医院后勤设备与物资管理

一、后勤设备管理

医院后勤设备管理是指医院管理者为保障医院一线工作的正常运转，对所需医院后勤设备的购置、使用、养护、维修等方面的管理理念、方法和手段的总称。伴随着现代医院的发展、科学技术的引进、设备规模的扩大和患者需求的变化，医院后勤设备管理工作涉及的范围和知识面越来越广、难度越来越大、专业化程度也越来越高。

1. 医院后勤设备管理的范围及特点 目前，大多数医院后勤设备主要包括供水设备、供电设备、供热设备、制冷设备、中心制氧、中心空调、印刷设备、洗涤设备、电梯、交通运输工具等。后勤设备可依据专业标准 WZB01 ～ 90《全国卫生系统医疗器械设备（商品、物资）分类与代码》进行分类与代码的编制，使设备分类标准化和科学化，有利于及时掌握在医院一线工作的后勤设备保障程度，提高后勤设备管理水平。

医院后勤设备管理具有如下特点：

（1）保障性：后勤设备是医院一线工作顺利开展的物资保障，后勤设备管理者要牢固树立以患者为中心的指导思想，把医院一线工作和患者的需求作为工作目标。后勤设备的配置必须与医院的规模、工作目标、科室设置相适应，并由专业技术人员负责设备的日常维护。

（2）专业性和技术性：医院的供电、供水、供氧、供热、中心空调等设备的维护具有较强的专业性和技术性，涉及物理、化学、电子、建筑等多个学科。因此，后勤设备管理必须拥有一支多种学科的专业技术人员队伍，保障医院的正常运行及发展。

（3）经济性和社会性：提高后勤设备的经济效益、降低医疗服务成本是医院后勤设备管理的宗旨之一。为此，应该合理地配置后勤设备，避免大材小用和闲置不用现象。同时，提高后勤设备的管理水平，加强设备的日常维护，争取最大程度地延长后勤设备的使用寿命。另外，后勤设备管理提倡技术革新和改造，把后勤设备的最大潜能挖掘出来。树立节约意识，节约能源，在保证医院工作正常运转的前提下，获得"低投入－高产出"的经济效益。后勤设备的社会化是指通过一定的方式（如设备租赁）在一个区域内共享后勤设备资源或者提供有偿服务，提高后勤设备使用率的管理方式。

（4）安全性和有效性：后勤设备的安全有效运行是医院后勤设备管理的宗旨之一。医院后勤设备的安全运行，不仅涉及医院的财产安全，还涉及患者及医院职工的生命安全。医院的供电、供水、供氧、供暖等任何一个部门出了问题，都将造成一定的损失。因此，要建立完善检查、监督及预防性维护制度，定期检查维修设备，保证后勤设备的安全有效运行。而且，要求后勤员工要牢固树立安全第一的思想观念，定期进行安全教育培训。

2. 后勤设备的装备与购置

（1）设备的装备标准与论证：医院根据国家或省市地方政府关于医院后勤设备的装备标准，结合医院近几年后勤设备的使用率和经济效益状况，以及未来几年的发展趋势，在医院财力允许的情况下，确定后勤设备的装备等级和标准。在确定后勤设备装备标准的基础上，为科学合理购置后勤设备，必须对所购设备进行充分的论证，论证内容包括设备的市场需求状况及市场饱和度等市场调研；预测分析设备的经济效益；设备供应商的比较选择；医院内外环境的技术影响分析。

（2）设备的购置：后勤设备涉及种类繁多、价格高低不等、供应渠道多，而且因临床工作的要求具有一定的时间性和应急性。因此，后勤设备的购置工作具有较高的技术性、经济性和紧迫性。为保证购置设备的质量，可以通过采取招标采购、市场采购、定点采购、加工订购、设备转让、设备租赁或合作的方式购置后勤设备。

3. 后勤设备的使用管理　使用管理指后勤设备从验收入库、发放出库、建立财产账目、建立技术档案、使用率评价到报废的全过程管理。

（1）建立设备财产账目：建立完备的设备财产账目，做到账、卡、物相符。常用的账卡制的方法分为三种：总账、分类账和分户账，三种方法反映不同的内容。总账反映全院后勤设备的总量；分类账反映各类设备的数量和分布科室；分户账反映每个科室拥有设备的数量。

（2）完善设备管理制度：设备管理制度贯穿于后勤设备管理的始终，不断完善的设备管理制度是实现后勤设备科学管理的前提条件。

（3）技术档案归口管理：后勤设备的技术档案是指筹购资料、设备说明书和管理制度等全部与设备有关的资料，是设备使用和管理的技术依据。在设备使用期，技术档案归设备管理部门管理，在设备报废后，技术档案归技术档案管理部门专人负责保管。

（4）设备使用率评价：后勤设备使用率评价能够增加设备使用价值、提高设备管理效果。对交叉使用少的设备，可划归使用率高的科室进行专管专用；对大型贵重的、且具有多功能通用性的设备，可采取建立实验中心、影像中心等方式实施统一管理；对容易计量的设备可设定合理的工作定额，按实际完成量给予奖罚。

4. 后勤设备的维修管理　维修管理是保证后勤设备正常有效运转的重要途径。根据后勤设备的分类成立相应的维修专业班组，实行三级定期保养制度：

（1）例行保养：由设备保养人员一般性的日常保养检查。

（2）一级保养：由设备保养人员按要求做内部保洁和局部检查。

（3）二级保养：由设备保养人员同维修人员定期进行较为全面深入的预防性检修保养。每次保养、检查和维修都要求及时写好维修记录。

二、后勤物资管理

后勤物资管理是对医院后勤物资的计划、采购、保管、供应和使用一系列物资流动过程的科学管理。后勤物资管理是医院开展正常工作不可缺少的物资保障，加强后勤物资的科学管理能够保证医院的建设和发展，直接或间接地提高医院的经济效益。

（一）后勤物资管理的原则

后勤物资管理的原则是在物资管理过程中必须遵守的法规和准则，是在物资管理的实践中形成和发展的理论，体现在以下五方面：

1. 遵纪守法的原则　遵守国家和地方政府颁布相关政策和法规是医院后勤物资管理的首要原则。在我国经济发展的不同时期都曾颁布过关于物资管理的政策与法规，我国的物资管理已经逐步走上法制化的轨道。

2. 服务一线的原则　后勤物资管理的核心是服务医院一线工作，并对医院的建设和发展发挥着物资上的保护和支持作用。医院的兴衰决定了后勤管理部门的存亡，因此，后勤物资管理应始终以服务医院一线工作为中心积极开展工作。

3. 科学管理的原则　对医院建设和发展所需要的后勤物资，首先要开展前期的市场调研、信息收集及预算决策，特别是对后勤物资的质量、价格及功能进行精确的调研和论证，在此基础上，制定医院后勤物资购置的短、中期计划。此外，后勤物资管理既要考虑适度的物资库存量和消耗定额，又要顾及后勤物资的适用性和使用周期等情况。

4. 经济性原则　后勤物资管理要服从医院整体的经济效益，以最少的投入获得最大的产出，节约一切可用资源，使有限的人力、物力和财力发挥出最大的经济效益。

5. 专业性和统一性相结合的原则　科学管理后勤物资必须有效结合后勤物资的专业性和统一性，不能因强调统一管理而忽视专业性的管理；同时，不能因强调专业性管理而忽略统一管理，这样才能有利于医院的建设和发展。

（二）后勤物资的分类

后勤物资的种类繁多，根据物资的用途和价值分以下五类。

1. 固定资产 单价在 800 元以上，使用年限在一年以上的耐用物品，按固定资产管理。包括：房屋和建筑物附属设备、医疗器械和仪器、机电设备、机械设备、教学仪器、制剂、办公设备、交通运输工具、通讯设备、文体设备、被服装具、劳保用品及图书资料等。

2. 低值易耗品 不具备固定资产条件，而且耐用期较短或易破损的物品。主要特点是价值低、易于损耗、更换频繁，包括医用物品、医用小型器械（例如注射器、压舌板、医用剪刀、小夹板等）、办公及生活用品（例如病房热水瓶、脸盆、便盆等）。

3. 药品 医疗机构在医疗活动中的一次性消耗物资，使用后不保持原有实物形态，包括中药、西药、中西药合剂。

4. 卫生材料 在医疗机构中被使用的专业性强、规格性能要求严格、消耗量大的卫生物资，包括医用材料（例如 X 光片、心电图纸、肠线、吊瓶、手术手套等）、化学试剂（例如检验试剂、病理试剂等），以及其他卫生材料（例如滤纸、石棉、石蜡、一次性医疗护理用品等）。

5. 其他材料 主要包括基建材料、照明材料、车辆用材料、被服装具材料、五金材料、杀虫消毒材料、健身娱乐材料、美化环境所需花草、树木及山石等。

（三）后勤物资管理的内容

1. 物资定额管理 定额管理是医院后勤物资管理的基础，包括物资消耗定额管理、物资储备定额管理和物资节约定额管理。

（1）物资消耗定额管理：指在一定的技术条件下完成单项任务所合理消耗的物资数量，是合理使用和节约物资的基本措施，为制定物资供应计划提供科学依据。物资消耗定额指标的计算方法有如下 3 种：

1）全面消耗定额：一般对低值易耗品和卫生材料实行按标准消耗额的全面消耗定额。

每病床工作日物资消耗额＝年（月）度内实际支出额 / 同期内开放床位工作总天数

2）单项消耗定额：按物资种类分别制定消耗定额。

每病床工作日耗煤量＝年（月）度内实际耗煤量（吨）/ 同期内开放床位工作总天数

3）固定资产管理：采用固定资产折旧和大修基金提存留用制度。

（2）物资储备定额管理：指医院在一定的技术条件下，保障医院工作任务正常运转所需的物资储备标准，是制定医院物资供应计划和物资采购的主要依据，能够保证后勤物资在正常供应的前提下，减少资金占用，提高资金的利用。物资储备定额主要采用供应期法和经济订购批量法，其中供应期法包括如下 3 种：

1）经常性储备：主要用于经常周转的物资，如办公用品、生活洁具、维修材料等。

某物资经常性储备定额＝平均每日需用量 × 储备天数

2）季节性储备：指随季节的变化使用量相对变化的物资，如夏季防暑降温用品、冬季防寒保温物品等。

季节性储备定额＝平均每日需用量 × 季节储备天数

3）保险储备：指预防货源、短缺、采购困难等意外情况或突发事件的物资储备。

保险性储备定额＝平均每日需用量 × 保险储备天数

（3）物资节约定额管理：指在保证医院工作正常运转的前提下，为有效提高物资利用率而规定的节约指标。

可定额物资的节约定额＝（上期实际物资消耗量－计划期物资消耗量）× 计划期任务量

无法定额物资的节约定额＝（上期实际物资消耗量 / 报告期实际业务收入－计划期物资消耗量 / 计划期业务收入）× 计划期任务量

2. 物资供应计划　为保证医院一线工作正常运转而制定的、确保所需医院后勤物资及时合理供应的科学计划。后勤物资供应计划管理包括编制物资供应目录、确定物资需要量、确定储备量和采购时间。

（1）编制物资供应目录：是制定医院后勤物资供应计划的基础，物资管理部门收集分析医院所需物资的名称、规格、型号、价格、功能、供应商，以及物资消耗、经济效果和资金周转等信息，在此基础上从物资的有效性、经济性和安全性等方面综合考虑，制定适合本医院的物资供应目录。而且，物资供应目录应随着医学科技的发展及医用物资的更新进行随时更新调整。

（2）确定物资需要量：后勤物资需要量是指在一定的期间内，医院一线工作正常运转所需要的物资数量。确定医院后勤物资需要量应根据不同物资的消耗特点，运用直接计算法或间接计算法分别计算每种物资的需要量。

（3）确定储备量和采购日期：物资采购量的确定不仅要计算计划期内的物资需要量，而且要根据计划期初和期末物资储备量进行调整。

期初物资储备量＝编制计划时的实际库存量＋（期初前的到货量－期初前的消耗量）

期末物资储备量＝经常储备量＋保险储备量

采购日期即供货周期应在综合考虑物资需要量、储备量、有效期限、保存成本、采购成本和采购难易程度的基础上，确定合理的采购日期。

3．物资采购管理　主要包括物资市场调查、编制物资采购计划和预算、组织订货和采购、合同的签订和管理。

（1）物资市场调查：医院负责物资采购的工作人员应广泛收集采购物资的相关信息，充分调查国内外物资发展趋势、市场供求变化和价格变化、新产品新材料新技术的发展状况及供货商情况，为合理编制供应计划和采购决策提供依据。

（2）物资采购计划和预算的编制：编制采购计划要根据医院工作所需物资材料需求和市场销售变化的情况，拟定需要采购的物资名称、规格、数量、供货来源、价格及采购方式等。编制采购预算主要依据计划期内的物资采购量及物资材料价格而决定。

后勤物资计划采购数量＝计划需要量－计划期期初库存量＋计划期期末库存量

（3）组织订货和采购：应根据不同的物资具有不同的特性和要求这一特点，采取个性化的订货和采购形式。在采购过程中应注意每个环节，确保采购到质量合格的物资。

（4）合同的签订和执行监督：物资采购工作人员在签订合同时，应认真核对合同中的物资名称、类型、规格、数量、价格及技术要求，以及交货时间、付款方式、供货方式和违约责任等事项，保证准确无误，并交财务部门审核，经主管部门批准后方可签订合同。而且，签订合同后，还应监督合同的执行情况，确保医院的合法利益不受损害。

4．物资库存管理　医院后勤物资管理的重要组成部分，是采购和发放使用的中间环节，对保证医院工作的正常运行、减少后勤物资的无效损耗、提高流动资金的周转率具有重要意义。后勤物资库存管理要求建立健全库房管理制度；严格入库验收，保证物资的质量和数量；保管好在库物资；做好物资的发放工作；最大限度地发挥仓库的利用率；做好物资储备定额管理，减少物资堆积和资金占用。后勤物资库存管理主要包括物资的入库验收、物资保管和物资发放三个环节。

（1）入库验收：仓库管理人员根据物资的特点和要求安排存放场所，验收物资的质量和数量，然后办理入库手续。

（2）物资保管：定期对物资进行盘点，检查物资的数量、质量及保存条件，确保储存安全、质量合格、数量准确，并合理使用仓库空间。

（3）物资发放：做好物资出库前的准备工作，进行出库验发、办理出库手续、物资出库登记等一系列连续的工作。

5. 物资的回收利用管理　及时回收被闲置的物资和失去使用价值的物资，实行分类管理、分类存放，对能够再利用的物资进行加工修理、回库再利用，对不能够再利用的物资及时清理，这样不仅能够物尽其用减少浪费，而且能够净化环境节约空间。物资的回收利用管理主要包括成立物资回收小组、制定相关回收制度并认真执行。

（黄丽婷）

第六节　医院后勤管理体制和发展趋势

一、我国医院后勤管理现行体制

尽管经历了多年的改革实践，目前我国医院后勤管理体制普遍还是"小而全"的形式，即"医院办社会"，医院自身举办各种后勤服务。在社会主义市场经济日趋深入、医疗服务成本越来越高的今天，"小而全"的后勤管理体制越来越显示出许多不合理的地方：队伍庞大，工作效率不高，人、财、物的效用未能充分发挥出来，资源的配置和使用不尽合理，医院负担重。

二、我国医院后勤管理改革发展趋势

1. 整体规划　将后勤系统的改革分为三大块：部分班组实行经济目标责任制，部分班组成立相应的服务公司或服务水中心，医疗区实行物业管理。

首先，对与医疗直接相关的水、电、气服务部门实行经济目标责任制，对其经济指标进行量化定额管理，并根据各项指标的完成情况实施奖惩。通过实行经济目标管理，后勤职工工作积极性大大提高，增强了勤俭意识和成本核算意识，提高了服务质量和工作效率，各项消耗明显降低。其次，一些相对独立于医疗而又能创收的后勤部门，成立服务公司或服务中心，如物资供应中心、饮食服务中心等，医院将"中心"剥离出去，给予一定的优惠条件，引入市场机制，自负盈亏，自主经营，既为医院服务，又面向社会服务。最后，将保洁、保安、维修、绿化及门急诊的导医导诊等牵涉面广、管理难的服务项目，交付社会专业物业公司管理。

2. 分步实施 后勤改革实行"三部曲"从托管，到逐步剥离，再到完全社会化。

实行物业管理改革，力度大，涉及的问题多：①认识问题；②费用问题；③稳定问题。针对这些情况，在改革中可以采取三项举措，实行了分步实施战略。

（1）提高思想认识，让职工认清医疗改革的大趋势。医院组织人员进行专题调查，通过算账，使职工认识到，虽然后勤实行物业管理要多花一定的钱，但所增加的费用与医疗服务的增长量及医院发展速度同步，且物业公司专业化程度高，管理更规范，将使医院后勤服务水准达到一个新高度，是一笔很合算的经费。

（2）在此基础上，医院采取托管的方式，妥善安置后勤人员。后勤人员由物业公司管理，按其所从事的职业安排合适岗位，发挥他们的专长。托管人员在托管期间，由物业公司按标准发给相应待遇，伤、残、病、死等费用及善后处理由物业公司按有关规定负担，物业公司负责对托管人员进行培训、考核和管理。托管使后勤职工认识到市场竞争带来的压力，使他们产生强烈的风险意识，也为他们对将要实施的后勤社会化改革提供了一段，心理过渡期，为医院后勤全面社会化提供了基础。

（3）建立健全物业管理监控体系。能否有效进行检查、监督和评估，是确保后勤社会化改革成功的关键。医院建立健全了一套严密的监控管理体系，包括订立质量标准，让物业公司按标准落实；成立质量监控机构，具体执行质量监督、评估标准；制定年度全面评估制度，若评估满意度低于85%，医院有权要求整改或终止合同，以增加对物业公司的约束力；严明奖惩制度及确定管理服务费用的支付方式，以确保后勤保障机制的健康运行。实行物业管理，使后勤服务更加专业化和规范化，工作效率大大提高，成效十分明显。

（厉玉杰）

第十四章　医院文化管理

　　医院文化是指社会文化和现代意识影响下所形成的具有医院特征的群体意识，是为全体医务人员所认同的行为准则和所奉行的价值观念，是企业文化在医疗服务行业的一种表现形式，是社会道德加职业特征的表现。

第一节　概　　述

一、医院文化管理的概念

　　1. 医院文化　要理解医院文化管理的概念首先应从医院文化的含义着手。医院文化一般有广义和狭义之分。广义的医院文化泛指医院主体和客体在长期的医学实践中创造的物质财富和精神财富的总和，包括医院硬文化和医院软文化两大方面。医院硬文化主要是指医院内的物质状态，如医疗设备、医院建筑、医院环境、医疗技术水平和医院效益等有形的东西，其主体是物，又称之为硬件；医院软文化是指医院在历史发展过程中形成的具有本院特色的医德、医风、服务理念等精神文化品格和行为模式以及与之相适应的制度和组织结构，其主体是人。医院硬文化是医院软文化形成和发展的基础，而医院软文化一旦形成则对医院硬文化具有反作用，两者是有机整体，彼此相互制约，又互相转化。狭义的医院文化则是指医院在长期的医疗活动中逐渐形成的以人为核心的文化理念、精神价值、服务方式和行为准则等，即医院软文化。本章所阐述的医院文化采用医院文化的广义概念。

2. "文化管理"的提出　20世纪80年代初，美国麦肯锡咨询公司的专家阿伦·肯尼迪和哈佛大学教育研究院教授特伦斯·迪尔，在长期对企业管理的理论研究和实践中认识到文化对企业管理的重要性，他们在合著的《西方公司文化》中提出了"文化管理"的思想。

美国著名学者埃德加·沙因在《公司文化与领导》中也指出："领导者最重要的才能就是影响文化的能力。如果有必要把领导理论与文化区别开来，我们必须认识在领导理论中文化管理职能居中心地位。"他认为，文化管理就是创造和影响文化的管理，它在领导工作中处于中心地位。这种观点逐渐被接受和发展，形成了西方企业管理中文化管理的理论。

3. 医院文化管理的概念　随着企业文化管理理论的发展，在医院管理中也引进了医院文化管理概念。"医院文化管理"就是落实以人为本的科学发展观，以医院文化为对象创新和优化以往的医院文化，把提升其价值和品牌作为医院管理的中心环节的一种现代医院管理方式。它从文化运作的角度，从人的心理和行为特点入手，运用现代管理方法提高医院的共同文化价值和医院员工的服务理念，形成组织自身的文化品牌。也就是从医院组织整体存在和发展的角度，去塑造和提高医院文化的品质，形成和谐统一的内部氛围和外部社区环境；通过建立学习型组织等医院文化管理形式培育共同文化情感、文化规范和文化理性，激发员工的自觉行为和内在积极性，提高员工的精神境界。文化管理充分发挥了文化的功能，把以人为中心的管理思想全面显示出来。当然，文化管理并不排斥物质、资本等基础性生产力要素的作用，并不排斥信息、知识、科技等复合性生产力要素的作用，它是在物质文化的基础上，充分激发精神的力量，用文化约束和文化激发的功能，激扬民意、塑造民魂、凝聚民力。

二、医院文化管理的渊源和本质

要真正把握医院文化管理的内涵，还必须从医院文化管理的渊源来进行理解。

1. 医院文化管理是现代医院管理理论的新发展　任何理论、任何文化都有其产生、发展、变化的历程。西方"文化"一词，主要来源于拉丁文"culture"，它的主要意思是指耕作、培养、教育、发展出来的事物，是与自然存在的事物相对应而言的。英国文化人类学家爱德华·泰勒在《原始文化》一书中，第一次把文化作为一个中心概念提出来。他认为："文化是一种复杂体，它包括知识、信仰、艺术、道德、法律、风俗以及包括作为社会成员的个人而获得的其他任何能力、习惯在内的一种综合体"。

我国古代一般指"文治教化"。《周易》"贲"卦《象传》中的"观乎天文，以察时变；观乎人文，以化成天下"，是见诸文献中最早的提法。晋人束哲说："文化内辑，武功外悠。"近代梁启超在《什么是文化》中认为："文化者，人类心能所开释出来之有价值的共业也。"胡适在《我们对于西洋近代文明的态度》中说："文化是一种文明所形成的生活方式。"

文化与医学结合形成医学文化，在医院组织中成为医院文化。中国传统文化是中医文化的根，古代中医药学就是在古代华夏文化的基础上产生和发展起来的，在数千年的历史长河中形成独具特色的传统中医药文化，中医学在某种程度上就是一种文化学，中医的经典著作《黄帝内经》《难经》既是医学著作，又是哲学著作。

传统中医药文化是我国现代医院文化的源泉，传统医学中的"天人合一说""阴阳五行说""脏象学说""气血津液学说""经络学说""三焦学说""温病学说"中的整体生命观、实践医学观、辨证论治法；传统药学中的"升降沉浮""寒热温凉""君臣佐使"等理论，至今仍具有强大的生命力。尤其是提倡"医乃仁术"和"大医精诚"的医德精神，都可成为现代中医院文化的精神资源。

近代，西方科学文化和西医学传入我国后，整体上完全改变了我国医学诊治疾病的思维和方法，大大提高了诊治水平，使西医逐渐被我国人民所接受，并最终占据了主导地位。西医理论作为文化观念彻底改变了中国医院文化的构建，这种新型文化深刻影响了中国医院文化中的价值观和精神理念。西医重实证、重分析、重对症的诊治思想开拓了医学在生命科学的微观领域深入发展。在医德方面，救死扶伤、尽职尽责、平等待人、尊重患者等精神具有时代气息。西方医学的科学文化与中国传统医学的哲学文化相结合，构成了当代中国医院文化的主要要素。

现代医院文化管理提出"文化人"假设，就需要把医院当成一个人格化的活的机体，把管理当成"一种文化和一种价值观及信念的系统"，从而完全顺应了新技术革命以来管理人文化的趋势，成为医院管理中最先进的管理理论。

2. 医院文化管理在本质上是一种管理哲学　医院文化管理是一种新型的管理理论，不同于一般的管理科学理论，它是管理理论的最高层次管理哲学。它研究的不是医院管理中的具体问题和具体方法，而是医院管理中的世界观和方法论；它回答的不是医院管理中某个具体问题如何解决的问题，而是回答医院的本质是什么，医院该有什么样的基本信念、价值观、道德规范等战略性的重大问题。

医院文化管理是 20 世纪 80 年代以后逐渐形成和发展起来的一种现代管理方式。医院文化，每个医院都有其存在要素，而医院文化管理则不是每个医院都有的。只有那些自觉地把医院文化建设放到医院管理的中心位置的医院，自觉地把医院文化加以科学管理的医院，才能形成医院文化管理。

三、医院文化管理的功能

1. 医院文化的功能　美国杰克·费茨恩兹博士在《绩优公司的最佳做法》中说："文化是团结和力量的源泉，它使得公司在身处逆境时不屈不挠，并且能够充分利用顺境时的机遇。"同样，医院文化的作用主要表现在：增强医院精神凝聚力；增强员工的敬业精神和责任感；提高医院竞争能力；提高医院两个效益等。

2. 医院文化管理的功能　美国当代管理学家托马斯·J.彼得斯和小罗伯特·H.沃特曼指出："成绩卓越的公司能创造一种内容丰富、道德高尚而且被大家所接受的文化准则，一种紧密关联的环境结构，使员工们情绪饱满，互相适应和协调一致"。这些成绩卓越的公司"有能力激发大批普通员工作出不同凡响的贡献，从而也就产生有高度价值的目标感，这种目标感来自对产品的热爱、提高质量服务的愿望和鼓励革新以及对每个人的贡献给予承认和荣誉。"这一看法表明了文化管理能够形成管理创新的重要文化氛围，这些高绩效的公司之所以能作出非凡的业绩，主管们大都将这种成功归于公司文化管理，文化管理对公司的重要作用由此可见一斑。同样，医院文化的影响力是客观存在的，医院文化管理是推动医院现代化建设并使之不断向前发展的重要方法。现代医院需要学习和借鉴国际知名企业的经验，运用文化管理方法提高医院文化的功能。医院文化管理是医院管理者系统化地整合现存的医院文化，并有效地挖掘文化功能、凝练文化精华、提高文化力的效应，形成以人为中心的文化管理体系，极大地调动了全院职工的积极性和创造潜能，提高医疗服务质量、科研水平和服务社会的能力。其功能概括为：导向功能、凝聚功能、激励功能、控制功能等。

（1）医院文化管理能加强医院文化的导向力和客观影响力：医院文化的影响力

是客观存在的，文化的"软"性只是表明文化对人的行为调节要受到个人的知觉、判断和价值认同等因素的"缓冲"，并不表明它是可有可无或是主观随意的，它的内在影响力是"硬"的。医院文化管理使医院文化更具有导向作用。这种导向作用主要表现为：

首先，强化目标导向作用。医院工作目标的实现必须依靠医护员工的积极参与和主观努力。医院文化管理，一方面有助于将医院的总体发展目标转变为员工自身的理想、信念和追求；另一方面通过医院文化管理，可以引导员工更加自觉地把个人奋斗目标纳入整个医院的发展规划中，可以促使医院目标的实现。

其次，更有利于思想和行为的导向作用。通过文化管理能使员工深切体会到个人存在的价值、意义以及与医院价值的关系，促使员工主动关心医院的发展，努力提高医疗服务水平，并积极参与医院管理。

（2）医院文化管理能有效地激发员工的自我约束力和组织内在凝聚力：医院的规章制度具有强制性，这种外在约束管理是必要的。但这种管理要达到预期的效果，就离不开人们自觉的行动，而不只满足于形式上的遵守。文化管理本质上是一种内在精神管理。通过用"心"管理使医院文化产生更加深刻、持久的影响力，通过文化认同把组织的目标变成人们自觉的行动，所以文化功能必须落实在员工的自觉行为上，使员工的心中产生一种自我约束力和内在驱动力。

医院管理以人为本，但人在组织中可以有两种作用，既可以形成合力，使组织功能产生系统效应，也可以使社会组织内讧不断，分离倾向严重，使组织涣散。医院文化管理的作用恰恰就在于能将员工可能出现的消极作用不断往正面转化，从而使上下团结一致，营造健康、和谐的医院文化环境，减缓医院因简单地发布行政命令和规章制度带来的苛刻、冷漠，医院文化管理能更有效地产生凝聚力和向心力，使医院更容易克服困难、团结一致，不断向前发展。

（3）医院文化管理能保持医院更持久的生命力：经研究发现，医院在发展过程中的第10年和第40年左右是两个衰亡率高的时间周期。10年衰亡称为"死婴率"，40年衰亡称为"壮年夭折率"。据统计，每10年左右将有1/3的淘汰率，而从长期来看以壮年夭折者居多。西方社会将医院分为经济型医院和生命型医院。经济型医院始终以追求经济目标为根本宗旨；生命型医院是超越经济利益的生命组织，它使医院成为生命有机体，本质上是以生命意义为发展目标，而不是为赚取利润而存在，由此形成生生不息的生存能力和发展潜能。医院文化管理发挥作用的动力在于培养员工的良好素质，形成在科学认知基础上的人文价值观，建立组织的共同愿景，把大家凝聚在一起，形成组织的共同价值观和心理文化氛围。用文化管理突破传统管理模式中以解决现实问题为着眼点的短视行为。注意医院的长远利益，保证医院不断壮大和发展。所以，要用文化管理方法使组织与员工目标趋同、步调一致，使医院获得一种生命力，实现可持续的健康发展。

（4）医院文化管理能发挥有效的激励作用：文化管理要注重满足员工的高层次需要，特别是自我价值实现的需要、发展的需要和追求卓越的需要等。只有做好文化管理，才能真正激发员工的工作动机，增加员工在工作过程中的内在激励力量。文化管理使员工在各自的岗位上增强光荣感、责任感和成就感，使员工作出超常的工作成就。因此，文化管理能启发、诱导、刺激医护员工潜在的热情、干劲、智慧和能力，为医院持续发展提供内在动力。

（厉玉杰）

第二节　文化在医院管理中的地位与作用

一、文化在现代医院组织管理中的地位

医院文化是 20 世纪 80 年代医院管理学者将企业文化理论移植到医院管理工作中的。因此，文化不是一般的"物质文明和精神文明总和"的概念，而是属于组织文化范畴的管理学概念。它是医院管理工作者和医务人员在长期的医疗实践中逐渐形成的，既与传统民族文化相关联，又广泛吸取现代文化素养，具有医疗行业特点的价值观念、伦理道德、规章制度、医疗技术，以及相关语言、书写符号、行为风尚的总和。以"文化"为核心的人文管理在医院管理中的广泛推行是有其深刻背景的。我国的医院管理基本上是沿着"家长制管理""经验型管理""专家型管理""责任制管理""目标管理""质量管理""成本管理"等模式轨迹发展运作的。这些模式的本质是"控制式"的。然而，随着现代科学技术的不断发展，市场经济对医疗服务领域的渗透，医疗服务竞争的加剧，使得医院管理思想、管理组织、管理手段、

管理行为以及管理人员的构成都发生了重大变化，其中管理价值观的变化尤为巨大。

过去建立"经济人""社会人"基础的基本价值判断显然过时了，对"复杂人"和"文化人"的价值判断凸现。因此，"控制式"的管理逐步转变为"支持式"管理。支持式管理以"文化人"为基本假设。这种假设认为，人不仅具有"经济人""社会人""自我实现人"的特征，更具有"创造人"或"文化人"的特征。尤其在对知识密集型组织人员管理中应以人为本，使"人文管理"成为主导模式，完成管理方式的转变：从行为管理转变到观念管理；从他人管理转变到自我管用；从过程管理转变到目标管理；从制度条规管理转变到情感、智慧管理。显然，医院文化是医院管理更高层次的管理理念与方法，在现代医院管理中具有十分重要的地位和作用。

1. 医院文化是医院融入全球医疗卫生服务大环境的"通行证"　经济全球化、市场国际化、生产网络化已成为现代社会生产及服务的大格局。中国入世对我国医疗卫生服务系统的冲击和影响，归根到底是一种文化的冲击和影响。长期以来，我国的医院管理带有很明显的封闭型的文化特征，这是在我国特有的社会历史背景、独特的文化渊源和社会经济体制客观环境下逐步形成的。虽然具有某些方面的优势，但其不足也是显而易见的。如：强调医疗为民众服务，而忽视成本和效率以及医疗资源的合理利用；重视医院的外延发展，而忽视内涵建设；在医院管理上，重人治而轻人文、重形式而轻法制、重"一律"而少个性。这些不足将成为我国一些医院参与国际、国内医疗服务领域竞争的羁绊。在经济全球化日益加剧，世界各国之间的融合更趋向广泛的今天，医院的生存发展处于国际、国内，经济、文化大环境的急速变化之中。我国医院必须取得"文化"这张"通行证"，打破狭隘眼界和封闭模式，主动参与和适应经济、科技、文化的全球化和多元化的进程，积极推进医疗服务领域东西方现代文化的交融，在保留和弘扬优秀传统文化的基础上，借鉴和吸收现代西方文化中的精华，扬长避短，形成具有我国医院特色的价值体系、管理方式、经营模式、服务理念。

2. 医院文化是推动我国医院改革和发展的"助推器"　当前，以医院产权制度改革、医疗服务体制改革、医疗卫生保健制度改革以及医院内部管理体制改革等为重点内容的我国医疗卫生体制改革正在逐步推行。我国公立医院既面临着极大的发展机遇，又遇到了前所未有的挑战。改革的终极目的是促进医院向现代化发展，提高对人民健康的保障水平和能力。医院文化正是建设现代化医院和实现科学化、规范化、人性化管理的重要组成部分，也是推动医院整体建设发展的有效动力。医院文化以其特有的综合性、社会性、传播性、放益性、与时俱进性等影响着医院的管理运作。加强医院文化建设，有利于打造医疗竞争力，从而使医院在激烈的市场经济环境中立于不败之地，在巨大的挑战面前永葆活力。尽管每个医院所承担的功能和面向的群体不尽相同，但所要求达到的目标是一致的：全心全意为人民健康服务，为社会主义现代化建设服务。医院文化作为实现医院发展目标的动力，其作用可概括为：①提高医院社会美誉度与信誉度，从而赢得患者、赢得资源，也就赢得了医疗市场份额，赢得了发展机会；②提高应变能力和创新能力。文化出智慧，在科学技术发展日新月异，内外部变化层出不穷，新的成果不断涌现的今天，医院必须用"文化"这把钥匙开启智慧的头脑，不断进行管理创新、技术创新、制度创新，才能立于不败之地；③凝聚职工的向心力和战斗力，建设"以人为本"的医院文化，关注和支持员工综合素质的培养和提高。鼓励他们在充实自我，更新观念、求实创新、创造价值中实现自我，这是医院永不枯竭的力量源泉。

3. 医院文化是改善医院组织管理的"基因密码" 医院有着长期以来形成的，并与其功能相一致的复杂的组织系统。位于这个庞大系统的各种元素，如组织结构、技术、设施、制度、手段、人的素质等，这些是医院发展与成长的"基因"。存在于组织中的文化虽然看不见摸不着，但对各个"主因"的影响巨大，可以说是"基因密码"，尤其对核心"基因"来说，文化制约着人的信仰、价值观、行为方式、心理状态。一个以先进文化为依托的医院必然呈现出如下的景象：医院职工的精神状态是昂扬向上的；内外部的关系是和谐协调的；运转是高速而健康的；社会形象是可信可亲的；因而经济和社会效益是同步的。反之，丢失了文化"基因密码"的医院，就不可能实现人力、物力、技术的最佳组合，就不能充分调动人的积极性和发挥资源的最大效力，医院发展势必受到严重影响。

4. 医院文化是实习医院长远战略目标和可持续发展的战略武器 着眼于潜在的未来的医疗市场，科学地把握发展变化方向，制定和实施科学、合理的医院发展战略，是医院可持续发展方向的保证，对医院的未来至关重要。在某种意义说，战略决定一个组织或医院的兴衰成败。然而，影响甚至决定一个医院发展战略的是文化。医院战略的第一要素是愿景，也就是通常所指的目标。愿景是战略的指引，靠文化导航。换句话说，愿景中所包含的使命，核心价值观及其实现途径，都要依赖文化才能最终得以实现，这是有些学者所主张的"文化决定战略"观的缘由之所在。另一方面，文化决定着战略实施的执行力。医院战略制定后，能否得到有效执行，领导者的文化素质，职工的认同态度、思维方式等直接影响着执行力度，因而被称之为执行力文化。执行力文化可以实现理想与现实之间的有效链接，在文化保证之下的执行力就会变成一种决胜。否则，再好的医院发展战略和实施计划都会付之东流。

二、医院文化与核心竞争力

1. 核心竞争力概念及特征　核心竞争力又称核心能力，是由美国战略学家普拉·哈拉德和加里·哈默尔 1990 年在《哈佛商业评论》发表的一篇文章中提出的。具体定义：组织内部经过积累的知识和技能，尤其是关于怎样协调各种生产技能和整合不同的知识和技能。此后，世界各国及我国的诸多战略专家都对核心竞争力的定义、特征、范围和作用作了诸多的研究。"资源论"学者认为，核心竞争力是一种以独特方式配置的特殊资源；"能力说"学者认为，核心竞争力是系列能力的综合；"价值论"学者认为，核心竞争力就是核心价值主导下为顾客提供更多消费剩余的能力体系；"创新论"学者认为，核心竞争力是不断创造新产品和提供新服务的能力。尽管定义各异，但对核心竞争力特征的界定都大致相同：①从内部特征来看，核心竞争力是多项技术和技能的组合，而不是某个单一的、独特的技能或技术，产品、专利、质量、生产率等均不能单独构成核心竞争力；②从外部特征来看，核心竞争力具有不可模仿性（学不到）、不可交换性（买不到）、不可转移性（偷不走）、不可分割性（拆不开）、不可或缺性（离不了）等特征。

医院核心竞争力及特征有着自己鲜明的个性。医院核心竞争力是医院在其独特的价值观统领下，蕴涵于医院内质中的、独有的积累和组合资源、知识、技能的能力，是医院竞争优势的源泉和可持续发展的保证。医院核心竞争力的内涵包括：知识性——核心竞争力是医院长期以来积累性学习的结果，是医院综合学习力的体现；价值性——为患者提供实实在在的服务效果，实现患者所追求的价值；独特性——是一所医院所独有的，其他医院无法轻易占有、转移或模仿；延展性——从某种核心竞争力衍生出一系列新的医疗技术与服务，具有打开潜在市场、拓展新的医疗领域的能力；动态性具有一定的生命周期，有蜕化、贬值的趋势或流失的可能，需要不断地养护、提升、完善、发展、创新。

2. 构成医院和谐竞争力的诸要素

（1）核心价值观　医院要在竞争中保持领先优势或超越对手，不仅要跑得快，而首要的是找到那条起跑线并保持正确方向，这就有个"价值判断"问题。今天的医院要在激烈的市场竞争中保持长久，关键要看自己能否在新的价值起点上，抢占新的制高点，取得超越对手的核心能力。

（2）管理体系　包括各种规章制度、运行机制等。好的系统可以将各种人力资源、技术资源有效地组织起来，发挥医院的整体优势，增强应变能力和组织协调能力，在复杂的医疗市场中表现坚强的团队精神和整体合力，保持较强的核心竞争力。

（3）人力资源　包括医院工作人员个人的知识技能水平、整体素质与知识技能结构，这是核心竞争力形成的基础。核心竞争力的实质是医院组织中形成的特殊知识，而人是知识的载体，是医院整体资源中最重要的部分。

（4）技术体系　技术体系是由一系列配套的、相互作用的医疗技术、特长、程序与规范、设施装备组成的，是硬件与软件的相互配合与协调的有机系统，是核心竞争力得以形成的关键。

（5）信息系统　医疗竞争的加剧和医疗科学技术的快速发展，使得医疗技术与方法的生命周期大大缩短。医院能否及时获取最新的医疗技术和医疗市场信息，并在组织内部迅速准确传递、处理、吸纳，是医院保持核心竞争力的前提，将信息优势转化成核心竞争力是现代医院的必备条件。

3. 医院文化与医院的核心竞争力关系　这种关系可以用一句话概括：医院文化是医院核心竞争力的根基，两个有文化的医院可能暂时尚未形成核心竞争力，而一个没有文化的医院是绝对不可能产生核心竞争力的。医院文化对医院竞争力的影响主要有以下几个方面：①影响医院的市场观念和服务行为；②影响患者的就医心理、行为和习惯；③影响广大干部职工对医院持续忠诚的态度；④影响医院的组织关系和人际关系；⑤影响医院的资本、经营以及广大干部职工对相互关系的判断，如科室关系、上下级关系、医患关系等；⑥影响医院的社会形象和信誉。在以下的分析中我们可以认识医院文化对核心竞争力的重大意义。

（1）医院文化是医院核心竞争力的灵魂。医院文化从外观上反映了一个医院的"人气""生气""昂扬之气"，但是其内核却暗示出医院的灵魂所在。有人说，文化是人类或一个民族的"DNA"，由此延伸也可以说医院文化也是一个医院的"DNA"。按照核心竞争力"三环"结构理论，医院核心竞争力结构的外层是医院的技术、服务、设施、环境等资源；中间层是制度，它既是竞争力各要素的载体，又是医院文化长期积累的结晶，同时也是医院职工共同的行为方式；核心层则是价值观，价值观是医院文化的精髓，是医院文化力的集中体现，它通过对职工行为的导向、内在力的驱动和向心力的凝聚，产生对工作的自豪感、使命感、责任感，增强对医院的集体感、认同感和归属感，产生出无穷的创造力，这正是医院持续、稳定、健康发展的深层动力。

（2）医院文化是整合各竞争力要素，最终产生核心竞争能力的关键因素。核心竞争力的关键是能力，对医院来说，主要包括人员的素质与能力、技术能力、服务能力、管理能力、资源利用能力等。按照核心竞争力的观点，这些还只是能力要求，分散的能力并不会自动地产生足以获得独特优势的核心竞争力，必经的途径就是整合。天然的具有整合力的文化就是整合各种能力要素的关键因子。文化的融合性可以通过培育组织成员的共同的愿景、使命感，建立成员与组织间的互相信任与依存的关系，使个人的思想、感情、信念、习惯与整个组织有机整合一起，达到"信念共存、步调一致"，从而使个人能力变为一种"组织力"。文化的导向性通过组织的共同价值观向个人价值观渗透内化，使组织自动生成一种自我调控机制。成员会按照共同的"心理契约"作出符合组织要求的行为选择。倘若违反则会内疚、不安，从而自动修正自己的行为。这种效用能保持医院组织持久的整体战斗力。文化的管理功能是整合医院内部资源和外部资源的凝结剂。核心竞争力要素是可以通过内部开发与外部吸纳获取的。在医院内部可以通过培训学习积累知识，通过优化配置资源和改善管理提高效率。对外则可以通过兼并、结盟获得资源，通过交流获得知识技能。但这些必须通过医院本身独特形成的文化对其转化，在从外部吸收的资源、技术和人才上烙上医院的独特的标志，这才是医院长期保持竞争优势的源泉。此外，文化可以帮助医院管理者迅速积累组织知识。组织知识与观念知识、技术知识同是文化的积淀，但功能是不同的。组织知识主要是指合作、竞争，协调、工作等行为和道德、伦理、秩序、评价规则、规范、标准等知识，功能是组织和协调医院各方智力，发挥人才的创造性，提高医院组织智力，保持和提高创新力。这也正是医院核心竞争力锋芒所在。

（3）医院文化为防止医院核心竞争力衰退、异化提供保证。核心竞争力或因外部环境发生剧变，或因管理不善在某阶段会贬值成一般能力或流失，甚至异化。按照核心竞争力寿命周期理论，核心竞争力一般都会经历初期→成熟→弱化→新生（或者衰败）阶段，如果在弱化阶段得不到生机再造，唯一的结果就只能是走向衰落。因此，不断进行医院生机再造，防止核心竞争力的衰败永远是医院管理者的重大课题。而文化是生机再造的强大武器。"现代企业真正的存在不是资产的存在，而是文化的存在"，这句话同样适用于知识密集型组织医院。在医院发展遇到困难和障碍的时候，首先是要激发员工的一种忠诚于组织不屈不挠的精神力量，也许这时任何的"物质刺激"已经无济于事了，尤其是那些"身怀绝技"而却"心存异己"的人可能"异化"。这时，只有靠文化激发出的责任感、归宿感、信仰，才使他们想到"共存亡"的誓言，从而勇往直前去征服困难，打破前行的路障。哲学家站在人类智慧的高峰提醒人们：单纯的物质追求让人堕落，而高尚的精神追求才是大的物质财富。所以，竞争力的回归首先是文化的回归。医院核心竞争力在成长过程中能否跨越"弱化"阶段呢？答案应该是肯定的。那就是在医院文化战略支持下的创新体系建立，以医院的文化力为根基，以提高学习力为着力点，以提高创新力为目标。因此，建设学习型医院是提高医院核心竞争力的必由之路。医院的生存靠学习，通过学习提高职工的内在素质和智力资本，发挥人的内在潜力，建立共同的愿景；实现知识技能的更新和共享；改善心智模式，启迪思维和灵感，提高创新能力；改善组织结构，增加组织活动。从而使医院的核心竞争不但得到巩固，而且得以更新。

三、医院文化与建设学习型医院

（一）创建学习型医院的意义与目的

1. 意义 学习型组织是当今世界一种先进的成熟的管理理论，它以"以人为本"的管理理念，通过提升人的思维的系统性，进而增强组织的创造力。将这项全新的管理方法导入医院，以调动人的潜能和创造性为出发点，以创新文化、创新机制为手段，从一个全新的视角来思考和分析医院的运行和管理，把医院管理和学习之间的联系视为医院发展关键性的因素，使医院管理从制度、经济层面上升至文化和学习的层面，无疑将给医院管理带来勃勃生机。

改革开放以来，我国医院及时抓住战略发展机遇期，取得了长足发展，但是按照创建国际一流医院宏伟目标的要求，还存在很大的差距。我国医院的发展史，以往成功的经验更多的在于是物质因素，而对于一所现代化医院，未来的发展更重要的是它的机制、管理模式、经营理念、人才队伍、品牌效应等无形资产因素。建设国际一流医院必须具备国际一流的技术，国际一流的人才队伍，国际一流的管理。而创建学习型组织理论，不仅为我们提供了一条实现医院可持续发展的新路子，也为我们提供了一条创建国际一流医院的新路子。

创建学习型医院是知识经济时代的必然要求。21 世纪是知识经济时代，其显著特点是科技飞速发展，知识迅速更新。据专家分析：农业经济时代，只要 7 ~ 14 岁接受教育，就可以应付以后工作生涯所有；工业经济时代，求学时间延伸为 5 ~ 22 岁；信息技术高度发达的知识经济时代，必须终身学习，必须随时接受最新的教育，才能在不断变化的时代中生存和发展。在知识经济的主导下，医学科技发展迅猛，创建学习型医院是知识经济时代的要求，也是取得成功的必然要求。更是增强医院竞争力的必然选择。

昨天的组织是机械，今天的组织是系统，明天的组织是头脑，这是对不同时期组织特点的概括。在知识密集型医院组织中，未来竞争的焦点将是知识而不是资本或资源，竞争的主要表现是人才和创新能力。因此，学习力无疑将成为医院核心能力系统中最关键的组成部分，是医院取得竞争优势的最终源泉。谁在未来学得最快、最好，系统地、持续不断地积累和利用知识资源，努力改变或重新设计自身以适应不断变化的内外环境，谁就能保持可持续竞争优势，谁就能取得最终的胜利。

2. 目标　创建学习型医院的目标是：通过全面持续不断的创建活动，大力提高职工的学习能力和创新能力，全面提高职工的技术能力和思想素质，打造一支爱岗敬业、精益求精、素质高尚的职工队伍；努力营造尊重知识、尊重人才的学习氛围，促进人才脱颖而出，造就一支掌握高新医疗技术、善于科学研究的骨干人才队伍；切实提高管理水平和管理能力，通过学习方式和管理方式的改革，建设一支具有现代医院管理理念，掌握科学管理知识的管理人才队伍。其最终目标是不断创造医院竞争力，保持医院持续、协调、健康发展。

（二）创建学习型医院的措施与方法

1. 确立先进的学习理念，形成良好的学风　在创建学习型医院中，要树立五种学习新理念：

（1）树立学习是生存和发展需要的理念：在知识经济时代，新的技术和新的知识更新的速度不断加快。因此，学习不仅是一种基本的生活方式和生存状态，更是个人和组织持续发展的需要。

（2）树立终身学习的理念：学习不再是阶段性的活动，而是一种有意识的、系统的、持续不断的学习过程，也是终身学习和利用知识的过程。

（3）树立"工作学习化、学习工作化"的理念：工作与学习不再是相互矛盾的关系，而是一种相互交融、相互强化、相互促进的关系。

（4）树立团队学习的理念：团队学习的过程是发展团队成员整体搭配与实现共同目标能力的过程。团队学习不是指人人学习，而是将医院看做是一个学习单位，发挥团队的智慧，使学习转化为竞争优势，保持医院和职工可持续发展的过程。

（5）树立不断创新的理念：学习型医院是一个创新的组织，通过制度创新、体制创新、管理创新、技术创新等手段实现医院组织的创新。

2. 构建终身学习体系，提升职工综合素质　创建学习型医院，要逐步形成较为完整的终身教育体系。

（1）选送骨干人员到国外或国内进修学习，吸取医学前沿新知识，引进国内外最新医疗技术成果，保持和扩大医院医疗技术优势。

（2）选派各类人员参加不同内容的培训班，不断充实和提高这类人员的业务和管理能力。

（3）在院内定期举办学术讲座，介绍各学科最新技术成就和进展，探讨和交流学术前沿重要研究课题，形成浓厚的学术风气。

（4）定期举行创新知识报告会，介绍国内外新业务、新技术、新知识、新成果，跟踪和了解当代科学研究和发展概况。

（5）各科室每月举行读书报告会，每周举行疑难病例讨论会，不断提高对疑难、危重症疾病的诊治水平。

（6）定期举办职工政治素质培训班，对全院职工分期分批进行院史、医院精神和医院形势教育。通过以上活动，形成多层次、全方位的医院学习体系，促进职工自我发展，自我超越。

3. 建立有效运行机制，保障创建活动持续开展　创建学习型医院是一种持续的过程，为了保障创建活动能够深入持久、有效地开展，必须建立一套规范的、严格的运行机制。

（1）建立有力的领导机制：医院成立"创建学习型医院工作指导委员会"，定期研究、部署、检查、督促创建学习型医院工作，各科室也要设立"创建学习型医院领导小组"，共同推进创建活动深入、持久地开展。

（2）建立政策引导机制：组织、人事、教学、医疗、科研等部门制定相关制度，在干部任用、人员聘用、职称晋升、年终考评等方面充分体现德才兼备、择优录用的原则，以此增强职工的学习自觉性和紧迫性。

（3）建立考核奖惩机制：医院要把创建学习型医院工作列入医院年度目标管理，作为考评的重要内容之一，把个人学习情况列入个人考评的重要内容之一，对个人学习实行学分制的量化管理，学分与职称晋升、年终奖金、末位淘汰等制度挂钩。

（4）建立经费投入机制：医院要把创建学习用医院纳入年度预算，安排必须的经费，购置必要的设备和学习材料，保证创建活动顺利进行。

4. 运用多种有效载体，采用多种学习方法　主要包括以下方法。

（1）要加大宣传力度，要运用电视、院刊、宣传栏等宣传舆论，开展对创建学习型医院的宣传。普及创建学习型医院的基本常识和主要意义，营造浓厚的学习氛围。

（2）开展"学习日"等活动，规定必读书目，精心组织好各类学习讲座和知识创新报告会。

（3）引导制定个人学习计划，要根据终身学习、全员学习的要求，引导职工明确学习目标，制定学习规划，开展学习活动。在学习中要做到以下五个结合。

1）思想发动和组织推动相结合；

2）长期规划与定期安排相结合；

3）集中学习与经常性自学相结合；

4）全员学习与重点培训相结合；

5）检查评估与总结提高相结合。

（三）医院文化与创建学习型医院密切相关

1. 学习型文化是学习型医院的灵魂　学习型组织要有学习型的文化，一个学习型的医院首先要确定学习的理念和价值观，要把学习与创新作为核心理念进行塑造；其次要求管理者改变过去行政型的管理风格，而要在组织学习中多与下属进行沟通和交流；最后要建立学习型的团队和相应的激励和约束机制，把学习作为一项工作，与每个员工的考核、薪酬以至未来发展联系起来，这样才会建立真正的"学习"文化。学习型医院和医院文化建设是一脉相承的。每一所成功的医院都具有良好的学习风气和环境，通过建立学习型的医院文化，从而培养员工的创造性思维。学习应该是一种文化，而不是一时的现象，只有学习成为一种文化，深深地根植于员工的头脑之中，潜移默化地影响其行为方式时，才能形成持久的发展战略。因此，具有极富特色的组织学习实践、完善的组织学习机制以及组织学习保证与促进机制的医院才是最具有发展力的医院。

2. 医院文化为学习型医院创造良好的环境和气氛　正如彼得·圣吉指出的，在人们组成团体和组织时，由于组织管理的不当，会产生"习惯性防卫"，这是组织学习的大敌。这种情况下，不仅个人才能难以得到发挥，而且互相之间难以形成互补和整合，达到整体搭配的效果。推动组织学习的环境和气氛，必须是自尊互尊、互动互惠、知识共享、深度会谈式地启迪个人的反思和探索精神。这种环境和氛围，就是指包括组织管理的模式和组织文化在内的处理组织内外一切事物的行为、活动和方式。相对于等级权力控制型组织管理模式，学习型组织管理模式倡导开放的观念，积极进取的创业意识，谁重要谁正确就服从谁，民主平等协商、合作共事、自觉自主自律，实现自我价值与共同愿景相一致。这种管理模式必然与一种良好的包括组织核心价值观、组织中楷模人物形象、组织成员的行为规范和习俗、组织成员的沟通方式等一系列内容的无形的组织文化相对应相联系。

3. 医院文化为学习型医院的创新提供精神和知识动力　现代医院制度体现的是医院资源配置的高效率，而这种高效率能否充分发挥，主要依靠核心技术和技术创新。根据美国哈佛大学迈克尔·波特教授的竞争理论，医院面临现有医院、新进入医院、替代品（如定点药店）、需方（患者）和供方（如医保公司）5 种力量的竞争。医院在竞争中立于不败之地的最有效武器就是创新，包括服务创新、技术创新、管理创新等核心技术创新。目前，技术创新基本模式有 4 种：自主创新模式、合作创新模式、模仿创新模式、虚拟创新模式，医院重点要加强医院的自主创新。在医疗日益市场化的今天，医院普遍感到技术创新的紧迫性，求生存、求发展，是技术创新的主要动力。医院的技术创新能力越强，其医疗技术的质量、性能及服务的水平就越强，医院参与市场竞争的应变能力就越强，医疗技术进入市场的障碍就越小，其核心竞争力的构建也就越有保证。然而，无论管理创新、服务创新，还是技术创新，都必须以学习为基础和前提，以知识为依托。重视"学习型组织"的建设，就是通过不断的学习和改革医院。医院培育起来的学习型文化，使得员工不断勤于学习，而且善于学习。更可贵的是通过团体的学习、共享，开发群体智力，创造自我、扩展未来的组织，从而为医院的创新提供精神和知识动力，使医院在激烈的市场竞争中立于不败之地。

（黄丽婷）

第三节　医院的精神文明建设

一、医院文化与医院精神文明的关系概述

我们在建构医院文化的过程中，也不能忽视医院的精神文明建设。医院文化与医院精神文明建设是两个有着区别又有联系的概念。良好的医院文化会促进医院的精神文明建设，而一旦医院形成了良好的精神文明，又会提升医院文化的整体水平。

1. 医院精神文明的概念　精神文明是人类在改造客观世界和主观世界的过程中所取得的精神成果的总和。主要表现为两个方面：一是科学、文化方面，包括社会的文化、教育、科学、艺术、卫生、体育等各项事业的发展成果；二是思想、道德方面，包括社会公众的政治思想、道德水平、社会风尚等方面的状况。医院的精神文明，在这里主要指医院全体员工的思想道德方面的水平和状态。

2. 医院文化与医院精神文明的相同点

（1）作用对象一致：医院文化与医院精神文明的内涵与外延不尽相同，但两者作用的对象是一致的。医院文化中的各要素，无论是医院价值观、医院哲学、医院精神、医院道德、医院制度、医院物态，都以人为指向。而医院精神文明更是以医院员工的政治思想和道德水平为核心。因此，两者的作用的对象都是人，都是意在解决人的思想、观点、行为问题。

（2）作用机制相同：医院文化具有导向、凝聚、激励、约束和辐射五大功能。这五大功能中的前四项主要是通过对医院员工精神世界的影响而使他们形成正确的价值观念、行为准则和良好的精神风貌。而医院精神文明则主要以正面教育引导为主要手段，同时利用榜样示范、目标激励、环境熏陶、寓教于乐等方法，使医院的员工获得正确的政治理念和优良的道德品格，形成高度的责任感和持久的工作热情。因此说，医院文化和医院精神文明建设的作用机制是基本相同的。

（3）运作载体重叠：医院文化在具体建设过程中，除了物态因素之外，主要是通过管理制度、教育学习、报告演讲、文体活动等方式。而医院的精神文明建设也可以同样利用上述手段，在规章制度、文体活动，以及院歌、院训等形式中渗透精

神文明的内容。因此，我们说医院文化建设的载体与医院精神文明建设的载体在许多条件下是相互交叉的。

（4）成果相互影响：医院文化与医院精神文明的建设成果相互影响。一旦医院员工的精神文明得到了提高，那么就肯定会出现员工在道德上严于律己，在工作上认真负责，在医疗质量上精益求精。这些同样也是医院文化目标中的应有之意。而良好的医院文化一旦形成，无论是良好的医院物质文化、行为文化、制度文化还是精神文化，也会促进医院精神文明的提高。医院员工在良好的医院文化的引导下，将增强自己的责任感和进取心，这同样是精神文明建设的成果。

3. 医院文化与医院精神文明的不同点　医院文化与医院精神文明又是不尽相同的两个概念，两者之间又有着一定的区别。

（1）医院文化与医院精神文明的内涵不尽相同：相比医院精神文明而言，医院文化是一个更加宽泛的范畴。医院文化包含的内容相当广泛，即包括医院的精神层面的内容，如医院的价值观、哲学观、道德观和医院精神等内容；还包括医院管理层面的内容，如医院制度、管理方法等；还包括医院职工的行为层面的内容，以及医院物质环境的内容。而精神文明的内涵则主要是医院员工精神生活的成果，是医院员工的政治思想、道德文化、科学素质等的提高。

（2）医院文化和医院精神文明的生成机制不尽相同：医院文化的形成有人为创造和自然生成两种方式。人为创造形成的医院文化一般是积极的，而自然形成的医院文化其中既可能有健康先进的因素，也可能有消极落后的因素。医院文化的建设，就是要发扬和发展医院文化中原有的健康、积极和先进的因素，排除其中颓废、消极与落后的因素，创造出优秀的医院文化；而医院精神文明只是医院文化中具有积极意义的成果，消极落后的因素被排除在精神文明成果之外，不能纳入医院精神文明之中，其生成的机制只能是人为的积极创造，通过一系列人为手段推进医院的精神文明。

（3）医院文化与医院精神文明的特性上不尽相同：医院文化是普遍性和特殊性的统一体，建设较为独特的医院文化是我们的努力目标。每家医院应当在构建医院文化的过程中充分考虑到自身的历史传统和现实情况，努力形成具有本医院特色的医院文化，没有个性的医院文化是缺乏生命力的。而医院精神文明建设却不能过多追求特殊性，应当符合普遍性的准则和要求。医院精神文明建设的目的在于普遍提高医护人员的政治素质、道德素质和科学文化素质，不能忽视了精神文明的社会普遍性。

二、医院精神文明建设的重要意义

（1）医院的精神文明建设，是社会精神文明建设的一个重要组成部分。在今天的中国社会中，医疗行业中存在的大量问题，诸如收受红包、滥开药物、逃避责任、缺乏科学精神等已经引起了社会公众的强烈不满，医疗行业的精神文明问题已经成为社会关注的焦点之一。因此，我们需要大力加强医院的精神文明建设，这是处理好医院的社会效益与经济效益之间的矛盾、医患之间的矛盾等一系列重大问题的关键所在。医院精神文明是整个社会精神文明的重要组成部分，医院精神文明的提高同时就是社会精神文明的提高。当整个社会精神文明提高之后又会反之促进医院精神文明的建设形成一个良性的循环发展过程。

（2）医院精神文明建设是塑造医院良好形象的重要途径。医院精神文明的提高，虽然主要是医务人员内在精神世界的提升，但是这种政治思想、道德品格、文化技术等方面的提升肯定会通过外在的形式，如医疗质量、服务态度、精神风貌等方式表现出来。当患者和其他社会公众接触到这样的医务人员群体之后，肯定会将医务人员的良好形象与医院的形象联系起来。这样就提升了医院的整体形象，从而为医院提供更加广阔的发展空间。因此，医院的精神文明建设工作，是医院管理中不可或缺的一项重要内容。

三、建设医院精神文明的具体措施

1. 职业道德教育是建设医院精神文明的基础环节　医疗卫生行业是与广大人民群众生命健康息息相关的行业。随着我国现代化事业的不断发展，医务人员在整个社会思潮的影响下，无论是价值取向、道德标准、行为方式都随之发生着巨大的变化。最主要的是，医院运行过程中实际存在的竞争机制使医务人员的道德素质在其职业生涯中具有关键性作用，是防范不道德行为的主要屏障。我们要大力加强医务人员的职业道德教育，使医务人员形成正确的价值观念。在具体方法上，除了要加强学习之外，像领导者和模范人物的榜样作用也非常重要。此外，还可以开展多角度、多层次的生动活泼的医学职业道德教育活动。

2．在医院内部形成良好的政治、道德氛围　医院精神文明建设的一个重要手段就是要在医院内部形成良好的政治、道德氛围。这种氛围是无形的，但是人们却能够通过医院管理方式和医院人际关系中的许多细节感受到它的存在。所以在管理上，医院领导者应当以身作则、言行一致、廉洁自律，为医院的发展积极工作；在医务人员之间，应当相互理解和支持，相互尊重和帮助，形成良好的人际环境；在医患之间应互相配合，相互理解和沟通；构建良好的政治、道德的氛围。这是医院精神文明建设的重要内容。

3．加强制度建设，形成有效的约束机制　除了思想政治和职业道德教育，创建医院良好的氛围之外。医院的精神文明建设还要重视医院各项管理制度的健全和完善。完善的管理制度必定是符合医院实际需要的、也必定是符合全体医务人员和广大患者根本利益的。因此，要努力制定出合理的管理制度体系，将医院员工的日常工作实践都纳入到医院制度化管理的轨道中来。要完善约束体制，对那些违背制度者，要给予严肃的处理，有效抑制不正当行为。还要完善监督和自我约束机制，形成有效的监督网络。要实行教育引导与管理约束相结合，促进医院精神文明建设整体水平的提高。

4．提高医务人员的医疗技术水平和服务质量　医院作为主要为患者提供健康服务的机构，其工作的核心是为患者提供高质量的医疗技术服务。没有精湛的医疗技术，医院其他工作都无法有效开展，也都不具有实际意义。因此，加强医院精神文明建设的一个重要内涵，就是要不断提高医务人员的专业技术水平，只有在高超的技术水平的支持下，才能使患者满意，才能让医院的精神文明建设获得实际效果。同时，还要注意提高医院的服务质量，良好的服务质量可以有效促进医疗质量提升，进一步增加患者的满意度。医疗服务质量的提高一方面包括医务人员的服务态度、行为举止、外在形象等的提高，还包括医院环境的改善。特别需要提出的一点是，在当前医疗费用过高的现实情况下，努力控制患者的医疗费用支付额度，也是提高服务质量的标志。

5．医院精神文明建设要保持连续性　医院的精神文明建设是一项系统性工作，像医院文化建设一样需要进行长期的付出和努力，才能获得理想的效果。这就要求医院管理人员在计划和开展精神文明建设工作中，要认真考虑到这项工作的长期性，不能急功近利，要保证医院精神文明建设工作的连续性。不能因为领导的更替或者医院发展的阶段性而破坏医院精神文明建设的整个过程。

6. 注意将医院文化建设和医院精神文明建设结合起来　医院精神文明和医院文化作用对象的一致、作用机制的相同、运作载体的重叠和建设成果的相互影响，使医院精神文明建设和医院文化建设结合起来，统筹规划，共同推进。在医院文化和医院精神文明建设过程中要充分运用两者之间的这种有机联系，发挥两者的资源重叠优势，促进医院文化和医院精神文明的共同发展。

（黄丽婷）

第四节　医院文化管理的结构

一、医院物质文化管理

医院的物质文化，是体现医院全体医护人员在医疗服务过程中积累形成的对疾病进行诊治的能力，是各种卫生设施、诊疗仪器、就医环境以及院容、院貌、职工文化设施等以物质和功能形态存在的器物文化。

物质文化管理不仅反映了医院的医疗服务能力和物质发展的基础水平，也制约了医院管理能力和管理水平。医院管理首先必须加强医院物质文化的建设和管理，若物质文化匮乏、管理懈怠，医院设施管理、医疗设备管理效率低下，就不能适应社会对医疗服务的需求，医院外在形象和社会效应就会与社会环境不适应。医院发展若缺乏物质基础，医院管理水平就难以提高，就会落后于社会发展的要求。医院的物质文化是精神文化的载体和基础，物质文化不同于物质，物质是指具体器物，物质文化是把器物功能化、人文化，对器物进行系统整合，发挥出整体功能和文化的功用，即在文化管理中要从设备等物质形态中折射出医院的文化理念、文化精神、审美意识等文化的意境。

二、医院行为文化管理

行为文化是医院员工的行为活动所体现的文化，是医院精神和制度文化的具体体现。医护人员直接和患者接触，其行为活动会透视出医院的文化精神。医院行为文化体现了医院文化中的情、理、法的结合，是医护人员实践活动的规范化效果。它是以创建医院的组织行为规范、人际关系规范和公共关系规范为基础形成的一系列服务活动。

在医院行为文化管理上，首先要进行全员的、全过程的、全面的行为准则设计，以保证医护人员举止文明礼貌、态度热情大方、处处尊重患者、事事为患者着想，在具体的医护活动中为患者提供热情周到、体贴入微和高效优质的医疗护理服务；其次要使医院文化管理的每一个环节，从组织、指挥到协调、反馈和调整，都能促使医院行为文化凸现出人文精神理念。管理者的文化管理就是要发挥行为文化的操作规范作用，确保医院的服务质量得到保证。

三、医院精神文化管理

医院精神是医院文化的灵魂，是医院文化的内核。它是指医院在长期的实践活动中形成的精神成果和文化理念，是全体员工的价值取向、服务观念、行为动因等组织文化精神聚焦，也是医院品质个性的浓缩和集中体现。它主导和规定着医院医疗服务思想的形成和发展，是医院文化管理的思想本源。它以医院价值观为核心，体现医院全体或大多数员工一致认同的关于医院意义的终极判断。

价值观是关于对象对主体有用性的一种观念，我国医院大多是公益性组织，应体现为大多数人服务的精神，而且现代医院价值观已从最大利润价值观、效率效益价值观和社会互利价值观转向以人为中心，以关心人、爱护人的人本主义价值观转变。因此，医院的文化管理首先要确定"以患者为中心"的理念，为患者服务是医院生存发展的永恒主题。其次，要确立"以人为本"的观念，要把医院员工作为第一宝贵资源，把人的发展视为目的（不是把人视为工具），给员工提供一个适合发展的良好环境，促使员工更好地为患者服务。医院精神文化的管理要体现行业性和个性化相结合，既能反映医疗卫生行业的共性，又能体现医院本身的个性、特色；再次，用精练的语言表述医院精神。要体现全体员工的精神风貌，凝练出共同精神理念，能引起员工的共鸣，形成内在凝聚力。

四、医院制度文化管理

医院制度文化是医院为实现医院目标给予员工的行为以一定方向、方式的具有规范性的文本性的文化。制度文化既是适应物质文化的固定形式，又是精神文化主要机制的基础和载体，是员工行为准则的重要保证。

一个好的制度可以促进医院的良性发展。制度文化作为医院文化的一个重要方面对医院的可持续发展起到重要的保证作用，同时也可把无形的价值观和行为方式变成有形的可操作的制度形态。但是制度建立后，制度的内涵怎样真正被员工心理认同并自觉接受、自觉遵守形成员工的内在自律，使制度真正、有效的落实，这是摆在医院管理者面前的重要课题。

在医院制度文化管理中，首先要注重医院组织架构的设置。医院架构设置是医院制度文化建设的关键所在，架构设置的科学性、合理性将直接影响行政管理的工作效率；其次，加强目标管理。医院架构设置是为完成医院的总目标和阶段性目标服务的，医院在总目标的框架下，每年还要制定阶段性的质量目标。医院制度文化管理中必须注重设置明确的质量目标并逐级分解，人人知晓。每个部门以实现医院目标而设置，根据医院的总目标及部门的功能分解各自分目标与岗位职责，使每个部门与个人都有特定的任务，以确保医院质量目标的完成；再次，强化过程管理。过程管理即对制度的设置和执行环节进行管理。因此，首先应制定合理、完善的医院各项规章制度。通过制度载体，员工在任何一个医疗服务环节均有章可循；采用科学的过程管理，形成严格的办事风格即医院制度文化制度一旦形成，对人的行为产生规范和约束，由此减少了人的因素中的不确定性和各种风险。随着医院管理模式的逐渐转变，医疗质量管理已从"结果管理"向"过程管理"转变，注重基础管理和前期控制；最后，注重深入科室培训。制度文化管理关键是改变人的意识和观念，形成共同的价值观和做事的风格，使员工从心理认同到心理接受，这是一个艰苦的过程，需要不断的沟通和培训。制度建立容易，制度持续有效落实并达到长效管理，这是所有管理者面临的难题。在这方面，通过采用深入科室质量培训的方法应该算是一种选择途径，可以根据科室的投诉接待、满意度调查、具体质量检查和运行情况汇总分析，提出整改要求，采用互动式、体验式的质量培训方法强化人的质量意识，改变人的不良习惯，通过这种内训的方式将制度升华为意识，最终形成制度文化。

（黄丽婷）

第五节　医院文化建设

一、医院文化建设的原则

1. 以人为本的共识原则　"共识"是指共同的价值判断，即共同价值观，这是医院文化建设的核心。医院文化的核心层是医院的精神文化，特别是医院的价值观。由于每个人都有其价值观，如果达不成共识，就不能形成整体合力，医院也就没有凝聚力。坚持以人为本的共识原则是指坚持以人为本的共同价值观，即将人作为医院管理的根本出发点和归宿，尊重人、信任人、理解人、激励人，将调动人的积极性作为医院文化建设的重要任务。

2. 全面发展的目标原则　医院文化建设的目标是提高医院员工的素质，全面地发展人，努力把员工培养成自由发展的人。知识经济时代，医院员工队伍的素质是医院竞争力的主要标志，决定了医院的生存和发展。高素质知识型员工的素质应该是事业心、责任感、忠诚、守纪律以及技术性、创造性等的统一。因此，建设医院文化应以提高员工全面素质，促进员工全面发展为目标。

3. 兼收并蓄的兼容原则　医院文化具有民族性、继承性的特征，因此，建设医院文化要吸收一切优秀文化的合理性，包括吸收中国传统文化、社会其他行业文化和国外先进文化的合理性。医院文化作为社会文化的一部分，不可能离开传统文化的根基而存在，早期先哲们就已提出"人本"的思想，传统文化中的进取精神、道德修养、人际协调、"天人合一"等合理性内容是中国特色医院文化建设的基础。

4. 创新发展的整合原则　医院文化必须与一定的社会经济环境相适应，医院文化形成之后具有惯性，随着社会的发展以及医院自身的发展，医院所处的内外部环境也发生变化，原有的促进医院发展的医院文化就可能产生阻碍作用，因此，医院文化需要不断地随着社会、医院和人的发展而不断创新发展。医院所处的文化环境中，存在着社会文化、其他行业文化、群体文化、个体文化以及传统文化和外来文化等。医院内部还存在着主流的、非主流的，正统的和"异端"的文化。这些文化之间不可避免地存在着冲突，需要对各种文化进行有效的整合，以形成适应医院发展的医院文化。

二、医院文化建设的目标

各医院在建设医院文化里，要逐步实现以下目标。

（1）构建富有医院竞争活动的医院文化体系。

（2）实现员工对医院价值、理念、精神的认同。

（3）明确医院的共同行为准则，规范医院员工行为。

（4）完善医院基本制度和规范。

（5）塑造医院形象，形成医院无形资产。

（6）建立学习型组织，实现医院文化管理。

（7）推动员工价值和医院价值的共同实现。

三、医院文化建设的基本步骤

1. 准备调研阶段　在医院领导班子中统一认识，在职工中做好思想酝酿。把分散在职工中的、隐藏在医院日常经营管理活动里的优良传统发掘出来，作为提炼设计的基础和依据。主要分析客观形势的发展趋势，对医院文化有关的方面进行调查，包括医院发展过程、经营思想、领导决策、员工素质、规章制度以及现代医院文化构建现状，做到心中有数，初步确定现代医院文化构建的目标。成立一个医院文化构建研究组，包括院党政领导，职能科室的干部、业务科室主任、普通的医生、护士，有目的、有步骤地进行调查。

第一步，对医院文化现状进行全面深入的考察，重点要认识医院现有的文化是什么样的。可以使用调查问卷、座谈访谈，进行普遍性的信息收集，也可以设计和安排一些试验，观察员工在对待工作和问题时的表现，通过个案进行了解。

第二步，对医院现实文化进行认真区分，其中哪些现象是个别现象、哪些现象可以形成医院文化，哪些现象已经形成了医院文化，其中哪些文化是医院要提倡的优良文化，并分析这些现象出现、文化形成的原因。对于其中的不良风气，医院应针锋相对地提倡良好文化来加以克制，这是设计医院文化的关键。

第三步，考察社会发展趋势和其他企业、医院的文化，挖掘出本医院应该具有却尚未形成的良好风尚和文化，并结合前面两步，制定出本医院的文化建设目标。

2. 提炼设计阶段　文化首先要从历史中提炼，在医院十几年，甚至几十年的发展中，一定会沉淀一些支撑员工思想的理念和精神。这些理念和精神，包含在医院创业和发展的过程之中，隐藏在一些关键事件之中。把隐藏在这些事件中的精神和理念提炼出来，并进行加工整理，就会发现真正支撑医院发展的深层次精神和理念究竟是什么。

3. 强化、推广实施阶段　主要是在医院内部把广泛的宣传和深入细致的工作结合起来。首先，对全体员工进行医院文化培训，让故事流传起来，树立和培养典型人物，做到医院全体人员了解和掌握本医院文化构建的具体内容和精神实质；其次，进一步修订完善医院规章制度，使之真正体现医院价值观和经营理念；最后，在实践中，一方面检验医院文化是否符合客观形势和医院实际，及时加以完善；另一方面要加强管理，开展思想教育，使医院文化落实在行动中，发挥应有的作用。

4. 分析诊断阶段　医院文化的核心是医院精神，成功的医院精神或口号，能使员工产生积极的、具体的联想，而正是这种联想，具有强大的激励作用。医院文化是否被员工接受和认同，医院文化是否对员工发挥作用，首先需要很好的诊断。诊断的方法和原理是：把医院文化构建研究组成员集中起来，把医院的理念逐句念出来，请大家把听到理念后所想到的能代表这种理念的人物、事件说出来或写出来。

各医院要根据本医院的实际情况，对本医院文化构建进行准确定位，使医院文化的构建能够科学、有序地进行。一般应采用先行试点，以点带面，该动发展，整体推进方略。也就是要紧密联系实际，实事求是地根据自己单位的历史、现状和最优发展趋势来培育、提炼出符合自身的医院精神、职工道德、行为规范和规章制度等，形成具有特色和个性的现代医院文化。

（黄丽婷）

第六节 医院形象与 CIS 管理

一、医院形象概述

医院形象是医院通过自身存在形式和行为特征的表现给公众留下的关于医院整体性的印象和评价。可以说"形象"的内涵是十分丰富的，具体而言，医院形象可以从以下角度加以理解。

1. 客观医院形象 指一个医院实际存在的文明总体状态，可以分为物质形象和精神形象。医院物质形象是可以直观感觉到的医院外在形态，物质形象是初级形象，它对医院的影响是短期的；医院精神形象是不能直观但能感觉的医院内在精神，精神形象是高级形象，是医院形象的核心部分，它对医院的影响是长期的。一个医院的精神形象不可能像物质形象那样在短期内靠突击就能达到先进水平。

客观医院形象是医院文化系统中所有各要素的综合表现。医院文化的物质层可以被喻为客观医院形象的骨架和轮廓，其自观性最强，衡量尺度也最硬，没有物质层就不会有什么医院形象；医院文化的行为层可以被喻为客观医院形象的血肉，每一员工的行为、品质都会对它产生有利或有害的影响；医院文化的制度层可以被喻为客观医院形象的内脏，每个医院的制度越合理且被严格地加以遵守，其客观医院形象必然越好；医院文化的精神层可以被喻为客观医院形象的头脑，或者说是医院形象的灵魂，正是这些无形的东西贯穿于有形之中，才使得客观医院形象有了生机和活力。

2. 主体医院形象 指本医院的管理者、员工和所有者（股东）对本医院综合认识以后形成的总体印象，是客观医院形象在医院主体头脑中的反映和评价。

任何一个医院的管理者、员工和所有者（股东）都具有双重身份。一方面，他们是客观医院形象的一个有机组成部分，其自身的言论与行动会对客观医院形象作出贡献或产生损害；另一方面，他们又像局外人那样，对客观医院形象加以反映、认识和评价，并得出本医院的形象究竟如何的结论。这个结论就是他们头脑中医院形象的图景，这种图景首先是由客观医院形象所决定的，但不是由它唯一决定的，人的认识水平、价值观念及所处角色也参与决定主体医院形象。

3．社会医院形象　指一个医院在本医院主体以外的社会公众，主要包括过去和现在的顾客、潜在顾客、政府部门及其人员心目中所留下的印象，或者说是客观医院形象在社会公众头脑中的反映。

二、医院形象设计与管理

1．医院形象设计

（1）医院理念识别：医院理念识别是指一个医院的观念、精神、指导思想，是一个医院在其发展中要遵循的基本思想原则。它包括医院使命、医院信念、医院精神、医院风格、经营思想、价值观、行为准则等。

（2）医院行为识别：医院行为识别是指在医院理念指导下形成的一系列医院行为活动。它包括内部行为识别和外部行为识别，其中对内有组织管理、学习培训、礼仪风尚、工作环境等；对外有医疗市场调查、医疗服务推广、服务态度和技巧、公共关系活动等。

（3）医院视觉识别：医院视觉识别是医院形象战略最外露、最直观的表现，是以医院理念识别为核心，运用视觉传达设计的方法，设计出系统的识别符号，刻画医院个性，突出医院精神。它包括医院名称标志、标准字、标准色、精神标语、手册、招牌与旗帜、衣着制服、建筑风格等。

（4）医院情感识别：医院对患者的一种特殊情感，包括医患情感、护患情感，是医务人员对患者融入的一种职业情感，是医院形象设计的重要组成部分。

2．医院形象管理

（1）科学定位，塑造医院的个性特征：定位科学、个性鲜明是医院形象的本质要求。医院定位是指设定医院在市场中的位置、在公众中的位置、在同行业中的位置和在社会中的位置。只有准确的定位，才能突出医院形象鲜明的特色，如果是"千院一面"也就无所谓医院形象了。各家医院由于形成历史、发展规模、医院等级的不同，导致人才实力、技术实力、资金实力、品牌价值、市场占有率和医院的专科特色等诸多方面的不同，这些都决定了它们不同的定位。医院应根据自身实际状况，科学分析，准确定位。

精心选择和确立适合自己的个性特征和风格，是医院形象塑造的根本保证。医院的个性特征与风格有内在的和外在的两个方面。医院内在的个性特征与风格，是医院形象的内在本质。医院外在的个性特征与风格以媒介物的方式与外界公众沟通，传播着医院形象的信息。

医院内在的个性特征与风格是医院的心脏和灵魂，对医院形象起着根本性的决定作用，也决定着医院外在个性特征与风格取向，但比较含蓄，难以被公众所直接感知。医院外在的个性特征与风格是医院内在个性特征与风格的外显化和具体化，能直接被公众所察觉，在人们头脑中形成先入为主的第一印象。因此，在塑造医院形象时，必须有系统整体的思想，不能顾此失彼，只有内外统一、协调，才能形成完美的医院形象。

（2）提高领导者素质和员工职业道德水平：医院领导者的素质是医院形象的一面镜子。完美的医院形象是医院领导者德、才、创新精神、事业心、责任感的综合反映。为此，医院领导者必须不断学习，使自己具备适应社会主义市场经济发展要求的思想文化素质，与时俱进，以新思想、新观念、新思维武装自己的头脑。医院领导不仅是医院的主要管理者，还是员工行为的榜样，他们在医院形象建设中扮演着创造者、培育者、倡导者、组织者、指导者、示范者和激励者的角色，工作中他们不能只凭自己拥有的法定权和强制权，更要依靠自己的影响力，即靠自身所具备的人格魅力、知识专长、经营能力、领导艺术，以及面对困难的身体力行、率先垂范。

医务人员高尚的职业道德是塑造完美医院形象的内在推动力。医院可以利用各种机会采用多种方式进行职业道德教育，大力提倡奉献精神，培养员工爱岗敬业的思想，激励员工的职业神圣感，教育员工从小事做起、从点滴做起。医务人员职业道德教育也应融于人文关怀之中，医院要关心、了解每名员工的生活情况，分享他们的喜悦、帮助解决他们的困难，使他们感受到医院大家庭的温暖，从而能够全身心地投入到工作之中，并在工作中建立起与医院目标形象相统一的共同的价值观和行为规范。当然，员工职业道德的形成和发展，也要辅之以健全的规章制度、严格的纪律约束、严明的考核奖惩。可以说，只有坚持"以德治院"，不断提高医务人员的职业道德素质，才能使医院在日益激烈的市场竞争中立于不败之地。

（3）建设一支高水准的人才队伍，精心打造医疗优势学科：随着以智力和知识为特征的信息化社会的到来，影响社会和经济发展的战略资源优势已由金融资本转变为掌握新知识、新技术和具有创新能力的人力资源。人力资源已成为当今社会最有价值的资源。因此，21世纪的医院形象建设，要把强化人力资源开发、全面实施人才培养计划提高到一个战略高度，常抓不懈。

（4）大力提高医疗服务质量：医疗行业是一个以患者的健康为工作对象和目标的特殊行业，医疗技术是满足患者需求的基本前提。而医疗服务则是连接患者的纽带。优质的医疗服务不但可以弥补医疗技术的不足，还可以"锦上添花"，在患者与医务人员之间架起一座情感之桥，提升医院的文明形象。为此，医院应坚持以患者为中心的服务宗旨，正确处理医院利益和患者利益、社会效益和经济效益、长远利益和眼前利益的关系。医疗服务质量的提高，除了依靠教育和自觉意识外，还必须建立起完善的医疗服务质量管理办法，结合本医院特点，设计出一套全面的医疗服务质量指标评价体系和奖罚办法，"以法促服"。

（5）树立良好的外部形象：在信息社会中，大众媒体对社会公众的行为和意识的影响越来越大，医院也要改变传统经营的观念，采取措施，积极树立自己的外部形象。

三、医院形象的评价方法

1. 四象限图评价法　根据公众对医院的知名度和美誉度两个指标的反映，通过坐标图来对医院形象作出评价的一种方法。

知名度和美誉度是两个既相互联系又有相互区别的概念。知名度可以说是评价医院形象的量的指标，它是一个医院被公众知晓和了解的程度，从中可以发现医院的社会影响广度和深度，是医院名声大小的客观尺度。美誉度可以说是评价医院形象的质的指标，它是一个医院被公众信任、赞许和肯定的程度，是评价医院社会影响好坏程度的客观指标。医院知名度高，不一定美誉度就高；医院知名度低，不一定美誉度也低。医院形象是两者共同作用的结果。

2. 三度评价法　三度是指医院的认知度、广告接触度和评价度。

认知度是公众对医院的整体认识和了解程度。

广告接触度是公众看到医院广告的经常性程度。

评价度是通过对医院若干项目因素的问卷调查，直接了解医院在公众中的形象，主要有综合评价、交易评价、感性评价三个方面的指标。

医院形象评价应是医院开展的一项长期性的、规范性的工作。对医院而言，它既能较充分地反映出广大公众的就医愿望，也加大了医院外部的社会监督力度，这无疑对医院形象建设起到积极的促进作用。

（黄丽婷）

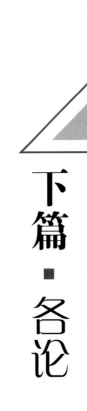

下篇 ■ 各论

第十五章 《关于推动公立医院高质量发展的意见》政策及解读

2021 年 5 月，国务院办公厅印发《关于推动公立医院高质量发展的意见》。这份重磅文件明确，力争通过 5 年努力，公立医院发展方式从规模扩张转向提质增效，运行模式从粗放管理转向精细化管理，资源配置从注重物质要素转向更加注重人才技术要素，为更好提供优质高效医疗卫生服务、防范化解重大疫情和突发公共卫生风险、建设健康中国提供有力支撑。

第一节 《关于推动公立医院高质量发展的意见》内容

各省、自治区、直辖市人民政府，国务院各部委、各直属机构：

公立医院是我国医疗服务体系的主体，近年来特别是党的十八大以来，公立医院改革发展作为深化医药卫生体制改革的重要内容，取得重大阶段性成效，为持续改善基本医疗卫生服务公平性可及性、防控新冠肺炎等重大疫情、保障人民群众生命安全和身体健康发挥了重要作用。为推动公立医院高质量发展，更好满足人民日益增长的医疗卫生服务需求，经国务院同意，现提出以下意见。

一、总体要求

以习近平新时代中国特色社会主义思想为指导,全面贯彻党的十九大和十九届二中、三中、四中、五中全会精神,坚持以人民健康为中心,加强公立医院主体地位,坚持政府主导、公益性主导、公立医院主导,坚持医防融合、平急结合、中西医并重,以建立健全现代医院管理制度为目标,强化体系创新、技术创新、模式创新、管理创新,加快优质医疗资源扩容和区域均衡布局,力争通过 5 年努力,公立医院发展方式从规模扩张转向提质增效,运行模式从粗放管理转向精细化管理,资源配置从注重物质要素转向更加注重人才技术要素,为更好提供优质高效医疗卫生服务、防范化解重大疫情和突发公共卫生风险、建设健康中国提供有力支撑。

二、构建公立医院高质量发展新体系

(一)打造国家级和省级高水平医院。以推动国家医学进步为目标,依托现有资源规划设置国家医学中心、临床医学研究中心、区域医疗中心(均含中医,下同)和中医药传承创新中心,形成临床重点专科群,集中力量开展疑难危重症诊断治疗技术攻关,开展前沿医学科技创新研究和成果转化,实施高层次医学人才培养,带动全国医疗水平迈上新的大台阶。以省域死亡率高、外转率高的疾病为重点,强化国家级高水平医院对省级医院的技术和人才支持,加快补齐专业专科短板,提升省域诊疗能力,减少跨省就医。

(二)发挥公立医院在城市医疗集团中的牵头作用。按照网格化布局管理,组建由三级公立医院或代表辖区医疗水平的医院(含社会办医院、中医医院)牵头,其他若干家医院、基层医疗卫生机构、公共卫生机构等为成员的紧密型城市医疗集团,统筹负责网格内居民预防、治疗、康复、健康促进等一体化、连续性医疗服务。集团内各医院加强协作,结合实际建设优势专业专科,形成特色鲜明、专业互补、错位发展、有序竞争的发展格局,带动基层医疗卫生机构提升服务能力和管理水平。推进以全科医生为主体、全科专科有效联动、医防有机融合的家庭医生签约服务。加强公立医院公共卫生科室标准化建设,提升公共卫生服务能力。

(三)发挥县级医院在县域医共体中的龙头作用。按照县乡一体化、乡村一体化原则，积极发展以县级医院为龙头的紧密型县域医共体。加强县级医院（含中医医院）能力建设，提升核心专科、夯实支撑专科、打造优势专科，提高肿瘤、心脑血管、呼吸、消化和感染性疾病等防治能力，提高县域就诊率。加强城市三级医院对县级医院的对口帮扶，逐步使县级公立医院达到二级甲等水平。加强县级医院与专业公共卫生机构的分工协作和业务融合，做实公共卫生服务。加强县级医院对乡镇卫生院、村卫生室的统筹管理，发挥县级医院医务人员对家庭医生团队的技术支持作用，提升居民健康"守门人"能力。加快实现县办中医医疗机构全覆盖，支持中医医院牵头组建县域医共体。

（四）建立健全分级分层分流的重大疫情救治体系。依托现有资源，加快推进传染病、创伤、重大公共卫生事件等专业类别的国家医学中心、区域医疗中心和省级医疗中心、省级区域医疗中心设置建设。支持部分实力强的公立医院在控制单体规模的基础上，适度建设发展多院区，发生重大疫情时迅速转换功能。每个地市选择1家综合医院针对性提升传染病救治能力，对现有独立传染病医院进行基础设施改善和设备升级。县域内依托1家县级医院，加强感染性疾病科和相对独立的传染病病区建设。发挥中医药在重大疫情防控救治中的独特作用，规划布局中医疫病防治及紧急医学救援基地，打造高水平中医疫病防治队伍。发挥军队医院在重大疫情防控救治和国家生物安全防御中的作用。持续强化医院感染防控管理，提高重大疫情应对能力。

三、引领公立医院高质量发展新趋势

（一）加强临床专科建设。以满足重大疾病临床需求为导向建设临床专科，重点发展重症、肿瘤、心脑血管、呼吸、消化、感染、儿科、麻醉、影像、病理、检验等临床专科，以专科发展带动诊疗能力和水平提升。持续改进医疗质量管理体系和标准体系，提高不同地区、不同级别公立医院医疗服务同质化水平。加大对中医医院的支持力度。加强中医优势专科建设。在"双一流"建设中加强相关学科建设。

（二）推进医学技术创新。面向生命科学、生物医药科技前沿，面向国家战略需求和医药卫生领域重大科学问题，加强基础和临床研究，推动原创性疾病预防诊断治疗新技术、新产品、新方案和新策略等的产出。强化科研攻关对重大疫情和突发公共卫生事件应对的支撑作用。推动科技成果转化，所获收益主要用于对作出重要贡献的人员给予奖励。健全职务发明制度。依托现有资源建设一批国家中医药临床研究和科技成果孵化转化基地，制定一批中医特色诊疗方案，转化形成一批中医药先进装备、中药新药。加快发展商业健康保险，促进医疗新技术进入临床使用。

（三）推进医疗服务模式创新。推广多学科诊疗模式。大力推行日间手术，提高日间手术占择期手术的比例。做实责任制整体护理，强化基础护理，开展延续护理服务。开设合理用药咨询或药物治疗管理门诊，开展精准用药服务。大力推进院前医疗急救网络建设，创新急诊急救服务模式，有效提升院前医疗急救服务能力。创新医防协同机制，建立人员通、信息通、资源通和监督监管相互制约的机制。推广中医综合诊疗模式、多专业一体化诊疗模式、全链条服务模式，实施重大疑难疾病中西医临床协作试点。

（四）强化信息化支撑作用。推动云计算、大数据、物联网、区块链、第五代移动通信（5G）等新一代信息技术与医疗服务深度融合。推进电子病历、智慧服务、智慧管理"三位一体"的智慧医院建设和医院信息标准化建设。大力发展远程医疗和互联网诊疗。推动手术机器人等智能医疗设备和智能辅助诊疗系统的研发与应用。建立药品追溯制度，探索公立医院处方信息与药品零售消费信息互联互通。

四、提升公立医院高质量发展新效能

（一）健全运营管理体系。全面落实基本医疗卫生与健康促进法等法律法规，为提升医院治理能力和水平提供法治保障。整合医疗、教学、科研等业务系统和人、财、物等资源系统，建立医院运营管理决策支持系统，推动医院运营管理的科学化、规范化、精细化。以大数据方法建立病种组合标准体系，形成疾病严重程度与资源消耗在每一个病组的量化治疗标准、药品标准和耗材标准等，对医院病例组合指数（CMI）、成本产出、医生绩效等进行监测评价，引导医院回归功能定位，提高效率、节约费用，减轻患者就医负担。

（二）加强全面预算管理。以医院战略发展规划和年度计划目标为依据，实行全口径、全过程、全员性、全方位预算管理，贯穿预算编制、审批、执行、监控、调整、决算、分析、考核等各环节，从数量、质量、实效、成本、效益等方面实施预算绩效管理，强化预算约束，促进资源有效分配和使用。定期公开医院相关财务信息，主动接受社会监督。

（三）完善内部控制制度。以业务管理和经济管理的重大风险、重大事件、重要流程为重点，开展风险评估和内部控制评价，强化内部授权审批控制、预算控制、资产控制、会计控制、政府采购控制、信息公开控制等，防范财务风险、业务风险、法律风险和廉政风险。强化成本消耗关键环节的流程管理，降低万元收入能耗支出。推广医院后勤"一站式"服务。

（四）健全绩效评价机制。坚持和强化公益性导向，全面开展公立医院绩效考核，持续优化绩效考核指标体系，重点考核医疗质量、运营效率、持续发展、满意度评价等。改革公立医院内部绩效考核办法，以聘用合同为依据，以岗位职责完成情况为重点，将考核结果与薪酬分配挂钩。完善城市医疗集团和县域医共体绩效考核制度，促进资源下沉，提高基层服务能力和居民健康水平。

五、激活公立医院高质量发展新动力

（一）改革人事管理制度。合理制定并落实公立医院人员编制标准，建立动态核增机制。落实公立医院用人自主权，对编制内外人员待遇统筹考虑。落实岗位管理制度，按照医、护、药、技、管等不同类别合理设置岗位，科学编制岗位责任书，实行竞聘上岗、合同管理，激励人才脱颖而出。增加护士配备，逐步使公立医院医护比总体达到1∶2左右。

（二）改革薪酬分配制度。落实"允许医疗卫生机构突破现行事业单位工资调控水平，允许医疗服务收入扣除成本并按规定提取各项基金后主要用于人员奖励"要求，合理确定、动态调整公立医院薪酬水平，合理确定人员支出占公立医院业务支出的比例。建立主要体现岗位职责和知识价值的薪酬体系，实行以岗定责、以岗定薪、责薪相适、考核兑现。在核定的薪酬总量内，公立医院可采取多种方式自主分配。医院可自主设立体现医疗行业特点、劳动特点和岗位价值的薪酬项目，充分发挥各项目的保障和激励作用，更加注重发挥薪酬制度的保障功能。鼓励对主要负责人实行年薪制。

（三）健全医务人员培养评价制度。强化医学生早临床、多临床、反复临床，加强医学人文教育。落实住院医师规范化培训、专科医师规范化培训和继续医学教育制度，加强中医药师承教育。加快培养高层次复合型医学人才，造就一批具有国际水平的战略人才、领军人才和创新团队。加强老年、儿科、重症、传染病等紧缺护理专业护士的培养培训，推动护理岗位科学管理，提升护理服务水平。改革完善人才评价机制，坚持分层分类评价，合理设置评价标准，突出品德能力业绩导向，增加临床工作数量和质量指标，探索实行成果代表作制度，淡化论文数量要求。稳慎下放职称评审权限，探索在岗位设置合理、人事管理完善、具有自主评审意愿的三级公立医院试点自主开展高级职称评审。

（四）深化医疗服务价格改革。稳妥有序试点探索医疗服务价格优化。建立健全适应经济社会发展、更好发挥政府作用、医疗机构充分参与、体现技术劳务价值的医疗服务价格形成机制。统筹兼顾医疗发展需要和各方承受能力，调控医疗服务价格总体水平。建立灵敏有序的价格动态调整机制，定期开展调价评估，达到启动条件的要稳妥有序调整医疗服务价格，理顺比价关系，支持公立医院优化收入结构，提高医疗服务收入（不含药品、耗材、检查、化验收入）占医疗收入的比例。加快审核新增医疗服务价格项目。

（五）深化医保支付方式改革。推行以按病种付费为主的多元复合式医保支付方式，开展按疾病诊断相关分组付费国家试点，开展区域点数法总额预算和按病种分值付费试点，探索按床日付费、门诊按人头付费。探索对紧密型医疗联合体实行总额付费，加强监督考核，结余留用、合理超支分担。科学制定医保总额预算，合理确定、动态调整按病种、按床日、按人头等的付费标准。规范医保协议管理，明确结算时限，细化结算规则，确保基金及时足额拨付。指导推动公立医院积极参与国家组织药品和医用耗材集中采购使用改革，落实医保资金结余留用政策。鼓励各地探索符合中医药特点的医保支付方式。

六、建设公立医院高质量发展新文化

（一）强化患者需求导向。坚守纯粹医者信念，尊重医学科学规律，遵守医学伦理道德，遵循临床诊疗技术规范，为人民群众提供安全、适宜、优质、高效的医疗卫生服务。持续改善医疗服务，推行分时段预约诊疗和检查检验集中预约服务，开展诊间（床旁）结算、检查检验结果互认等服务。加强患者隐私保护，开展公益慈善和社工、志愿者服务，建设老年友善医院。加大健康教育和宣传力度，做好医患沟通交流，增进理解与信任，为构建和谐医患关系营造良好社会氛围。

（二）建设特色鲜明的医院文化。挖掘整理医院历史、文化特色和名医大家学术思想、高尚医德,提炼医院院训、愿景、使命,凝聚支撑医院高质量发展的精神力量。大力弘扬伟大抗疫精神和崇高职业精神,激发医务人员对工作极端负责、对人民极端热忱、对技术精益求精的不竭动力,唱响大医精诚、医者仁心主旋律,以充满人文关怀的医疗服务赢得患者、社会的信任和尊重。

（三）关心关爱医务人员。建立保护关心爱护医务人员长效机制。改善医务人员工作环境和条件,减轻工作负荷,落实学习、工作、休息和带薪休假制度,维护医务人员合法权益。鼓励公立医院通过设立青年学习基金等多种方式,关心年轻医务人员成长。健全职工关爱帮扶机制,切实解决医务人员实际困难。建立医务人员职业荣誉制度。加强医院安全防范,强化安保队伍建设,完善必要安检设施。将解决医疗纠纷纳入法治轨道,健全完善医疗纠纷预防和处理机制,依法严厉打击医闹、暴力伤医等涉医违法犯罪行为,坚决保护医务人员安全。

七、坚持和加强党对公立医院的全面领导

（一）全面执行和落实党委领导下的院长负责制。公立医院党委发挥把方向、管大局、作决策、促改革、保落实的领导作用,集体研究决定重大问题。健全完善医院党委会和院长办公会议事决策制度,建立书记、院长定期沟通和党委领导下的院长负责制执行情况报告制度,着力构建党委统一领导、党政分工合作、协调运行的工作机制。在公立医院章程中明确党建工作的内容和要求,明确党委研究决定医院重大问题的机制,把党的领导融入医院治理全过程各方面各环节,把党的建设各项要求落到实处。

（二）加强公立医院领导班子和干部人才队伍建设。选优配强医院领导班子成员特别是党委书记和院长。党委书记和院长分设的,党委书记一般不兼任行政领导职务,院长是中共党员的同时担任党委副书记。坚持党管干部原则,医院党委要按照干部选拔任用有关规定,制定实施医院内部组织机构负责人选拔任用具体办法。坚持党管人才原则,完善人才培养、使用和引进管理办法,建立医院领导班子成员联系服务高层次人才制度,探索建立以医德、能力、业绩为重点的人才评价体系。

（三）全面提升公立医院党组织和党员队伍建设质量。推进党支部标准化规范化建设。建立党支部参与人才引进、队伍建设、职称职级晋升、绩效考核、薪酬分配、评奖评优等重大事项讨论决策的制度机制,把好政治关、医德医风关。实施党支部

书记"双带头人"培育工程。建立健全把业务骨干培养成党员、把党员培养成业务骨干的"双培养"机制。

（四）落实公立医院党建工作责任。建立健全各级党委统一领导，组织部门牵头抓总，卫生健康部门具体负责，教育、国有资产监督管理等部门齐抓共管，一级抓一级、层层抓落实的责任体系和工作格局。公立医院党委承担党建工作主体责任，党委书记是党建工作第一责任人，领导班子其他成员落实"一岗双责"。全面开展公立医院党组织书记抓基层党建述职评议考核，把党建工作成效纳入医院等级评定和巡视巡察工作内容，作为年度考核和干部选拔任用的重要依据。

八、加强组织实施

（一）落实工作责任。各地要把推动公立医院高质量发展作为深化医药卫生体制改革的重点任务，强化领导责任、保障责任、管理责任、监督责任，统筹推进公立医院高质量发展与体制机制改革。各地各有关部门要进一步深化"放管服"改革，调整完善相关政策，为公立医院高质量发展创造良好环境。

（二）落实投入责任。按规定落实政府对符合区域卫生规划公立医院的投入政策，落实对中医医院和传染病医院、精神病医院、儿童医院、妇幼保健院等专科医院的投入倾斜政策。

（三）建立评价体系。国家卫生健康委会同国家中医药局建立公立医院高质量发展评价指标体系，与公立医院绩效考核等有机结合。地方按照属地原则对辖区内公立医院高质量发展进行评价，充分考虑各级各类公立医院实际情况，不搞"一刀切"。

（四）总结推广经验。各级卫生健康行政部门、中医药主管部门要会同有关部门加强调研指导，挖掘、总结、提炼、推广典型经验，以点带面推动全国公立医院高质量发展取得实效。

国务院办公厅

2021 年 5 月 14 日

（程荣锋）

第二节　《公立医院高质量发展评价指标（试行）》内容

各省、自治区、直辖市及新疆生产建设兵团卫生健康委、中医药局：

为进一步推动公立医院高质量发展，按照《国务院办公厅关于推动公立医院高质量发展的意见》（国办发〔2021〕18号，以下简称《意见》）要求，我们研究制定了《公立医院高质量发展评价指标（试行）》和《公立中医医院高质量发展评价指标（试行）》（以下统称《评价指标》），供地方按照属地原则对辖区内公立医院高质量发展情况进行评价。现印发给你们，并就有关事项通知如下。

一、总体要求

开展公立医院高质量发展评价工作，应当以习近平新时代中国特色社会主义思想为指导，认真贯彻落实党的十九大和十九届历次全会精神，完整、准确、全面贯彻新发展理念，坚持以人民健康为中心，围绕《意见》要求，有机结合全国二级和三级公立医院（含中医医院，下同）绩效考核工作，综合考虑县级医院服务能力、区域医疗服务能力评价等内容，按照指标精炼、可操作、可衡量的原则设置评价指标，引导二级及以上公立医院全面贯彻落实公立医院高质量发展的各项要求。

二、评价内容

在公立医院绩效考核相关指标基础上，按照公立医院高质量发展要求，充分考虑公立医院资源消耗、专科服务能力建设等内容，围绕党建引领、能力提升、结构优化、创新增效、文化聚力等五方面内容建立指标体系。

（一）党建引领。全面落实党委领导下的院长负责制，充分发挥公立医院党委把方向、管大局、作决策、促改革、保落实的领导作用，充分发挥基层党组织战斗堡垒作用和党员先锋模范作用，不断提升干部人才队伍和党员队伍建设质量，夯实党建工作责任，以党建引领公立医院高质量发展。衔接《意见》中"坚持和加强党对公立医院的全面领导"的工作要求。

（二）能力提升。引导公立医院持续提升医疗服务能力，不断改进医疗质量，补齐专业专科短板，构建优质高效整合型医疗卫生服务体系。衔接《意见》中"构建公立医院高质量发展新体系"与"引领公立医院高质量发展新趋势"的工作要求。

（三）结构优化。推动公立医院发展方式从规模扩张转向提质增效，运行模式从粗放管理转向精细化管理，资源配置从注重物质要素转向更加注重人才技术要素，引导公立医院落实功能定位。衔接《意见》中"引领公立医院高质量发展新趋势"与"激活公立医院高质量发展新动力"的工作要求。

（四）创新增效。强化公立医院运营管理科学化、规范化、精细化，加强智慧医院建设，推进医学技术创新。衔接《意见》中"引领公立医院高质量发展新趋势"和"提升公立医院高质量发展新效能"的工作要求。

（五）文化聚力。引导公立医院持续为人民群众提供安全、适宜、优质、高效的医疗卫生服务，建立保护关心爱护医务人员长效机制，改善医务人员工作环境和条件。衔接《意见》中"建设公立医院高质量发展新文化"的工作要求。

三、组织实施

（一）统筹部署评价工作。公立医院高质量发展评价工作与公立医院绩效考核工作同步推进。省级卫生健康行政部门（含中医药主管部门，下同）可以结合经济社会发展水平和重点工作，适当补充反映本地区公立医院高质量发展的特色指标。

（二）科学实施评价工作。除特殊说明外，公立医院高质量发展评价对象为二级及以上公立医院，评价工作按照年度实施，数据时间范围为上一年度1月1日至12月31日。国家卫生健康委将拓展"公立医院绩效考核管理平台"功能，升级形成"公立医院绩效考核与高质量发展评价平台"（以下简称评价平台），嵌入《评价指标》所需数据，与公立医院绩效考核相关数据同步采集、质控、计算、分析、反馈，减轻医院填报压力并提升工作效率。各省份可根据反馈数据，按照属地化管理原则对辖区内公立医院高质量发展情况进行评价，按年度将辖区内二级及以上公立医院评价结果上传至评价平台，并可针对不同类别和级别的公立医院提出差异化要求。

（三）分步推进评价工作。2022 年起，国家卫生健康委使用《评价指标》对公立医院高质量发展试点医院的高质量发展成效进行评价分析，其他医院的评价工作由各省级卫生健康行政部门组织开展。国家卫生健康委会同国家中医药局结合各地工作进展，研究适用于各级各类公立医院高质量发展成效评价的指标体系和参考指标值。

四、工作要求

（一）切实加强组织领导。各地要充分认识做好公立医院高质量发展评价工作的重要意义，做到与绩效考核等工作有机结合。在评价过程中，继续健全数据质量控制体系，形成数据质量追踪机制，发挥大数据分析优势，持续提升公立医院高质量评价工作的准确性和可比性。

（二）形成改革发展合力。各地、各单位要把公立医院高质量发展作为推动深化医改政策落地、将改革政策传导至医院和医务人员的重要抓手，通过深化改革破解体制机制问题。切实加强综合监管，形成推动公立医院改革发展合力，为公立医院健康有序发展提供良好政策环境。

（三）充分运用评价结果。各地要建立公立医院高质量发展信息和结果的部门共享机制，强化结果应用。通过评价结果有针对性地指导医院优化学科布局、强化专科建设、提升工作效果、改进医疗服务、提升管理能力。

（四）加大总结宣传指导。各地要加强宣传引导，及时总结经验、挖掘典型，结合工作实际不断推动落实公立医院高质量发展要求，以点带面推动全国公立医院高质量发展取得实效。国家卫生健康委将会同相关部门，按照职责分工加强对各地公立医院高质量发展评价工作的指导和监督。

国家卫生健康委办公厅

国家中医药管理局办公室

2022 年 6 月 29 日

（程荣锋）

第三节 政策解读及专家解读

为落实党中央国务院决策部署，推动"十四五"时期公立医院实现高质量发展，国家卫生健康委会同国家中医药局印发《公立医院高质量发展评价指标（试行）》《公立中医医院高质量发展评价指标（试行）》（以下简称《评价指标》），供地方按照属地原则对辖区内公立医院高质量发展情况进行评价。有关内容解读如下：

一、《评价指标》出台的背景

公立医院是我国医疗服务体系的主体，是实现医疗服务高质量发展的主力军。为更好满足人民日益增长的医疗卫生服务需求，提高卫生健康供给质量和服务水平，必须把公立医院高质量发展放在更加突出的位置。2021 年，《国务院办公厅关于推动公立医院高质量发展的意见》正式印发，明确了公立医院高质量发展的相关要求，提出建立公立医院高质量发展评价指标体系，并与公立医院绩效考核等有机结合。2021 年我委和国家中医药局联合印发了《公立医院高质量发展促进行动（2021-2025年）》，提出进一步建立评估机制，研究形成公立医院高质量发展指数并进行年度评估。当前，公立医院到了从"量的积累"转向"质的提升"的关键期，要抓好促进公立医院高质量发展的政策落实。通过对二级和三级公立医院（含中医医院，下同）高质量发展成效进行评价，有助于各医院充分认识和全面贯彻落实公立医院高质量发展的各项要求，为提供优质高效医疗卫生服务和建设健康中国提供有力支撑。

二、《评价指标》的主要内容

《评价指标》紧密围绕公立医院高质量发展要求进行设计，并与全国二级和三级公立医院绩效考核等工作有机结合，按照指标精炼、可操作、可衡量的原则，制定了党建引领、能力提升、结构优化、创新增效、文化聚力等五个方面的指标。

（一）党建引领

通过评价党委领导下的院长负责制落实情况，确保发挥公立医院党委把方向、管大局、作决策、促改革、保落实的领导作用。通过评价党组织和党员队伍建设情况和党建工作责任制落实情况，推动发挥基层党组织战斗堡垒作用和党员先锋模范作用，不断提升党员队伍建设质量，夯实党建工作责任，以党建引领公立医院高质量发展。体现了《意见》中"坚持和加强党对公立医院的全面领导"的工作要求。

（二）能力提升

通过评价专科能力、住院患者重点监测病种覆盖率、医疗质量指数等，引导公立医院持续提升医疗服务能力，不断改进医疗质量，补齐专业专科短板，构建优质高效整合型医疗卫生服务体系。体现了《意见》中"构建公立医院高质量发展新体系"与"引领公立医院高质量发展新趋势"的工作要求。

（三）结构优化

通过评价手术结构和收支结构，推动公立医院发展方式从规模扩张转向提质增效，运行模式从粗放管理转向精细化管理，资源配置从注重物质要素转向更加注重人才技术要素，引导公立医院落实功能定位。体现了《意见》中"引领公立医院高质量发展新趋势"与"激活公立医院高质量发展新动力"的工作要求。

（四）创新增效

通过评价智慧医院建设、科研经费、百元收入能耗占比、费用消耗指数，引导公立医院不断提升管理科学化、精细化、信息化水平，推进医学科技创新。体现了《意见》中"引领公立医院高质量发展新趋势"和"提升公立医院高质量发展新效能"的工作要求。

（五）文化聚力

通过评价满意度，进一步推动公立医院不断满足人民群众就医需要，建立完善保护关心爱护医务人员长效机制。体现了《意见》中"建设公立医院高质量发展新文化"的工作要求。此外，增加了体现中医医院特色的指标，有针对性地引导公立中医医院实现公立医院高质量发展。

三、下一步推动落实的具体要求

针对公立医院高质量发展评价工作，国家负责做好顶层设计，并指导各地方结合实际具体实施。地方各级卫生健康行政部门（含中医药主管部门，下同）要把公立医院高质量发展评价工作作为深化医药卫生体制改革政策落地见效的重要抓手，切实落实文件各项要求，做到与绩效考核等工作有机结合；要因地制宜开展评价工作，充分考虑各级各类公立医院实际情况，不搞"一刀切"；要有针对性地指导医院优化学科布局，强化专科能力建设，不断提升医疗质量，改善医疗服务，增强运营管理能力。在评价过程中，持续健全数据质量管理体系，发挥大数据优势，提升公立医院高质量发展评价工作的准确性和可比性。国家卫生健康委、国家中医药局将会同相关部门，加强统筹协调，做好对地方卫生健康行政部门的指导，挖掘推广典型经验，确保"十四五"时期立医院高质量发展取得实效。

四、专家解读

（一）专家解读一：持续提升医疗服务能力，打造公立医院高质量发展核心竞争力

（浙江大学医学院附属第一医院 梁廷波）

近日，为进一步推动公立医院高质量发展，国家卫生健康委、国家中医药管理局按照《国务院办公厅关于推动公立医院高质量发展的意见》(国办发〔2021〕18号，以下简称《意见》)要求，研究制定了《公立医院高质量发展评价指标(试行)》和《公立中医医院高质量发展评价指标(试行)》。在公立医院绩效考核相关指标基础上，围绕党建引领、能力提升、结构优化、创新增效、文化聚力等五方面内容建立高质量发展指标体系。

医疗服务能力构成了公立医院高质量发展的核心竞争力，涵盖专科能力、医疗质量、重点病种、医疗效率及住院医师规范化培训制度等，各指标内在逻辑互联互通，评价维度丰富，瞄准了公立医院医疗服务能力提升必须聚焦与持续"发力"的各个

关键节点，具备良好的针对性、科学性与可操作性。

1. 增强专科能力是公立医院高质量发展的前提条件

公立医院强不强，关键看专科。国家已依托各省市高水平医院形成了国家临床重点专科布局，突出了长期危害人民健康的重点专科病种救治能力导向。"十四五"时期，国家进一步铺开重点专科建设，逐步补齐基层专科能力短板，重点提升肿瘤、神经、心血管、呼吸和感染等专科主要病种诊治水平。专科能力指数按疾病病种分类，将病种例数、四级手术占比、微创手术占比、平均住院日、次均费用等相关参数纳入专科能力考核体系，正确引导公立医院专科建设方向，推动专科技术水平、病种质控水平持续提升。

2. 夯实医疗质量安全是公立医院高质量发展的底线

守住医疗质量安全的底线，就是守住公立医院高质量发展的生命线。抓住医疗质量安全的每一个要素，建立健全质量控制体系，始终看齐最高标准最高要求，才能真正让人民群众看病看的安心放心。医疗质量指数紧扣择期手术并发症发生率、I 类切口手术部位感染率、抗菌药物使用强度、低风险组死亡率、RW 值与 CMI 值等关键指标，既着眼于手术技术规范，也着眼于日常诊疗管理；既强调基本医疗服务品质保障，也强调急危重症诊疗能力提升，充分体现了不同级别公立医院在医疗质量安全全过程监管中的共同遵循。

3. 保障重大疾病救治需求是公立医院高质量发展的根本任务

公立医院尤其是高水平医院应当始终聚焦并满足肿瘤、神经系统、心血管及感染性疾病领域常见病多发病与各类急危重症救治需求。住院患者重点监测病种覆盖率实际上框定了公立医院的重点业务范畴，明确公立医院的运行轨道，公立医院必须坚持公益属性，做好业务发展规划，结合单病种医保支付杠杆的调节功能，促使医院在提升重点监测病种的诊疗水平与收治能力上下功夫，在优化调整病种结构保障重大疾病救治需求上下功夫，真正把好公立医院功能定位，发挥公立医院职责担当。

4. 优化医疗服务效能是公立医院高质量发展的必要抓手

重大疾病与急危重症诊疗技术能力评价要做到技术应用规范与效率的有机统一，不仅要能看病，看好病，也要减少不必要的诊疗时间消耗与资源消耗，确保有限的医疗资源满足更多患者高水平诊疗需求，实现看病就医"又好又快"。时间消耗指数按照不同 DRG 组数统计住院时长并与区域平均水平作比较，其内涵仍在于推动公立医院运行模式持续改进，促使公立医院更加自觉的落实加速康复、多学科联合诊疗及临床路径管理等一整套优质理念，同时加快医疗信息化建设，优化就医流程，在看病就医全过程实现智慧服务与管理。

5. 重视青年医学人才培养是公立医院高质量发展的基础支撑

重视青年医生综合素质培养，拓展临床思维，锤炼临床技能，才能不断适应医学科技创新与医学理念变革的趋势，真正造就保障人民健康的新一代医学人才。住院医师规范化培训制度落实效果评价旨在强化公立医院作为"住培"基地的使命感与投入力度，不断完善师资遴选、培训、考核标准和带教规范，有效落实好"住培"医生的待遇；同时，通过指标考核进一步落实"住培"医生结业后达到"两个同等对待"，充分调动"住培"医生的学习积极性，真正使住院医生规范化培训成为每一位青年医生茁壮成长的必由之路。

高质量发展评价指标突出能力建设第一要务，在打造医疗服务能力体系上精准发力、持续用力，全面提升医疗技术、质量、人才等核心能力，形成以评促改的常态化机制。中国公立医院高质量发展之路必将更加宽广。

（二）专家解读二创新赋能公立医院提质增效

（复旦大学附属中山医院 樊嘉）

当前，我国已转向高质量发展阶段，人民群众多层次多样化医疗健康服务需求持续快速增长。坚持把创新作为引领高质量发展的第一动力，加快提高医疗健康供给质量和服务效率，是适应我国社会主要矛盾变化、满足人民美好生活需要的要求，也是实现经济社会高质量发展的基础。近日，国家卫生健康委和国家中医药管理局制定了公立医院高质量发展评价指标（以下简称《评价指标》），围绕党建引领、能力提升、结构优化、创新增效、文化聚力等5方面内容建立指标体系，引导二级以上公立医院全面贯彻落实公立医院高质量发展的各项要求，其中，"创新增效"部分融合了《国务院办公厅关于推动公立医院高质量发展的意见》中"引领公立医院高质量发展新趋势"和"提升公立医院高质量发展新效能"的工作要求，设置了智慧医院建设成效、每百名卫生技术人员科研经费项目、费用消耗指数和万元收入能耗占比等指标，强调了一个关键问题，引导了后续发展方向。

1. 提质增效的关键问题是创新

2021年2月，习近平总书记主持召开中央全面深化改革委员会第十八次会议，审议通过了《关于推动公立医院高质量发展的意见》，并在总体要求中明确，要强化体系创新、技术创新、模式创新、管理创新，帮助实现公立医院高质量发展的提质增效。

国家在体系创新层面已经做了很好的统筹安排，正在推进医药卫生体制改革不断深入。在技术创新方面，用"每百名卫生技术人员科研项目经费"考察了公立医院的科研创新能力。在模式创新方面，用"智慧医院建设"考察了公立医院在智慧化时代的创新运营方法。在管理创新方面，用"费用消耗指数和万元收入能耗占比"考察了公立医院的创新管理结果。《评价指标》提出的指标从微观角度考察了创新对提质增效的关键性效果。

2. 创新引导提质增效的发展方向

（1）推进智慧医院建设，通过模式创新提升服务质量：智慧医院建设。近年来，各地不断推进医院的信息化建设，医疗流程更加便捷，医疗服务更加高效，医院管理也更加精细，人民群众就医体验持续改善，尤其在新冠肺炎疫情期间，医院信息化建设成果在创新医疗服务模式、满足人民群众就医需求等方面发挥了积极作用。在《意见》关于"引领公立医院高质量发展新趋势"的工作要求中，明确要推进电子病历、智慧服务、智慧管理"三位一体"的智慧医院建设，从《指标体系》中对"智慧医院建设"指标的计算方法（公立医院电子病历系统功能应用水平分级评价和公立医院智慧服务分级评估等综合计算结果）可以看出，面向医务人员的"智慧医疗"（即以电子病历为核心的信息系统）、面向患者的"智慧服务"和面向医院管理的"智慧管理"是智慧医院建设的核心，旨在引导公立医院加快应用信息技术，推进智慧医院建设标准化、规范化，形成线上线下一体、医疗机构间同质化的医疗服务模式。

基于上述要求，建议智慧医院建设一是要聚焦提供高质量的医疗服务。加快应用智能可穿戴设备、人工智能辅助诊断和治疗系统等智慧服务软硬件，提高医疗服务的智慧化、个性化水平。提供智能导医分诊、诊间结算、移动支付、院内导航、检查检验结果推送、检查检验结果互认等线上服务，积极推进转诊服务、远程医疗、药品配送、患者管理等功能建设与应用，线上与线下服务相结合，提供更为系统、安全、连续的医疗服务，进一步提高医疗服务质量。二是要聚焦优化医疗服务流程。推进医院信息化建设标准化、规范化水平，落实国家和行业信息化标准。通过全流程医疗数据闭环管理，为公立医院决策提供信息支持。利用互联网技术不断优化医疗服务流程，为患者提供预约诊疗、移动支付、床旁结算、就诊提醒、结果查询、信息推送等便捷服务，提高医疗效率，提升患者就医体验。三是要聚焦应用智慧管理手段。建立医院运营管理平台和诊疗信息数据库，积极拓展智慧管理创新应用，聚焦数字赋能，加强大数据、人工智能、5G、区块链、云计算、物联网、智慧医疗等跨行业新兴信息技术应用，丰富医疗服务中的应用场景，促进新一代信息技术与医疗服务和医院管理深度融合，提升医院现代化管理水平。四是要聚焦医联体内同质化管理。医院"智慧服务"和电子病历的分级和医联体同质化管理息息相关，要更加注重医院各个部分的互联互通，通过同质化管理形成一个有机整体。

（2）争取科研投入，通过技术创新提升自主科技水平：每百名卫生技术人员科研项目经费。我国卫生与健康科技的某些重要领域已跻身世界先进行列，一些前沿方向开始进入并行、领跑新阶段，但卫生与健康科技创新的整体能力和发展水平与满足人民群众健康及国家战略需求相比仍有不小差距。在《意见》"引领公立医院高质量发展新趋势"的工作要求中，明确面向生命科学、生物医药科技前沿，面向国家战略需求和医药卫生领域重大科学问题，加强基础和临床研究，推动原创性疾病预防诊断治疗新技术、新产品、新方案和新策略等的产出。强化科研攻关对重大疫情和突发公共卫生事件应对的支撑作用。推动科技成果转化，健全职务发明制度。

基于上述要求，每百名卫生技术人员科研项目经费直接反映了医院科研创新能力和综合实力。科研项目是学科建设和学术水平的量化体现，是连接基础研究与临床转化的桥梁，是科技创新和人才培养的重要载体。争取医院科研项目经费，有助于完善研究基地与平台建设，促进科技创新人才培养，提升医院科研创新能力和综合实力。公立医院要强化自身对科技研发全方位保障，通过健全完善科研评价制度体系、加强研究体系与平台建设、着力培养多层次科技创新人才、促进科技成果转化等措施，为科研人员创造良好科研创新环境。

（3）推进精确化管理，通过管理创新提升运营效率：费用消耗指数。费用消耗指数反映的是治疗同类疾病所花费的费用，万元收入能耗占比则是考察医院节能降耗情况的重要指标，二者均为评价公立医院内部运营管理的科学化、规范化、精细化水平的重要指标。随着医保支付方式改革的深化和以按病种付费为主的多元复合式医保支付模式的推行，节约费用成为医患双方的共同诉求。诊疗费用作为医疗过程中资源消耗的集中表现，不但能够反映医院的诊疗决策水平，同时也能够反映医院的运营管理水平。在《意见》关于"提升公立医院高质量发展新能效"的工作要求中，明确指出公立医院在高质量发展的过程中，要逐步建立病种组合的标准体系，形成基于病组的量化治疗标准、药品标准和耗材标准，通过运营管理标准建设，健全和完善运营管理体系，提升效率，节约费用，实现医院运行模式由粗放式管理向精细化管理的转向。

基于上述要求，费用消耗指数通过计算医院 DRGs/DIP 组患者住院例均费用与区域同 DRG 组例均费用的比值，衡量特定病组下医院内部管理效率在区域范围内的相对水平。在此基础上，将各 DRGs/DIP 组费用比值按医院病组结构进行加权平均，从而反映医院整体运营能力在区域范围内的相对水平，形成对医院运营管理水平的整体性评价。指标引导医院在保持合理的疾病 DRGs/DIP 分组基础上，持续提升病案首页内涵质量，通过主动分析同组疾病费用结构，比较发现医院改进和控制费用结构的方向，降低不合理不必要的费用，尤其侧重药品和耗材的费用降低，切实降低患者的疾病负担，改善患者的就医体验，提高诊疗效率，促进医院的高质量发展。

万元能耗收入占比。随着医药卫生体制改革的深入推进，特别是药品、耗材零加成政策在全国范围内的铺开，公立医院运营面临严峻调整，亟待加强医院内部管理，提高效率的同时降低运营成本，以保障医院良性运行。推动医院万元能耗收入占比逐步降低，可以促进公立医院更加注重能耗节约与费用控制，提升内部资源的配置效率。在国家卫生健康委和国家中医药管理局印发的《公立医院高质量发展促进行动（2021-2025 年）》中，明确实施医院管理提升行动，提升医院管理精细化水平，建立基于数据循证的医院运营管理决策支持系统。探索医院后勤"一站式"服务，建设后勤智能综合管理平台，全面提升后勤管理的精细化和信息化水平，降低万元收入能耗支出。

基于上述要求，公立医院要建立成本核算模式支持的绩效考核体系，加强节能降耗，降低医院运营成本，有效提升医院运行管理效率，让有限的医疗资源发挥最大的效应。设立考核指标的目的是引导正确的工作方向。《指标体系》中这 4 项指标能够客观地考察公立医院高质量发展中创新增效的情况。指标均可从国家卫生健康委公立医院绩效考核管理平台提取，数据易得也不增加基层医院统计负担。管理者可运用这些指标很好地评价和引导医院的创新增效，持续推动我国公立医院持续高质量发展。

（三）专家解读三：明确方向，优化结构，扎实推进公立医院高质量发展

（北京协和医院　张抒扬）

近期发布的《公立医院高质量发展评价指标（试行）》和《公立中医医院高质量发展评价指标（试行）》，紧密围绕《国务院办公厅关于推动公立医院高质量发展的意见》要求，坚持以人民健康为中心，进一步明确了公立医院高质量发展的方向定位，为全面贯彻落实高质量发展的各项要求提供了政策指引。文件从党建引领、能力提升、结构优化、创新增效、文化聚力等5个方面构建评价体系，指标精练、导向明确、体系科学，且易于衡量、操作性实践性强。

公立医院高质量发展涉及诸多方面内部改革，尤其是业务结构的优化调整，既是关键也是难点。本次发布的《评价指标》进一步明确了医院结构改革要点，在"结构优化"一级指标下设置了4个二级指标，分别从能力结构、收入结构、支出结构等方面明晰了医院的重点任务，对于提升医院技术能力、完善服务模式、探索管理创新，提升新效能，引领新趋势具有重要指导意义，主要体现在以下三方面。

1. 提升医疗技术水平，持续优化能力结构

在全国二级和三级公立医院绩效考核指标基础上，《评价指标》设定了对"三级和四级手术占比"的评价，考虑到不同医院的实际情况，特别是综合医院的医疗业务和患者需求，以推动服务能力整体提升。同时，《评价指标》继续关注微创手术等新技术开展，鼓励公立医院利用现代医疗器械和技术减轻患者病痛。目前，协和正探索建立全院统一的医疗资源调配中心，扩容日间手术，健全资源评估配置机制，推动诊疗模式创新，优化服务流程，改善患者就医体验。

2. 改进医疗服务模式，持续优化收入结构

医疗收入结构不仅反映医院运营状况，也体现了医疗服务质量和医院管理水平。《评价指标》沿用公立医院绩效考核中的"医疗服务收入占比"指标，并进一步强化目标导向，旨在加强内部运营管理。近年来，国家深入推进医改进程，取消药品和医用耗材加成，降低大型医用设备检查治疗价格，调整医务人员技术劳务项目价格，探索建立体现技术劳务价值的医疗服务价格形成机制，推动医疗服务价格改革步入快车道。根据全国三级医院绩效考核监测数据，多数试点医院医疗服务收入占比实现显著提高。拿协和来说，医院始终强调向管理要质量、要效益、要发展，严控药

品和耗材不合理使用，强化内部管理，规范诊疗行为，运营管理水平持续提升。

3. 完善薪酬分配体系，持续优化支出结构

医务人员是医疗服务主体，薪酬分配关系医务人员的切身利益。人员经费占比评价的不仅是规模数量，更是结构质量。《意见》对公立医院改革薪酬分配制度，落实"两个允许"提出了明确要求。《评价指标》在公立医院绩效考核"人员经费占比"指标基础上，进一步提出对"固定薪酬占比"的评价。公立医院要建立更加科学的薪酬分配体系，进一步突出保障功能，体现医务人员岗位价值、知识价值；同时不断完善绩效考核机制，突出工作业绩、实际贡献、服务质量等，鼓励探索创新。以协和为例，近年来，医院坚持"病人满意、员工幸福"的办院理念，建立了"综合+KPI+单项"绩效考核体系，考核指标兼顾保障性和激励性，关键指标根据年度重点动态调整，充分调动了全院热情，并有效推进各项工作落实。全院收入结构和支出结构逐年优化，医务人员技术劳务价值得到突显。公立医院应以此为契机，主动拥抱改革，提升服务能力，践行社会责任，为构建我国公立医院高质量发展新格局、维护人民健康贡献力量。

（程荣锋）

第十六章　临床专科高质量发展管理

医院强不强，关键看专科。

临床专科能力建设是医院服务患者的重要基础，是医院建设发展的根本任务，是引领公立医院高质量发展的重要内涵，对构建优质高效医疗卫生服务体系和保障人民健康具有重要意义。

公立医院的专科建设能力是医院发展的"硬实力"和核心竞争力。2022年国家卫生健康委发布的《公立医院高质量发展评价指标（试行）》将专科能力指数作为评价公立医院能力提升的重要评价指标。

一、医院专科高质量发展与运营管理绩效体系的内涵

针对"十四五"期间高质量发展的战略规划，不同层级公立医院主要围绕诊疗技术、服务模式、管理体系等领域深化改革创新，以技术精湛现代化、模式协同整合化、管理高效精准化，推进医院运行更加优质高效。笔者认为上述目标能落地的关键基础是专科的高质量发展，专科高质量发展能落地的抓手是，如何围绕专科构建有效的运营管理绩效体系。

1. 落实专科"提质增效降本"促高质量发展

随着医保和卫生健康部门对药品耗材领域治理、检查化验价格调整和公立医院绩效考核等相关政策的深入推进，公立医院外部运行压力越来越大；同时内部运行面临专科资源配置优化、数据支撑决策管理精准、业务规模符合功能定位等诸多问题。

公立医院为破解当前面临的上述内外部运行压力和要求，核心是围绕专科开展切实可行的具体措施落实"提质增效降本"。专科"提质"的内涵是结合医院功能地位和自身学科优势，拓展并调整诊治的项目和病种结构；专科"增效"的内涵是提高医院和科室，医、护、技、药、管和教学、科研等7个序列人力资源产出专科专病的效率和效益；专科"降本"的内涵是医务、护理和药剂等业务管理部门，从技术能力提升、药品精准和耗材规范使用、诊治流程优化等角度，从医疗业务源头抑制不合理药品、耗材和人力的成本消耗，以有效控制不合理成本的发生。

2. 专科运营管理绩效体系的内涵

基于运行数据的精准分析，构建有效的绩效体系，以落实管理手段，实现运营目标，建立运营管理决策体系，提升医院和科室的运营管理水平。合理布局专科专病，推进专病门诊、预住院管理中心、日间化疗手术等诊疗服务、全病程管理、区域专科学科圈等工作建设，促进院内科室和区域内机构协同共生发展。

淡化部门和岗位管理，对不同序列从事工作产出成果的价值进行分析，综合考虑规范诊治、质量安全、技术能力、难度风险、发展创新和成本效率等诸多因素整体判别并遴选关键任务对其价值进行量化，以优化医院内部绩效管理体系，落实政府对功能定位的要求、诊疗行为的规范和知识价值导向内部薪酬分配体系的构建等诸多要求，促进医院专科的高质量发展。

绩效管理最关键的是，建立健全临床业务能力和医疗成果考核评价体系，彻底变革传统财务"收减支"模式。实践过程要求医务、护理和药剂等管理部门的深度参与，建立按服务质量和工作效率等医疗成果价值取酬，优劳优得绩效薪酬分配管理机制。同时在落地过程中，需要与医护一线人员充分沟通，价值量化过程中需要感知不同业务的复杂程度，尊重业务的专业性和复杂性。

3. 打通运营管理战略闭环和管理绩效实践闭环

目前部分医院在构建运营管理体系实践中，存在财务与医疗业务脱节、战略性运营目标与实践性管理手段脱节、各部门具体管理措施与财务或人事部门主导的绩效薪酬分配脱节。绩效是专科产出的医疗成果，决定产出的效益关键是专科背后的运营和管理，因此医院内部运营管理的关键是聚焦医疗业务本身，关注专科建设的项目和病种的内涵，聚焦支撑业务发展的人力资源管理，优化支撑业务发展的床位诊室手术室等专科资源，而不只是单纯考核评价，反映业务结果的财务经济运行指标。

优化医院整体运营体系，建立健全临床业务科室层面的运营体系，将院科二级运营体系融入专科建设、质控内控、人才培养等，医院和科室内部方方面面的具体管理措施，打通运营目标和管理手段的战略闭环；绩效管理不是单纯解决薪酬分配而分配，关键是促进具体管理措施和运营目标的落地，解决医护人力资源和专科专病能力提升，打通管理手段和绩效杠杆的实践闭环。

二、量化运营目标

运营是做正确的事情，即量化专科运营目标。当前绝大多数公立医院正面临如何符合功能定位、如何应对外部价格政策这两个目标来明确专业发展方向，即"调结构"如何具体落实的问题。实践过程中，关键是围绕医疗业务管理，通过量化分析专业多维度数据，调整门诊诊室、住院床位和手术日等资源配置，促进医院诊疗项目和收治病种的专科业务结构优化，以提升专科的效益和效率，实现财务视角的收入结构优化，最终有效提高医疗服务收入占比。运营目标的量化主要围绕以下 3 个维度：专科诊疗项目病种结构、专科收入和收益结构、人力资源结构。

1. 优化专科诊疗项目和病种结构

基于对临床科室门诊和住院开展项目和收治病种的分析，围绕业务维度的技术难度和经济维度的效益效率，将病种分为学科建设类、教学教案类和运营攻关类，量化各临床专科诊治项目和收治病种的结构调整目标，医院层面加强临床重点专科建设，为开展先进医疗技术、高难度手术和疑难复杂疾病诊疗提供诊室、床位、手术室、专科设备以及院外等资源的支撑。

2. 优化专科财务收入和效益结构

基于全院和各临床科室的门急诊人次数、出院人数、实际占用总床日数、门诊收入、住院收入、药品收入、卫生材料收入、检查收入、化验收入和医疗服务收入等财务指标数据，分析医疗业务自我供养能力、检查化验开单和治疗手术操作收益占比、门诊住院手术收益占比，下一步逐步提高自我业务供养能力，优化操作收益和手术收益占比结构。

3. 强化人力资源管理并优化结构

强化人力资源管理是专科高质量发展的根本。首先，专科高质量发展的关键是有技术能力诊治专病，技术能力提升关键是人力资源；同时，有效控制不合理的药品耗材成本支出，提高治疗和手术等有效收入占比，关键也是人力资源的技术能力；此外，部分医院存在内部岗位之间协同联动以及部分岗位低效问题，关键还是人力资源管理。当前医院成本支出中占比最高的就是人员经费，针对这一问题不是思考如何去管控人员经费支出，笔者认为人员经费支出占比将是衡量一家医院的专科发展和管理水平，同时也是吸引优秀人力资源的关键因素。

目前绝大多数公立医院缺乏人力资源管理意识，还停留在传统事业单位的人事管理模式，基于专科评价人力资源产出，医疗成果价值效率效率的管理模式淡化。下一步医院内部人力资源管理，需要基于医、护、技、药、管和教学、科研等 7 个序列从事工作的价值进行分析，合理确定各序列在全院的绩效薪酬和人力资源结构占比，逐步优化全院人力资源结构；整合行政后勤岗位和职能，逐步将行政后勤人员向临床支撑岗位转化，同时梳理流程促进团队协同整合效率；促进人岗匹配程度，提高人力资源的专科效率效益。

三、实践管理手段

管理是正确地做事，即实践专科管理的具体手段。通过以下具体的管理措施，优化医院的门诊和住院、病种和床位、业务和财务、内涵和规模、人员和岗位等资源之间的协同运行，提高医护人力、诊室、床位、手术室和专业设备等专业资源的效益效率。

1. 以专科专病视角评价财务指标并用于资源配置

以主诊断为口径考核评价相关运行指标，基于病案首页的 ICD10 和 ICD9-cm3 等相关字段信息，规范诊断治疗情况下，考核评价相关财务指标。医务部以病种为对象设置以下指标的基准值并纳入日常考核评价工作：平均住院日、术前平均住院日、药品收入占比、卫生材料收入占比、检查化验收入占比、治疗收入占比、手术收入占比等。

分析评价专科专病效益效率，综合施策提升专科专病效益效率。通过优化流程和技术创新，优化科室收治重点病种的平均住院日、药品收入、卫生材料收入、检查化验收入等指标。基于学科发展和提高住院床位使用效益效率的目标，合理开设本专科的专病门诊。组建区域性专科学科圈，拓展优质病源，促进区域内机构协同共生发展，落实分级诊疗。充分利用床日成本分摊的绩效杠杆，在科室内部亚专科之间和院内不同科室之间调配床位资源。

2. 基础数据架构设计和规范录入管理

准确的数据信息是量化运营目标和精准决策的基础,实践中必须确保运营管理所采集信息的规范完整、准确并符合逻辑。但是目前大部分医院存在,同一字段数据在不同信息系统内部的设置不统一,同时因部分管理流程缺失部分数据没有录入,不同程度上导致不能满足运营管理要求的数据信息。

实践中的关键是,电子病历、病案收入和手术麻醉等信息管理系统,这些涉及医疗业务管理与财务经济管理信息系统的互联互通。譬如,基于手术操作的实际难度,明确各类别手术的分级,将手术操作和收费项目做关联;围绕护理工作,按照护理操作实际的执行情况,明确到部门和个人;针对跨科和转科诊治的患者,明确各科室参与的开单和执行项目。信息管理部门需要将运营管理部固定的数据分析框架开发出自动查询表单,并授权给各科室查询便于了解本科室,运营管理的现状、下一步优化的方面和具体目标等。

3. 量化业务预算明确专科专病建设方向

预算管理是落实运营目标的抓手,专科高质量发展的预算管控,不是财务指标的匡算,而是要围绕专科建设的具体内容来量化:诊治专病的项目和病种清单、技术能力学习成长路线和进度安排、人力和设备等资源支撑要求、专科产出的医疗成果的效率效益等。上述专科专病建设预算内容必须以医务、质控、学科、护理、设备等业务管理部门主导,让院内各临床科室掌握预算具体切实可行的实施路径,促进各专科医护人力资源与专科岗位能力匹配、专科门诊诊室资源和住院床位资源匹配、专科项目病种和专科住院床位资源匹配,促各专科高质量发展。

预算在实践过程中,亟待变革传统财务经济预算模式,主要是给临床科室下达门诊收入、住院收入、门诊量、住院人次、手术台次、药占比、平均住院日等财务经济指标,而没有充分分析专科收治病种、治疗和手术等结构和规模等。为有效解决专科专病发展,应由医疗业务管理部门主导专科预算管理,充分考虑支撑专科预算落地的医疗业务路径和配套资源路径,促进专科业务结构的调整优化,才能从根本上优化各专科专病医疗成果和医院整体的医疗服务收入、检查检验收入和药品耗材收入占比等财务指标。

四、精准绩效杠杆

绩效是做成正确的事，即精准专科绩效杠杆。传统的绩效考核与薪酬分配管理，主要通过系统乃至海量的主客观指标，考核评价各科室财务维度的数量和规模、各种财务指标的占比和增幅等，无法破解医院当下面临的人力资源、床位诊室资源、医疗服务质量、技术能力、学科竞争实力等诸多专科专病的运营和管理问题。

因"绩效"是落实运营目标和管理手段的杠杆，关键导向是驱动专科医疗成果价值提升，"杠杆"需要通过客观量化的专科专病数据的分析评判，对专科产出的具有诊疗效益效率的医疗成果业绩进行考核评价，从医护业务角度聚焦诊疗项目和病种的难度风险，有效精准地驱动全院各序列人力资源协同调整优化各专科的项目和病种结构。

操作落地过程中需要坚持"以门诊处方和住院病例为依据，以工作量核算为基础，以价值评价为手段，以运营管理效率为目标，以学科技术能力发展为导向"，结合工作业绩、工作效率和工作价值为主的综合考核评价模式，对临床、护理、医技、药事、行政后勤及科研教学，不同序列维度分别制定精细化的绩效考核和薪酬分配方案。

五、建议

1. 数据治理赋予专科高质量发展的决策基础

专科运营管理绩效体系决策需要数据支撑，当前绝大多数医院数据瓶颈在于缺乏核算分析所需要的完整并准确的原始数据，因此运营管理绩效体系建设关键不是配置一套决策分析信息系统，而是提高目前尚存的，跟专科运营管理绩效体系相关的，内部信息系统数据质量。

以病案、病种、手术、护理等医疗业务流为重点提升信息化建设质量，采取切实有效的举措，提高运营管理绩效工作过程中所需要的数据质量。组建由医务部、护理、病案、信息、财务、人力资源和运营管理部等部门协作的数据质控团队；强化临床部门对病种的管理，加强临床医生规范、完整、准确并符合逻辑地填写病案首页和电子病历相关数据。原则是围绕专科医疗业务信息进行"深耕细作"，否则单纯核算分析经济财务指标，轻专科业务管理而重财务核算的管理模式将会"画蛇添足"，无法促专科高质量发展。

构建基于专科业务发展为核心的信息管理体系，促进以专科医疗业务价值为管理中心的运营管理绩效体系。为落实运营管理绩效体系建设的数据要求，关注疾病的诊断和治疗过程，关键是落实院内三个层面数据的互联互通：医护技开单和执行、HIS 和病案、财务和手术麻醉系统。强化病案数据质量管理，需要同时满足病案首页管理基本要求、绩效考核数据要求和医保支付改革要求。

2. 成本管控的关键是专科内涵的开源节流

专科高质量发展的效率效益如何落地，如何有效精准地做好开源节流工作，通过财务经济管理部门传统的收减支、全成本核算等手段很难破解。目前专科主要收入为门诊和住院患者的药品、耗材、检查、化验、治疗、护理、手术等收入，成本支出主要为人员经费、药品费、卫生材料费、设备等固定资产折旧等，药品和收费材料已经实行零加成政策，因此提升专科的效率效益关键点在于：首要是调整项目和病种结构、优化诊治流程降低药品和耗材的使用，其次是提高医护人力资源能力开展对疾病诊治有利的技术项目，提高治疗、护理和手术等有效的医疗服务收入；最后，通过技术创新和流程再造等方式，在不降低收治病种难度情况下，有效缩短专科专病的平均住院日，加快周转提高专科的诊治效率。

上述提高专科效率效益三个维度的实施路径，进一步证明如何有效管控成本，关键是围绕专科的业务发展，"开源"和"节流"的根本都在于提升拓展项目技术、优化专病病种，管控成本不是控制成本不发生，而需要通过提升能力、规范诊疗，才是行之有效，且是最有效的成本管控措施。

3. 绩效体系变革的初衷和目的是落实运营管理

目前部分医院当遇到运行艰难的局面，想通过照搬运行好的医院绩效方案或配置一套绩效管理奖金分配信息系统来解决，通常这样难以扭转困局甚至越陷越深。首先，绩效体系变革的方向不能走偏。重点是改善专科的诊疗项目病种结构、专科收入和收益结构、医院人力资源结构，这三个维度的运营目标。运营目标如何落地，关键是通过具体的管理手段，如基础数据治理、专科专病评价、医疗业务预算等，基于各专科医疗成果效率效益优化医院医护人力资源、门诊诊室、住院床位和专科设备等资源配置。

其次，绩效体系变革的原则不能走偏。目前部分医院在实施过程中过度依靠信息系统，核算过程神秘化，最终导致绩效杠杆失效。改革过程确保绩效杠杆导向明确且全员心中有数，将专科业务数据公开透明，需要坚持复杂问题简单化、专业问题数据化、数据问题结构化、结构问题动态化、动态问题公开化等原则要求，精准地撬动医护专业人员，通过提升专业技术能力促专科的高质量发展。

"绩效"只是杠杆，杠杆的目的是让专科的运营目标和管理手段能够有效落地，解决的是"人"和"事"之间运营管理的机制，撬动医护人力资源提升专科技术能力的内在动力，而不是单纯解决薪酬奖金管理中"钱"分配的问题。因此绩效体系变革的目的不是解决薪酬奖金在科室之间如何分配，其初衷是促专科的高质量发展。

（程荣锋）

第十七章　基层医疗机构高质量发展管理

　　"十四五"时期是我国基层医疗转向高质量发展的关键时期，国家也陆续出台了多项政策与规划支持基层医疗发展。其中《"十四五"优质高效医疗卫生服务体系建设实施方案》公布了全国医疗卫生服务体系建设新方案。

　　作为守护人民群众健康和分级诊疗中的第一道防线，基层医院也将在"标准化建设"的基础上，迎来新一轮的建设指标和要求，更是对优质资源、人才储备以及专科建设有更强烈的需求。

一、概述

　　基层医疗卫生机构负责为城乡居民提供预防、保健、健康教育等基本公共卫生服务和常见病、多发病的诊疗以及部分疾病的康复、护理等基本医疗卫生服务，既是城乡社区服务体系的重要组成部分，也是守护人民群众健康的第一道防线。

　　党中央历来高度重视农村和基层卫生工作，尤其是党的十八大以来，党中央把人民健康放在优先发展的战略地位，提出"以基层为重点"的新时代卫生与健康工作方针。《中华人民共和国基本医疗卫生与健康促进法》的发布也进一步明确了基层医疗卫生机构在医疗卫生体系中的基础地位。经过多年努力，我国基层医疗卫生队伍不断壮大，基础设施条件不断改善，防病治病和健康管理的能力得到持续提升。根据《2021年我国卫生健康事业发展统计公报》，截至2021年末，我国基层医疗卫生机构已达近98万个，卫生人员超过440万人，与上年相比，基层医疗卫生机构诊疗增加1.3亿人次。但基层卫生健康工作与积极应对人口老龄化、全面推进健康中国建设、全面推进乡村振兴等国家战略的新形势新要求，还存在一定的差距。

二、我国基层医疗机构发展现状

1. 基本概况　党的十八大以来，我国医疗卫生领域蓬勃发展，医疗卫生服务体系日益健全，"以人民健康为中心，基层工作为重点"的理念深入人心。自"十三五"规划以来，党中央对基层卫生工作高度重视，我国基层医疗卫生服务体系建设取得了显著进展。

2015—2020 年间，我国基层医疗机构平均每年增长 9 840 个，共增长 4.92 万个。2015—2019 年间，我国基层医疗机构年均诊疗人数增长 3 780 万，占全部医疗机构诊疗人数的 54.12%。2015 年我国基层医疗机构床位数为 141.38 万张，2020 年床位数为 164.94 万张，平均每年增长 4.71 万张，2020 年每千农村常住人口床位数为 1.5 张。

2. 人力资源配置情况　2015—2020 年，我国全科医师人数逐年增长，年均增长率为 16.81%。相较于 2015 年，2016 年注册为全科医学专业的人数增加了 62.93%，这可能与"十三五"规划提出以来，党和国家对基层工作高度重视有关。

社区卫生执业人员、研究生及以上学历人员比例越来越高，从 2015 年的 1.0% 提高至 2019 年的 1.5%；然而，自 2017 年以来，取得全科医师培训合格证的人数却未增加，其占全部全科医师人数的比例从 2015 年的 63.76% 下降至 2020 年的 37.41%；此外，2015—2019 年间，全科医师的人才队伍组成中，占比最多的依旧是大专学历。

3. 卫生费用情况　我国医疗卫生服务机构收入主要由两部分组成，即财政拨款和医疗事业收入。2015—2019 年间，基层医疗机构年均财政拨款占总收入的 32.07%，医疗事业收入占总收入的 59.87%；相比之下，医院年均财政拨款仅占医院总收入的 8.36%，两者之间政府支持力度差异巨大，反映出国家 / 政府对我国基层医疗机构发展的重视与支持。而在 2020 年间，受 COVID-19 疫情的影响，基层医疗机构医院财政拨款所占比例是 2019 年的 4 倍（63% 比 15.67%）。

从侧面说明在 COVID-19 疫情期间，医院承担了主要医疗救治任务，是优质医疗资源的聚集地。2015—2019 年间，我国基层医疗机构人员经费支出占基层医疗机构卫生费用总支出的比例逐年上升，年平均增长率为 0.83%，但在 2020 年 COVID-19 疫情期间，基层医疗机构卫生人员经费支出相比 2019 年下降了 25.1%，说明在此特殊时期，更多的卫生经费支出用于基层医疗机构应对卫生紧急状态。

二、我国基层医疗机构面临的挑战

基于以上数据，参照森（Senn）等于 2020 年提出的基层医疗机构评价体系，笔者发现当前我国基层医疗机构在患者需求、组织架构、医疗服务质量、突发公共卫生事件应急能力等方面均存在以下问题。

1. 患者需求不充分　基层医疗机构作为我国医疗卫生系统的庞大分支，机构数目占医疗机构总数的 94.43%，但其年均诊疗人数仅占总就诊人数的 53.96%，即有医疗需求的群体对基层医疗机构的需求不够充分。

COVID-19 疫情暴发期间，基层医疗机构门诊访问量显著降低，与 2019 年 1 ～ 4 月相比，2020 年同期门诊访问量下降了 25.3%。既往研究显示，相较于首诊就诊于大型综合型医院的患者，首次就诊于基层医疗机构的患者就医体验满意度更低，这可能与当前基层医疗卫生服务系统建设不够完善有关。

根据 2015 ～ 2019 年《中国卫生健康统计年鉴》数据可知，我国基层医疗机构诊疗人数逐年增加，但其占全部医疗机构诊疗人数的比例却从 2015 年的 56.44% 逐年下降至 2019 年的 51.96%，更多的患者首次就医地点优先考虑综合性医院，而非离家更近的基层医疗机构，这与国家期望的"基层首诊，双向转诊"设想相违背。

2. 系统性不强、职能割裂　基层医疗机构是提供以患者为中心，集预防、诊断、治疗以及康复为一体，充分发挥"三级诊疗"制度，推动区域医疗资源的横向整合和配置，为患者提供及时、准确、适宜医疗服务的基本卫生服务机构。

在 COVID-19 疫情暴发初期，三级诊疗制度不够完善，导致社区卫生机构无法发挥应有的首诊作用，大量患者涌入大型综合性医院，形成"医疗挤兑"，甚至出现患者患有危重疾病却无法就医等情况。

在疫情的中期及后期，大量基层医疗机构因选址受限、人力资源不足等原因无法开设发热门诊，及时监测并发现高危人群以及事前预防功能缺失。此外，基层医疗卫生服务系统与临床医疗系统、专业公共卫生系统割裂，无法实现信息交流以及医疗信息的整合，很大程度影响了基层医疗机构的疫情防控效果。

3. 服务基础薄弱、突发公共卫生事件应急能力不足　基层医疗卫生服务亟需由医生、护士、药剂师和其他卫生工作者组成的多学科专业团队。虽然全科医生是基层医疗卫生服务体系的中坚力量，但我国的全科医师往往培训不足，此外，由于薪资制度不完善、社会支持力度低等原因，基层医疗工作人员职业认同感不高，易产生职业倦怠，导致人才流失严重，影响了基层医疗机构的稳定性。《2020 中国卫生健康统计年鉴》数据显示，2019 年我国社区卫生服务中心大学本科及以上学历的医务人员占比为 35.5%，其中研究生及以上学历占比仅为 1.5%。

在 COVID-19 疫情防控期间，我国基层医疗机构既面临床位、诊疗设备缺乏等困难，同时也存在防疫人员数量少、应急能力欠缺等问题，这导致我国基层医疗卫生机构在应急防控中并未发挥出应有的作用。

三、后疫情时代基层医疗

全球范围内，病毒的变异和流行间隔已呈现明显缩短趋势，我们已经不可避免地进入疫情防控的"常态化"阶段。在此阶段，应加快构建高水平、高质量的基层医疗卫生服务体系，不断增强人民群众的健康获得感。因此，针对目前我国基层医疗机构现状及面临的挑战，笔者将采用能力、动力和压力的"三力理论"，对我国基层医疗机构的未来发展提出如下几点建议。

1. 能力建设

（1）加强基层硬件设施建设：优质化的医疗资源配置是吸引患者就诊、增加基层医疗机构利用率的关键。在合理范围内，应建设与当地医疗需求水平相当的卫生机构设施，强化基层医疗服务网底。首先，高质量推进乡镇卫生院、村卫生室、社区卫生服务中心（站）等标准化进程，按照"15 分钟医疗服务圈"的要求，合理规划基层医疗机构布局；其次，推动基层医疗机构业务用房、医疗设备提档，改善硬件设施，优化医疗环境和服务流程。

有条件的基层医疗机构应建立标准化发热门诊，规范设置"三区两通道"（污染区、潜在污染区、清洁区，患者通道、工作人员通道），配置负压救护车，健全基层医疗卫生机构急诊/急救服务。各地区可根据实际情况加大基层建设资金投入，对发展相对落后的基层医疗机构给予相应财政补贴。

（2）加强基层"软实力"建设：主要包括以下几方面。

1）基层人才队伍建设：全科医师是基层医疗团队的核心，影响整个团队的医疗标准与质量。为提高基层医疗机构健康服务能力、夯实基层医疗卫生服务网底，加强全科医师队伍建设从而提升基层医疗机构"软实力"势在必行。为解决当前全科医师数量不足的问题，首先应从国家层面完善全科医师规培制度，提高全科医学专业认证力度，以吸引更多的全科医学生加入，为基层卫生事业注入新生力量。为解决当前基层人员卫生服务能力不足的问题，应建立完善的医师区域注册制度，鼓励综合医院的医师在基层医疗卫生机构多点执业，从而快速提高基层卫生人才资源和服务能力。同时，各地区可根据实际情况，制订医院专科医师向全科医师转岗计划，鼓励各地开展面向基层医疗机构的全科医师继续教育培训，落实基层卫生人才能力培训项目，定期开展培训和考核活动，不断提升基层卫生人才的服务能力和实用技能。

2）卫生服务理念建设：全科医学应贯彻"以人为本"的核心治疗理念，结合患者所处的社会和心理背景，对其进行全方位照护。"以人为本"包括医患双方的信任、尊重、沟通以及促进患者的自我健康管理。在当前医疗大环境下，基层医疗机构门诊人流量较少，多以慢病、轻症为主，基层医生应更加注重与患者的深度交流，多一分温情、少一分冷漠，切实贯彻"以人为本"的医疗理念，把保障患者健康放在优先发展地位，为患者提供全方位、全生命周期的健康服务，以改善患者的就医体验。

（3）加强分级诊疗能力建设：为解决目前"医疗挤兑""医疗资源浪费"问题，根本措施应是落实分级诊疗制度，让各大医疗机构回归各自的功能定位。推动分级诊疗制度建设，合理配置医疗资源，这不仅有利于基层医疗机构自身的发展，也有利于合理就医秩序的形成，促进"人人享有健康"目标的实现。

1）推动"医联体"建设：为推动医联体建设，构建整合型医疗服务体系，促进优质医疗资源共享，应加强构建"城市 – 乡镇 – 农村"的三级联动医疗服务体系。县级医院作为城市和农村医疗卫生服务体系的枢纽，是推动医联体建设的关键。向上，加强县级医院与三级医院的联系，利用城市地区的优质医疗资源，对相应的县级医院进行三级医院对口帮扶等工作，提升县级医院的诊疗服务能力。向下，推进县域医共体的建设，由县级公立医院牵头，与乡镇卫生院、村卫生室按"1+X"的模式组建县域医共体，进行远程医疗会诊，促进健康数据一体化。群众在基层医疗卫生机构就诊，由牵头医院进行会诊并出具诊断结果和诊疗方案，为基层首诊提供支持。

2）打开双向流通渠道：完善基层首诊、双向转诊制度，向广大居民普及"分级诊疗"理念，鼓励常见病、慢性病患者首先到基层医疗机构就诊。对于超出基层医疗机构功能定位和服务能力的疾病，由基层医疗机构为患者提供转诊服务，向上级医院进行转诊，及时关注其后续康复情况。对于慢性疾病、疾病恢复期患者，畅通向下转诊通道，完善"治疗－康复－长期护理"的卫生服务链，为患者提供科学的连续性诊疗服务。各地基层医疗机构可根据自身情况和地理位置与上级医院签订"双向转诊"协议，协议双方应明确就诊流程和就诊责任，设立专门转诊部门和转诊负责专员，必要时配置转诊专车，保证转诊任务的完成。"双向流通"不仅仅是指患者在医疗机构之间的流通，也包括优质医疗资源流通、人才流通、信息流通等。应鼓励三级医院医师到基层医疗卫生服务机构坐诊、值诊、带教，鼓励基层医疗机构医师到上级医院进修培养；建立完善健全的电子病历信息管理系统，实现各级医疗卫生服务机构间的信息共享，确保转诊信息通畅。

（4）提高应急能力建设：党的二十大报告指出："提高重大疫情早发现能力，加强重大疫情防控救治体系和应急能力建设，有效遏制重大传染性疾病的传播"。这对当前基层医疗卫生机构应对疫情常态化防控、提高基层应急管理能力具有重要指导意义。

首先，应尽快打通各级医疗卫生机构、中国疾病预防控制中心信息系统、各地区卫生健康委等信息共享渠道，依托基层医疗机构网格化管理，以重大传染病哨点医院为重点，实现突发公共卫生事件信息的逐级推送，强化信息整合与分享，完善传染病预防监测机制。

其次，应发挥基层医疗机构对重点人群的监测和摸排作用，利用大数据实现数据预提醒，提高监测预警能力。基层医疗机构可设立规范的应急事件管理专员，建立完备的应急管理体系，在卫生紧急状态时，动员基层医疗机构应对危机局势，动员机构执业人员、卫生储备人员、志愿者等保证紧急状态下的卫生人才储备能力，先在已经查明的流行病暴发地开展，随后开展到其他地区；在疫情常态化时期，做好应急演练和相关人员的应急培训工作，加强基层医疗机构应急药品和物资储备。

2. 动力和压力制度建设　能力建设是推动我国基层医疗机构发展的必要条件，而动力和压力建设则是提高基层医疗机构服务水平的充分不必要条件。

动力建设主要聚焦于以下几个方面：建立全科医师激励机制，增加基层医疗机构人员编制、根据"多劳多得、同工同酬"的标准调整基层医疗机构执业人员的绩效工资分配比例，增加基层医疗机构人员向外学习培训的机会。同时，推进基层医疗机构门诊就医按人头付费项目的发展，在合理范围内提高基层医疗机构内居民"家庭医生签约服务"覆盖面，明确签约服务包的内容和费用标准。

赋予基层医疗机构管理者用人权利、职务分配权利、绩效工资分配权利。压力制度建设主要聚焦于建立基层医疗机构的绩效考核制度，对不同地区的基层医疗机构应制定符合当地医疗情况的考核标准。以卫生服务质量、居民就医满意度等作为评价指标，建立居民反馈机制，定期对基层医疗机构进行卫生绩效考核和评估，将评估结果作为当地卫生服务经费发放的参考标准。

（厉玉杰）

第十八章 进一步推动高水平医院建设发展实施方案及解读

　　近日，广东省政府办公厅印发《进一步推动高水平医院建设发展的实施方案》，提出力争通过 3 ~ 5 年时间，基本建成广深医疗高地"双子星"，形成以若干家国内一流、世界领先的医院为引领，一批全国百强医院为支撑的高水平医院建设体系。

　　据了解，广东省 2018 年启动高水平医院建设。在建设第一期 30 家高水平医院的基础上，该省今年遴选新增了第二期 20 家综合或专科实力较强的医院进行重点建设，布局"四个层级"，实现全省 21 个地级以上市高水平医院建设全覆盖，实现高水平医院分级分类科学均衡发展。力争到 2025 年，50 家高水平医院在临床、科研、综合排名、人才培养引进等方面实现重点突破。

　　《方案》明确，一是建设具有国际影响力的顶尖医学中心，对标国际一流、国内最优，在建设呼吸、肿瘤、肾脏病医学中心的基础上，支持省人民医院牵头建设心血管医学中心、中山大学附属第一医院牵头建设精准医学中心、中山大学孙逸仙纪念医院牵头建设优势学科医学中心等，打造世界一流、辐射粤港澳大湾区的国际医学中心。二是建设大湾区高水平医院，全力支持深圳建设先行示范区，持续推动广州、深圳"双城联动"，在珠三角地市继续遴选一批实力较强、具有龙头带动作用的高校附属医院、省部属医院和市级龙头医院进行重点建设。在尚无高水平医院的佛山、东莞、中山、江门等 4 个珠三角地市各遴选建设 1 家高水平医院。三是建设粤东、粤西、粤北省级区域医疗中心，在粤东、粤西、粤北分别布局建设汕头、湛江、韶关等省级区域医疗中心，加大对粤北山区高水平医院建设的支持力度。提升粤东、粤西、粤北地区市级医疗服务能力，在尚无高水平医院的河源、汕尾、潮州、揭阳、云浮等 5 个地市各遴选建设 1 家～2 家高水平医院。支持原中央苏区县所在地市医院和具有示范引领作用的县级三甲医院建设发展。四是瞄准临床专科发展前沿，布局建设一批中医、儿科、传染病等专科特色医院和在新冠肺炎疫情防控中作出突出贡献的医院。

据悉，广东省给予了充足的政策保障。在资金支持方面，2021—2023 年，该省将分 3 年投入 60 亿元支持第二期 20 家高水平医院建设，每家医院各投入 3 亿元；2021—2025 年，分 5 年投入 5 亿元支持河源、汕尾、潮州、揭阳、云浮 5 市高水平医院跨区域联动项目，每个项目支持 1 亿元。在人事薪酬制度改革方面，高水平医院可结合本单位实际和当地服务人口情况，按规定自主确定岗位总量，自主设置岗位结构比例，自主设置岗位标准，自主决定聘用人员，自主开展卫生系列高级职称评审工作。同时，支持医保、医疗服务价格和药品政策改革。按病种分值付费系数向高水平医院倾斜，医保支付方式支持高水平医院重点学科创新技术发展。

一、方案内容

各地级以上市人民政府，省政府各部门、各直属机构：

为深入贯彻落实习近平总书记关于加快推进健康中国建设的重要讲话和重要指示批示精神，认真落实以人民为中心的发展思想，进一步推动健康广东、卫生强省建设，加快优质医疗资源扩容和区域均衡布局，筑牢"顶天立地"医疗卫生大格局，制订本实施方案。

一、工作目标

紧紧围绕习近平总书记赋予广东的总定位总目标，认真贯彻落实"1+1+9"工作部署，紧扣"一核一带一区"区域发展格局，以广深"双城联动"为引领，在资金上加大投入、在政策上先行先试、在项目上优先安排，对标国际顶级医疗中心，打造若干家国家级医疗技术中心和临床医学研究中心；瞄准尖端医疗和国际前沿技术，形成一批在医疗技术、医疗质量、临床研究等方面领跑国内乃至国际的优势学科；打造一批省级区域医疗中心，不断完善分级诊疗格局；培养一批高层次医学领军人才和职业化医院管理团队,打造医疗人才集聚高地。

力争通过 3～5 年时间,基本建成广深医疗高地"双子星",形成以若干家国内一流、世界领先的医院为引领,一批全国百强医院为支撑的高水平医院建设体系,进一步巩固提升我省医疗服务综合实力在全国的领先地位,为我省在全面建设社会主义现代化国家新征程中走在全国前列、创造新的辉煌打下更加坚实的健康基础。

二、建设布局

在建设第一期 30 家高水平医院的基础上,遴选新增第二期 20 家综合或专科实力较强的医院进行重点建设,布局"四个层级",实现全省 21 个地级以上市高水平医院建设全覆盖,实现高水平医院分级分类科学均衡发展。

1. 从建设具有国际影响力的顶尖医学中心布局 对标国际一流、国内最优,在建设呼吸、肿瘤、肾脏病医学中心的基础上,支持省人民医院牵头建设心血管医学中心、中山大学附属第一医院牵头建设精准医学中心、中山大学孙逸仙纪念医院牵头建设优势学科医学中心等,打造世界一流、辐射粤港澳大湾区的国际医学中心。

2. 从建设大湾区高水平医院布局 全力支持深圳建设先行示范区,持续推动广州、深圳"双城联动",在珠三角地市继续遴选一批实力较强、具有龙头带动作用的高校附属医院、省部属医院和市级龙头医院进行重点建设。在尚无高水平医院的佛山、东莞、中山、江门等 4 个珠三角地市各遴选建设 1 家高水平医院。

3. 从建设粤东粤西粤北省级区域医疗中心布局 在粤东粤西粤北分别布局建设汕头、湛江、韶关等省级区域医疗中心,加大对粤北山区高水平医院建设的支持力度。提升粤东粤西粤北地区市级医疗服务能力,在尚无高水平医院的河源、汕尾、潮州、揭阳、云浮等 5 个地市各遴选建设 1～2 家高水平医院。支持原中央苏区县所在地市医院和具有示范引领作用的县级三甲医院建设发展。

4. 从建设差异化发展的优势临床专科布局 瞄准临床专科发展前沿,布局建设一批中医、儿科、传染病等专科特色医院和在新冠肺炎疫情防控中作出突出贡献的医院。

三、建设重点

力争到 2025 年，全省 50 家高水平医院在临床、科研、综合排名、人才培养引进等方面实现重点突破。

1. 争创 20 个国家级医疗技术和临床医学研究中心　争取眼科国家医学中心，综合类、心血管、癌症、神经、创伤、口腔、精神、传染病、骨科、妇产、老年医学、中医等专业类别的国家区域医疗中心落户广东。新增 2 个以上国家重点临床医学研究中心或分中心。

2. 重点推动 15 家综合医院进入全国百强　力争目前考核成绩处于全国三级公立医院绩效考核 100 ~ 200 名之间的区域龙头医院进入绩效考核百强，新增 2 ~ 3 家潜力医院进入复旦版中国医院排行榜百强。

3. 重点推动 15 家专科医院、40 个临床专科进入全国前十　加强专科医院综合能力建设，争取 15 家专科医院进入全国三级公立医院绩效考核专科类别全国前十。在保持呼吸和眼科专科全国第一、31 个专科进入全国前十的基础上，推动小儿外科、变态反应等 2 个以上专科争创全国第一，烧伤、麻醉、急诊医学、康复医学、检验医学等 5 个以上重点专科进入全国前十。

4. 新增 10 名以上国家顶尖人才　力争新增 2 ~ 3 位院士、3 ~ 4 名国医大师、5 名以上长江学者等顶尖医学人才，柔性引进一批高层次人才，辐射带动粤东粤西粤北地区人才队伍建设，实现全省高水平医院高层次医学人才全覆盖。

四、建设任务

1. 建设前沿医疗技术高地　积极参加制定国家级疑难危重症诊疗规范、疾病诊疗指南和有关行业标准，开展重大疑难危重症的中西医临床协作攻关，提升解决疑难复杂重症的医疗技术水平能力和突发公共卫生事件的应急能力。对标国际医学发展前沿和一流标准，科学规划建设一批重点专科。创新临床考核评价激励机制，引导重点专科合理研究本专业专病发展路径和目标，注重专病集成发展，打造优势特色专病中心，形成专科专病群。建立国际医疗合作中心，开展国际高端医疗服务，创办高水平中外合作办医项目。

2. 建设高水平临床科研平台　加快建设国家和省重点实验室、临床医学研究中心，推动省部共建实验室、粤港澳大湾区联合实验室建设，布局一批具有我省区域特色的临床研究中心，抢占国际国内专病领域研究制高点。积极争取国家自然基金、国家科技重大专项、国家重点研发计划、国家级科技奖励。打造国际化的临床样本资源库和健康研究大数据库。建设开放共享、功能齐全的高水平医学实验动物中心。建成一批符合国际标准的新药 I 期临床试验研究中心，承接一批国际多中心临床试验研究项目。支持省医学科学院、省中医药科学院、地市级医学科学研究院做大做强，推动医教研产联动发展。建设生物医学和中医药知识产权转化中心。支持高水平医院医务人员参与国家和省学术团体。建设一批临床专病研究所。

3. 建设高端医学人才团队　大力培养和引进院士、国医大师、全国名中医等海内外高层次医学人才，加快培养和引进一批活跃在国际学术前沿、满足国家重大需求的临床技术骨干、学科带头人和创新团队。依托高水平医院组建名医、名师工作室，加强博士后流动站、科研工作站和博士工作站建设，组建以医学拔尖人才为核心的医学团队。优化学科专业结构，融合"大健康"理念和新科技革命内涵，建立医科与多学科深度交叉融合、高水平的医学人才培养体系。

4. 建设一流医学学科　建设布局合理、特色突出、优势明显的医学及相关学科群。整合医学学科资源，优化临床科室设置，在恶性肿瘤、心脑血管疾病、免疫性疾病、代谢性疾病、感染性疾病等重大疾病诊断治疗、预防控制等领域取得标志性成果。统筹教育教学资源，健全标准化、规范化的医学人才培养体系。加强与国外著名医学院校和研究机构合作。鼓励高水平医院与医学高等院校建立非直属附属医院合作模式，切实提高医学科研和学术水平。建成一批国家临床教学培训示范中心，打造同质化医学实践教学团队。积极发展模拟医学，加强在仿真情形下培养医学生临床实践能力。

5. 建设现代医院管理制度　加强高水平医院规范化、精细化、科学化、信息化管理，率先建立权责清晰、管理科学、治理完善、运行高效、监督有力的现代医院管理制度。推行医院岗位管理制度，统筹考虑编制内外人员待遇，建立主要体现岗位职责和知识价值的薪酬体系。落实医院经营管理自主权，选优配强医院领导班子。加强科研伦理和医德医风建设，树立行业行风标杆。加强"智慧医院"建设，深化健康医疗大数据应用，探索"互联网＋医疗健康"便民利民服务新模式，为患者提供全流程、个性化、智能化服务。实施"精准医疗、精益管理、精心服务"，推广门诊和住院多学科诊疗模式。

6. 建设辐射带动网络　充分发挥高水平医院的示范引领效应，鼓励高水平医院通过组建医疗集团等多种形式，合理规划建设多院区、多中心，有效引导优质医疗资源向资源薄弱地区延伸。加大协作帮扶力度，实施高水平医院跨区域联动项目，由排名前列的高水平医院对河源、汕尾、潮州、揭阳、云浮等地级市医院实施 5 年的"一对一"紧密型帮扶，着重加强特色专科建设、高端技术引进、高端人才培养，通过远程会诊、派驻专家、接收进修等多种方式，推动中西医适宜诊疗技术和资源下沉基层，重点建设胸痛、卒中、创伤、危重孕产妇救治、危重儿童和新生儿救治等五大救治中心，加强慢性病专科建设，显著提升肿瘤、心脏病、脑血管病、骨折、肺炎、糖尿病、肾衰竭等重点疾病的诊疗能力。

五、保障措施

1. 强化资金支持　2021—2023 年，省财政分 3 年投入 60 亿元支持第二期 20 家高水平医院建设，每家医院各投入 3 亿元，省财政安排的建设资金由省财政厅直接拨付至各高水平医院，由医院自主预算管理和使用，重点用于学科专科、科研平台、人才队伍建设、人员待遇保障等。加大对高水平医院跨区域联动项目的资金支持，2021—2025 年，省财政分 5 年投入 5 亿元支持河源、汕尾、潮州、揭阳、云浮等 5 市高水平医院跨区域联动项目，每个项目支持 1 亿元，省财政安排的建设资金由省财政厅直接拨付至各支援医院，由支援医院自主预算管理和使用。鼓励和引导社会力量通过捐资、捐助、捐赠合建等多种途径支持高水平医院发展。落实对医院捐赠扣除捐赠额计算纳税额的税前扣除政策。

2. 支持人事薪酬制度改革　高水平医院可结合本单位实际和当地服务人口情况，按规定自主确定岗位总量，自主设置岗位结构比例，自主设置岗位标准，自主决定聘用人员，自主开展卫生系列高级职称评审工作，并对引进的高层次人才实行灵活的职称评审机制。按照国家关于"两个允许"的原则，合理确定高水平医院的绩效工资水平和绩效工资总量，并加大支持倾斜力度，对高层次人才可实行年薪制、协议工资制、项目工资等灵活分配方式，所需额度单列管理。允许高水平医院的科研人员参照《关于鼓励高校科研院所科研人员创新创业有关人事管理问题的意见》（粤人社规〔2017〕2 号）相关规定开展创新创业。鼓励高水平医院人才按规定在世界级和国家级有影响力的社会组织兼任职务。

3. 加强人才服务保障 按照广东省"人才优粤卡"服务标准，对高水平医院高层次人才予以保障。支持高水平医院高层次人才因公出国开展学术交流活动，根据实际需要为相关团组提供绿色通道，给予优先审批办证便利。鼓励高水平医院为高层次人才建立年金制度和购买商业保险。

4. 支持科研创新激励 在高水平医院探索开展科技成果权属改革，对利用财政资金形成的新增职务科技成果，除事关国家利益和重大社会公共利益的成果外，可按照有利于提高成果转化效率的原则，由高水平医院与科技人员共同申请知识产权，赋予科技人员成果所有权。鼓励医技人员特别是资深研究人员通过成果转让（或折算股权）或带成果同时任职等多种方式参与创办或发展企业。引导高水平医院建设医工协同科技创新基地。

5. 支持医保、医疗服务价格和药品政策改革 按病种分值付费系数向高水平医院倾斜，医保支付方式支持高水平医院重点学科创新技术的发展。对符合医疗卫生规定、使用新技术新器械、疗效确切的高新医疗服务项目，加快审核立项，方便高水平医院自主定价试行。建立海外先进药品、医用器械引入绿色通道，用足用好国家临床急需药品一次性进口政策。积极向国家争取政策，将临床急需、已在港澳上市的药品和临床急需、港澳公立医院已采购使用、具有临床应用先进性的医疗器械的使用权限扩大至所有高水平医院。

6. 支持开展国际交流合作 支持高水平医院加强与港澳地区医院在医疗技术、医院管理、公共卫生等方面的交流合作，加强与世界一流医疗和学术机构的实质性合作，积极参与或牵头组织国际和区域性重大医学计划和医学工程，承办国际国内学术会议，有效融合国际优质医疗资源，开展高水平人才联合培养和科技联合攻关。

六、组织实施

1. 加强组织领导 省卫生健康委牵头负责实施高水平医院建设，加强统筹协调，及时研究解决实施中遇到的问题。省发展改革委、教育厅、科技厅、财政厅、人力资源社会保障厅、医保局、中医药局、外办等部门要积极配合，加大"放管服"力度，优化细化对高水平医院的政策支持，共同营造有利于医院发展的政策环境。

2. 落实各方责任 高水平医院所在市政府及相关部门要在土地、医院周边配套交通、重大建设项目、人才引进与培养等方面出台具体支持措施，加大支持力度。高水平医院所在高校要加大对医学学科的支持，在科研平台和人才队伍建设、科研项目申报、职称评审、招生指标等方面予以倾斜。高水平医院要科学编制发展规划和建设方案，明确具体的目标任务，以及相关院内改革、资源配置等举措，集聚资源全力落实建设任务。

3. 强化督促指导　省卫生健康委会同各有关部门加强跟踪指导，根据每家高水平医院的实际情况，分别建立以医疗服务质量、人才培养、科研成果、带动辐射等核心指标为主的绩效考核评价体系，签订绩效目标责任书。2023年开展中期考评，2025年开展整体绩效评价。

二、政策解读

2021年3月，广东省印发《广东省人民政府办公厅关于印发进一步推动高水平医院建设发展实施方案的通知》（以下简称《实施方案》），现就《实施方案》有关内容解读如下。

（1）《实施方案》实施的背景是什么？

第一期30家高水平医院既着力"建高地、登高峰"，又服务"强基层、建机制"。建设以来，各医院对标对表"技术、科研、人才、学科、制度、示范"六大任务，主动作为、用好资金、用足政策，推动高水平医院建设取得显著成效。为全面贯彻党的十九届五中全会和省委十二届十三次全会，加快优质医疗资源扩容和区域均衡发展，进一步带动粤东粤西粤北地区医院发展，实现全省21个地市高水平医院建设全覆盖，实现分级分类科学均衡发展，筑牢"顶天立地"医疗卫生大格局。省领导高度重视，多次召开专题会议组织研究部署，经多次调研、征求意见和修改完善，最终出台印发《实施方案》。

（2）《实施方案》的主要内容有哪些？

《实施方案》共分工作目标、建设布局、建设重点、建设任务、保障措施和组织实施六部分。

（3）《实施方案》中明确的高水平医院的建设目标有哪些？

高水平医院建设将紧紧围绕习近平总书记赋予广东的总定位总目标，认真贯彻落实"1＋1＋9"工作部署，紧扣"一核一带一区"区域发展格局，以广深"双城联动"为引领，在资金上加大投入、在政策上先行先试、在项目上优先安排，对标国际顶级医疗中心，打造若干家国家级医疗技术中心和临床医学研究中心；瞄准尖端医疗和国际前沿技术，形成一批在医疗技术、医疗质量、临床研究等方面领跑国内乃至国际的优势学科；打造一批省级区域医疗中心，不断完善分级诊疗格局；培养一批高层次医学领军人才和职业化医院管理团队，打造医疗人才集聚高地。

旨在力争通过 3～5 年时间，基本建成广深医疗高地"双子星"，形成以若干家国内一流、世界领先的医院为引领，一批全国百强医院为支撑的高水平医院建设体系，进一步巩固提升我省医疗服务综合实力在全国的领先地位，为我省在全面建设社会主义现代化国家新征程中走在全国前列、创造新的辉煌打下更加坚实的健康基础。

（4）高水平医院是如何遴选布局的？

遴选的总体原则是按照建高地、登高峰的建设思路以及解决区域医疗资源发展不协调不平衡的问题。在建设第一期 30 家高水平医院的基础上，遴选新增第二期 20 家综合或专科实力较强的医院进行重点建设，在总的原则上，重点从建设具有国际影响力的顶尖医学中心、从建设大湾区高水平医院、从建设粤东粤西粤北省级区域医疗中心、从建设差异化发展的优势临床专科等"四个层级"布局，旨在实现全省 21 个地级以上市高水平医院建设全覆盖，实现高水平医院分级分类科学均衡发展。

（5）高水平医院建设重点有哪些？

包含争创 20 个国家级医疗技术和临床医学研究中心、推动 15 家综合医院进入全国百强、15 个专科医院和 40 个临床专科进入全国前十、新增 10 名以上国家顶尖人才等"四大建设重点"。力争到 2025 年，全省 50 家高水平医院在临床、科研、综合排名、人才培养引进等方面实现重点突破。

（6）高水平医院建设任务有哪些？

主要包括建设前沿医疗技术高地、建设高水平临床科研平台、建设高端医学人才团队、建设一流医学学科、建设现代医院管理制度、建设辐射带动网络等"六大任务"。

（7）《实施方案》中采取哪些保障措施来推动高水平医院建设？

包括从资金支持，人事薪酬制度改革，人才服务保障，科研创新激励，医保、医疗服务价格和药品政策改革，开展国际交流合作等六个方面对高水平医院建设予以支持。

（8）《实施方案》中如何对高水平医院建设进行组织实施的？

从加强组织领导、落实各方责任、强化督促指导等三大方面提出要求，组织实施高水平医院建设。

（徐秀军）

第十九章　医院干部医疗保健管理

第一节　概　　述

干部保健工作对象是党和国家的宝贵财富，为老领导、老干部及在职领导同志的健康保驾护航，是一项光荣的医疗服务，也是一项崇高的工作。

做好干部保健工作是增强干部队伍战斗力、是保证党的事业健康发展的内在要求。医院干部医疗保健管理要站在推动党和国家事业持续健康发展的高度，充分认识新形势下干部保健工作的重要意义，认真落实工作要求，立足各自职能职责，扎实推动干部保健各项工作。在健全保健服务体系、开展精准精细服务、加强疾病预防工作、打造专业人才队伍上下功夫，优化改进干部体检工作，加强专家队伍建设，全面提高保健医疗水平。主动适应干部健康需求，树立科学思维，改进工作方法，增强整体合力，着力提高干部保健工作主动性时效性，为广大干部身心健康提供优质服务。

（厉玉杰）

第二节　干部医疗保健工作的特点与要求

干部医疗保健工作不仅是一项医疗工作，更是党的事业的一部分。只有做好干部医疗保健工作，才能使在职的同志精力充沛地投入到繁重的日常工作中，才能使退休的老同志们健康、幸福地安度晚年。干部医疗保健工作是党对干部和老同志们的关心和爱护，并通过医疗保健服务的具体形式体现出来。

多年的干部医疗保健工作实践使我们体会到，不论是现职的领导干部，还是已经退下来的老同志，他们对医疗保健服务的需求有以下特点：对医疗诊断信息准确性和及时性要求高；对医疗保健服务质量要求高；对服务流程的人性化要求高；对检查和治疗的隐秘性要求高。

上述这些特点要求干部医疗保健工作者必须做到以下几点。

（1）工作要更加认真、严谨、细致、周密，更加严格地执行各项医疗护理常规、三级查房制度和会诊制度，决不存侥幸心理，尽可能减少临床误诊和漏诊。

严格执行术前讨论制度，以尽可能确保医疗措施的安全实施。对于异常的化验检查结果，一定要复查，并且结合临床资料具体分析。

（2）树立整体的观点，特别是对于高龄的老同志，决不可只顾局部，而忽略全身。

在进行手术、有创性检查或者调整药物治疗之前都要对老同志的全身情况进行全面、客观、准确地评价，预见发生各种并发症的可能，并做好充分的应对准备。老年人因为一次感冒，或者一次普通的手术而导致全身多器官功能衰竭的病例是很常见的。

（3）树立科学的医疗保健观。领导干部朋友多、下属多，生病之后关心的同志多，出主意的人多。有人认为对待领导同志，一定要多做检查，做价格昂贵的检查才算得上高水平的服务。还有的同志会给领导同志推荐五花八门、价格不菲的保健品，认为只有这样才能表现出对领导的关心。其实，盲目检查不仅很难有阳性发现，还有可能对患者带来难以预料的伤害。有些保健品不负责任地夸大功能，长期服用不仅没有可靠的保健作用，甚至会给患者带来致命的危害。这样的例子举不胜举。

（4）加强常规查体和随访工作，有条件的医疗单位应设专人负责领导同志的健康管理工作。

查体发现的任何异常情况（体征、化验检查和器械检查结果等）都要追究到底，决不可敷衍了事。多年来的干部医疗保健工作经验使我们深刻地体会到，绝大多数疾病，甚至包括一些恶性肿瘤，只要能做到早期诊断，就能够获得良好的治疗效果。健康查体和日常随访工作，对于维护领导同志的健康具有举足轻重的作用。由专人负责领导同志的健康管理工作，及时提醒领导同志进行健康检查或复查，协助领导同志诊治微小病痛，对于维护老同志的健康状况非常有效。

（5）对现职领导干部要加强健康宣教工作。现职领导干部工作在改革开放和社会主义现代化建设的第一线，繁重的工作负担、通宵达旦的工作习惯往往使他们忽略了维护健康的重要性。甚至疾病已经缠身，却仍然浑然不知，或者根本不重视。一些优秀领导干部英年早逝，不仅是他们个人和家庭的悲剧，也使党损失了培养多年的宝贵人才。因此，加强对现职领导干部的健康宣教工作，帮助他们充分地意识到不良的生活习惯、饮食习惯和工作压力对健康的危害，充分认识到健康是为党工作的前提和条件，牢固树立科学的保健意识和健康的生活和工作方式是医务工作者面前不容推卸的责任。

（6）病情通告制度。领导同志患病以后，应该在组织的帮助下，医院、患者和家属密切配合，争取最佳的治疗效果。干部医疗保健工作者必须及时与组织和家属充分地沟通情况，交代病情。有些同志会"好心"地为得病的领导同志保密，最终不仅没有达到目的，反而贻误了最佳的治疗时机。

（7）高龄老年干部的安全防范。高龄老年人由于生理性机能的减退，身体的适应能力和活动能力会明显受限。但是，许多老年干部外表看起来还年轻，又有不服老的心理，有些事情明明不能做到，却还要勉为其难，最终导致损伤，甚至危及生命。还有些老同志仍要像年轻人一样参加剧烈地运动或者对抗激烈的比赛，或者蒸桑拿、泡温泉等，由于身体条件难以承受外界环境的变化，或者突发疾病导致猝死，这样的事例已经屡见不鲜。

（8）用药安全问题。老年人由于其身体机能和肝肾功能的衰退，机体对药物的代谢能力已经与年轻人有明显的不同。药物的不良反应在老年人身上会表现得更加明显。对于老年人用药，不是越新的药越好，越贵的药越好。尽管干部医疗保健工作更有条件使用"好药"和"新药"，但是老年人用药，特别是增加用药品种或者调整用药剂量时一定要严密观察，慎之又慎，有条件时应做药物浓度监测，尽可能实现用药个体化原则。

（厉玉杰）

第三节　干部保健工作制度

一、干部保健职责及干部医疗保健工作制度

（一）干部保健定点医院职责

（1）制定本单位干部保健工作的规章制度和实施细则，并组织实施。

（2）根据市保健办的工作安排，制定全院年度干部保健工作计划，定期督促检查并负责落实。

（3）负责保健对象的医疗、查体、随访、健康教育、日常保健等工作。

（4）及时上报保健分管院长和保健办公室、保健科负责人调整事宜。

（5）督促医院技术、后勤等部门做好保健门诊、急诊、药房、病房的支持保障工作。

（6）负责建立保健对象健康档案，定期分析保健对象健康状况，及时修订预防措施和治疗方案。

（7）组织保健对象的重大抢救和院内、外会诊。

（8）组织医疗保健人员的业务培训，应用新技术、新方法，不断提高保健工作人员整体水平。

（9）自觉执行干部保健政策规定，规范医务人员医疗行为，因病施治、合理用药、合理检查治疗，杜绝浪费。

（10）完成上级保健部门和有关领导交办的其他任务。

（二）保健院长职责

保健院长系指分管干部保健医疗工作的院长或副院长。

（1）负责全院干部保健工作的业务和行政管理工作。

（2）贯彻落实有关干部医疗保健工作的方针政策和规定，并结合本院具体情况，制定有关保健工作的规章制度和细则，并组织实施。

（3）负责制定有关保健工作计划、发展规划，并组织落实，定期向上级主管部

门汇报。

（4）负责组织保健医护人员的业务培训，推广应用新技术、新方法，不断提高保健工作人员的整体水平。

（5）定期深入保健门诊、病房调查研究，了解和掌握干部医疗、护理工作情况，参加保健对象的查房、重大手术、疑难病例会诊、危重抢救等活动，督促检查保健医护质量。

（6）决定并主持保健对象的院内、外重要会诊、危重抢救和转院等工作。

（7）负责对保健工作人员进行政治和业务考核，并对其提职、晋级、奖惩等提出意见。

（8）完成上级主管部门交办的各项临时保健任务。

（三）医院保健办公室职责

（1）在保健院长的领导下，协助院长做好有关工作。

（2）拟订全院干部医疗保健工作计划和有关规章制度，并定期督促检查，按时总结汇报。

（3）深入科室，了解和掌握干部病房、门诊的医疗护理质量、服务态度以及管理情况，及时提出整改意见，协助院长做好保健工作人员的考核和调整工作。

（4）协助保健科组织保健对象的重大抢救和院内、院外会诊，督促各项规章制度和操作常规的执行，提高医疗质量，防止差错事故的发生。

（5）对医疗保健事故、重大差错进行调查，提出处理意见，按规定上报有关部门。

（6）负责实施、检查保健工作人员的业务训练及技术考核，协助人事科做好保健工作人员的晋升、奖惩、调配等工作。

（7）负责完成上级保健部门或有关领导临时交办的各项任务。

（四）保健科主任职责

（1）科主任是科内业务、行政工作的主要负责人，在分管院长领导下，具体负责本科医疗、护理、科研工作的协调和行政管理工作，对本科医务人员的调配提出意见。

（2）组织起草本科工作计划、规章制度的实施细则及医疗设备的购买和经费预算报告。对执行情况督促检查，按期总结汇报。对医疗护理差错、事故进行调查，提出处理初步意见。

（3）根据病情需要，及时提出院内外会诊或转院的申请，按照会诊意见，形成诊断、治疗方案；领导并参加危重患者的抢救治疗工作。

（4）带领全科同志做好门诊接诊、住院患者医疗、护理工作，定期查房，进行组织疑难病例、危重病例、死亡病例讨论，及时采取措施，解决疑难、危重患者的治疗问题。

（5）制定科研与培训计划，领导并组织全科人员钻研业务，结合临床开展科研，组织推广新技术、新疗法，不断提医务人员的业务素质和医疗技术水平。

（6）督促本科人员，认真执行各项规章制度和技术操作规程，严防并及时处理差错事故，对违者，要及时批评教育并按规定处理。

（7）协助保健院长安排好医师轮岗、值班、出诊工作。

（8）负责做好医疗质量统计分析工作，定期向保健院长、卫生行政保健部门报告患者入出院情况。危重患者要及时报告主管部门。

（9）完成领导交办的其他任务。

（五）保健科（病房）护士长职责

（1）在护理部和保健科的领导下，根据护理工作质量标准、工作计划，结合本科（病房）情况，制定护理计划，并组织实施。做到定期督促检查，总结汇报。

（2）参加晨会交接班，检查危重病人护理，并作具体指导，参加护理业务实践。

（3）教育护理人员加强工作责任心，改善服务态度，认真执行医嘱、规章制度和技术操作规程，严防差错事故发生。

（4）随同科主任（病房主任）查房和带领病区护士开展护理查房，了解护理工作中存在的问题，及时采取措施，改进护理工作。

（5）组织护理人员学习护理业务技术，加强整体素质的培养，并定期进行业务技术考核。

（6）组织拟订（干部病房）护理科研计划，督促检查计划的执行情况，及时总结护理经验。

（7）在护理部和科主任的指导下，负责病房的管理，经常了解病人的病情、思想和生活情况，有针对性地开展思想教育工作。定期召开病人座谈会，征求意见，改进工作。

（8）负责本科（干部病房）护士的轮换和排班工作。

（9）对护理人员的业务技术、责任心、服务态度进行定期评比。

（六）干部保健工作人员守则

（1）树立全心全意为干部医疗保健服务的思想和良好的医德作风。带头遵守国家法令，模范地执行各项卫生法规。

（2）努力钻研业务技术，认真学习、运用国内外先进医学技术，不断提高医疗护理质量。

（3）对工作认真负责，严格执行医院的各项规章制度和操作常规。

（4）发扬无私奉献和救死扶伤的社会主义人道主义精神，同情和尊重患者，关心、体贴患者的疾苦，接待患者、家属、探视者态度要热情，解释病情要耐心，接受批评意见要虚心。

（5）加强团结，互相协作，认真开展批评与自我批评，关心、热爱集体，服从组织，积极主动承担领导交办的各项任务。

（6）坚持合理检查、科学用药、正确治疗的医疗原则。抵制不正之风，不得向患者推荐使用规定范围以外的药物，不以医谋私，不得借医疗活动为本院或个人办私事等。

（7）坚守工作岗位，不在病房内大声喧哗、说笑、大闹。因工作需要离开时要告知去向，在工作时间内不办理与医疗、护理无关的事情。

（8）经常深入病房，对患者服务查体要细心，医疗处置要精心，不漏诊、不误诊、不出差错，及时有效的进行治疗。

（七）干部保健门诊工作制度

（1）保健干部就诊或住院需凭《保健证》到指定医院保健门诊看病，免收挂号费，优先就诊，急诊可随时到急诊室就诊。

（2）优化一条龙的门诊服务模式，简化门诊流程，保健对象看病、划价、记账、取药、检查、办理住院手续实行一站式服务，重点保健对象要由导医全程陪同、或者代办；同时，增设专科门诊，增加坐诊专家，方便就医。

（3）设立一条保健专家咨询热线，公开咨询电话，聘请知名专家免费为保健对象提供日常保健咨询服务。

（4）建立知名专家定期到保健门诊的制度，让保健对象享受到一流的保健服务；保健对象住院要按入院标准和收治范围，及时办理入院手续安排住院，有专人护送到干部病房。

二、干部门诊就诊工作程序及职责

（1）在院长及主管院长的领导下，医务科指导和协助下，干部保健科负责协调各级干部就诊工作。

（2）就诊地点原则上在综合病房干部门诊。干部门诊拥有基本的辅助检查设施。设兼职护士，承担就诊领导干部的全程护理和医疗档案的管理工作，并有综合病房、涉外病房副高以上职称医师坐诊。

（3）干部保健科在接到上级干部到医院就诊的通知后，立即报告主管院长，并会同医务科，向有关临床科室主任发出会诊通知。

（4）临床科室主任接到会诊通知后，需以急会诊对待，迅速派出本科医师到干部门诊进行会诊。所派出的医师原则上需是副高以上职称人员。会诊医师需在门诊医疗档案中认真填写诊疗意见。

（5）在非正常工作日期间，上级干部来医院就诊，由总值班通知临床相关科室二、三线值班医师前往干部门诊进行会诊。

（6）上级干部需做检查时，由保健科工作人员签字，先做检查，干部门诊记账，后由保健科定期结算。各检查科室需以急诊对待，优先安排检查。

（7）上级领导干部所需的药品，应由保健科科长签字并加盖保健科工作用章，工作人员持单，先取药，后由保健科定期结算。

三、各级干部住院诊疗工作程序及职责

（1）在主管院长及医务处的领导下，干部保健科负责协调上级干部住院诊疗工作。

（2）综合病房及 VIP 病房为医院收治上级领导干部的定点科室，执行科主任负责制，承担收住的上级干部的全程诊治和护理工作。同时，以上科室分别预留病床

1–2张以备急需。

（3）上级干部需住院诊疗时，如属大内科病种范畴，由干部门诊医师开具住院证，由综合及VIP病房医师主管；如属外科或其它专科病种时，由相应科室会诊医师开具住院证，由相应科室医师主管，综合及VIP病房医师协助诊治。

（4）凡副厅级以上级别干部入住医院后，病房主管医师应立即先电话通知科主任、干部保健科和院办（如在非工作日内，应通知科主任、干部保健科和总值班），并于24小时内填写病情报告卡报干部保健科。干部保健科接到通知后，及时报告有关院领导并将病情报告送相关科室科主任。

（5）上级领导干部住院期间如有病情变化、治疗方案的重大调整、手术、疑难疾病会诊、特殊检查或病情危重抢救等情况，主管科室随时以书面形式报告干部保健科，由干部保健科报送有关院领导。遇紧急情况可先口头或电话汇报。

（6）上级干部病情如属疑难、危重等需全院扩大会诊时，由临床科主任提出申请，确定会诊科室，医务处组织相关人员参加，会诊一般由科主任主持，院领导、干部保健科参加。

（7）如需外地专家帮助会诊，由临床科室主任提出书面申请报干部保健科，干部保健科送报院领导，由医务科负责邀请。

（8）会诊意见及治疗方案，由主管医生负责向患者家属及其单位领导报告并解释。会诊医师不应在患者及其家属面前谈论诊断及治疗上的分歧意见。患者、家属和秘书（上级干部的相关工作人员）不准参加会诊，必要时可吸收单位领导参加。

（9）上级干部住院期间，如需成立治疗小组时，由临床科主任向干部保健科提出申请，干部保健科经请示医务科同意后，安排相关科室专家组成治疗小组。治疗小组成员需随叫随到。

（10）上级干部出院或病故时，主管科室以书面形式将出院小结报干部保健科，干部保健科即时报送医务处和院领导。

四、厅、处级干部及高级知识分子健康体检工作程序及职责

（1）厅、处级干部及高级知识分子健康体检工作是医院的一项政治任务，各相关部门必需高度重视，密切配合，精心安排，确保体检任务顺利完成。

（2）根据上级部门的通知要求，干部保健科参加由医务科和体检中心召开的体

检工作安排会，领取受检单位人员名单及检查项目。

（3）干部保健科组织召开由主管院长主持，体检相关部门负责人参加的体检工作安排动员会，确定体检程序，明确各部门职责，安排体检专家。

（4）老干部门诊根据受检人员名单于体检前开具检查申请单，并于体检后整理分装各项检查报告单。

（5）门诊部负责安排采血人员，并与干部保健科配合安排体检诊室。

（6）各临床科室实行科主任负责制，科主任在体检规定的时间派出专家，如所安排的专家不能到位，由科主任在本科内协调安排其它专家到位，并提前通知干部保健科。

（7）各功能科室负责安排加班人员，并在体检后三日内将检查报告单发送老干部门诊。

（8）护理部负责安排导医人员。

（9）院办负责安排院级领导现场指挥体检工作。

（10）保卫科负责安全、保卫及车辆安置分流工作。

（11）总务科负责后勤保障。

（12）老干部门诊于体检后一周内，将整理分装完毕的检查结果送干部保健科。

（13）干部保健科负责抽派临床科室专家到卫生厅保健局参与省级干部总检工作，并由总检专家组向领导当面反馈。

（14）干部保健科向卫生厅保健局结算体检费用，并根据各检查项目收费价格及检查人数统计收入，归属各科。

（15）各相关科室于体检结束后一周内，将加班人员名单报干部保健科，干部保健科根据医院有关规定为加班人员申报加班费。

（16）干部门诊负责整理、保存体检档案。

五、其他

（1）在医院或辖区内召开重要会议、大型活动以及各级领导来院期间，干部保健科根据院办和医务科的通知要求，会同医务部门，派出医护人员、救护车，配置急救药品等。

（2）综合病房、干部病房医师与内外科相应职称医师定期对调交流，不断提高保健医护人员的政治素质和业务水平。

（3）完成院领导安排的其他工作。

（厉玉杰）

第四节 专科医院干部保健模式探索

新中国成立以来干部保健医疗工作不断进步、规范化。随着社会发展，保健对象人群特点也在发生着变化。我国人口老龄化逐渐加剧，保健对象的年龄越来越大，保健对象的人群也越来越庞大，怎样才能够更好地为保健对象提供医疗服务，如何应对不断扩大的医疗需求和有限的医疗资源之间的矛盾，是当今干部医疗工作不得不面对的课题。

目前，心血管病发病率快速上升，已经成为危害人民健康的第一杀手，心血管病患者对医疗的需求十分迫切，结合心血管专科医院的实际，简述心血管病专科医院干部保健工作模式。

一、设立干部保健病房

为确保保健对象享受优质的医疗保健服务，医院专门设立干部保健病房。干部保健医疗的就诊人群主要为老年患者，老年患者存在共病现象突出、用药种类繁杂、多种疾病共存、重要脏器增龄性改变等特点。因此，我们应该把老年患者看作一个有着自己特点的独立群体。对于每位保健对象我们可以固定地安排 1 名医师、1 名护士为其进行全程、全方位一体化服务。服务内容包括宣传健康保健知识、建立健康档案体系；完善个体预防保健方案；到医院看病时的协调、联系及全程陪诊；家中急症的紧急处置与抢救、疾病的康复等各项医疗保健工作。

二、设立干部保健办公室

为了更好地协调干部的门急诊、体检、住院、会诊、转诊等医疗保健工作，医院设立干部保健办公室，使其在干部医疗保健一体化服务中具有管理、指导、协调等作用。建立多项干部保健制度，使干部保健工作更加科学化、程序化、规范化，使其各项诊疗制度得到有效落实、医院干部医疗保健工作得以有效运转。

三、医护人员的培养制度

为改善医护人员发展受限、人才流失的现状，将在干部病房工作的高级职称的医师固定在病区，中、初级医师与普通病房的相应专科医师之间进行定期轮转，这种做法既使干部病区技术水平保持在稳定水平，又有利于年轻医师自身技术水平的不断提高和持续发展，不再受限于单一的医疗对象，不仅激活了他们的工作动力，而且病区差别发展的问题也可得到有效解决，同时还有利于带动干部病区的科研工作。另外在干部病区成立老年健康教育中心，为住院离退休干部提供保健咨询服务，使离退休干部既享受到干部病区的优质服务，又得到更为专业的诊疗服务。

四、保健专家队伍的建设

保健队伍的人才建设是做好干部保健工作的根本要求。一定要安排优秀的医护人员从事干部保健工作，为保健工作提供一流的医疗服务。医院组建相对固定的外科手术组、冠心病介入组和心律失常起搏与消融组等专家服务团队为保健对象服务。这些专家涵盖了内科、外科、影像、医技等各个部门，是优秀的心血管专家队伍，在保持本院特色的基础上，建设出更高质量的专家团队。

1. 思想教育　高度重视，努力提高医护人员的责任意识、服务意识和奉献意识，是做好干部保健工作的关键所在。由于干部保健工作的特殊性，首先应对科室新职工进行针对性的入科教育，对全科人员及其他科室相关人员还要进行政治思想教育及相关制度学习。干部保健的核心是为保健对象提供高效、优质、满意的医疗保健服务，这就要求医护人员要懂得只有通过不断学习、培训才可以提供尽可能高水平的医疗服务和护理服务。心血管疾病具有发病急、病情重的特点，保健对象多是年龄大、病情复杂、需要外科手术或介入手术治疗。这就需要我们保健队伍必须以高度负责的态度和精益求精的技术做好各项保健工作，始终把党和国家的利益放在最高的位置，坚持"没有最好，只会更好"工作原则，用科学严谨的态度去落实各项保健任务，保证保健对象的身心健康。

2. 专业学习　循证医学的发展是当代医学的一大进步，然而在临床工作中将成年患者的循证医学证据套用于老年群体往往会遇到很多问题，目前国内外针对老年人特别是高龄老人的循证医学证据非常缺乏，因此，要求干部医疗队伍的医务人员学习并钻研老年医学，与国际老年医学接轨，并依托老年患者这一就诊群体，深入发展老年医学专业。开展老年临床医学研究工作，针对老年疾病的规律和特点，不断吸纳新理念、新内涵，完善新方法、新技术，较好地推动干部保健工作的创新和发展。在突出老年临床医学特色的基础上，充分利用学科群联合攻关，注重单病种诊治规范和院外跟踪随访指导，突出专家组在老年临床医学特色诊治方面的综合优势。不断提升老年人常见病和多发病的综合诊治水平和能力，减少再住院率，改善生活质量。组织开展专题讲座、病例讨论、应急抢救演练等一系列活动，掌握本学科专业临床进展的最新动态，不断提高医护队伍的整体素质和专业技术水平，促使医护人员始终站在学科知识最前沿，促进干部保健队伍业务水平不断提高，医务人员的知识面得到拓宽，处置疾病的临床能力得到进一步提升，保健对象的日常预防保健质量得到提高。

3. 科学研究　充分发挥医疗设备的功效，让先进的医疗设备用于保健患者，是做好保健工作坚实的物质基础。医院在设备配置上，充分考虑到保健患者的特点，努力为他们提供效果好、副作用小的医疗设备，最大限度地降低某些检查给受检者带来的危害，减轻服务对象的顾虑。在实验设施、技术条件等方面给予最大的支持，努力改善老年医学研究条件，营造自主创新的学术氛围，为老年病新技术、新业务的开展提供技术平台。积极参与重大科研项目和各种科研课题的协作攻关，组织专题学术活动和对外学术交流，搭好学术交流的保健平台，加强与国内外学术团体的沟通交流、总结交流经验。

4. 专家组的作用　创新保健工作机制，发挥团队协作精神，坚持多学科联合会诊查房制度，是做好干部保健工作的制度保证。对所有住院治疗的保健对象，医院都要安排专家联合会诊查房。会诊专家涉及诊断疾病的相关学科，通过联合查房，集合了专家团队们的智慧和经验，显著提升诊断的准确率和治疗的有效率。

五、展望

当前，心血管病发病率快速上升，已经成为危害人民健康的第一杀手，心血管病患者对医疗的需求十分迫切，来院接受诊治的保健对象也呈增加趋势。继续加强心血管病专科保健工作势在必行。为此，医院就今后一段时间的保健工作制定出整体的发展规划，其核心思想是"推行预防 – 保健 – 医疗 – 康复一体化服务"的健康新观念，坚持预防为先、防病为重、关口前移的工作原则，力求使保健对象少发病、晚发病、不发病，更好地为党和人民服务"。

在未来的工作中，作为心血管专科医院需要更加发挥专科优势，坚持以预防为主的工作方针，以增强综合性保健服务能力为核心，着力在加快完善工作体系、加强保健软硬件建设、发展保健技术以及提高管理水平和效率等方面下功夫，更加精、细、准、稳地做好干部保健工作，为保健对象提供优质安全便捷的医疗保健服务。

（厉玉杰）

第五节　循证医学实践与干部医疗保健工作

20 世纪末出现的循证医学得到了迅速的发展，其理论与研究方法被视为医务人员及管理者提高医疗服务质量和效率以及控制医疗卫生费用攀升的重要、有效途径，经过 20 多年的讨论和发展，循证医学的概念、方法、内涵和外延发生了明显的变化同，出现了循证治疗、循证护理，循证药学等诸多的循证应用领域，成为医学实践的主流模式。

干部医疗保健工作历来受到国家的重视和关心，从经费和体制等各方面给予了充分保障，并取得了较好效果。但是，随着我国保健对象数量和年龄的增加，许多老干部已经进入三高期（高龄、高发病和高医疗需求）。不断扩大的医疗需求和有限的卫生资源之间的矛盾越来越明显。如何合理而高效地利用和分配有限的卫生资源为保健对象提供高质量的医疗保健服务，已日益成为一个重要的课题。循证医学的发展为此提供了全新有效的方法学指导。

一、循证医学的概念及意义

大卫·萨基特（David Sackett）对循证医学下的定义是：慎重、准确和明智地应用当前所能获得的最好研究证据，同时结合临床医生的个人专业技能和多年临床经验，考虑患者的价值和愿望将三者完美地结合，制订出患者的治疗措施。

早期狭义的循证医学主要是指循证临床实践，广义的循证医学应包括一切医疗卫生服务的循证实践。实施循证医学将加速有效干预措施的应用，淘汰现行医学实践中无效的措施，防止新的无效措施进入医学实践，从而不断增加医学实践中有效措施的比例，提高医疗卫生服务的质量和效率，充分利用有限的卫生资源。

二、循证思想在干部医疗保健工作中的应用

1. 科学筛查检查项目　在临床工作中，我们进行必要检查的原则是：首先选择可以为疾病诊断提供金标准的检查项目，其次选择经过临床医学论证可提供疾病预后判断、功能评估的项目，而对于某些迎合患者心理、没有科学证据支持、甚至为诊断治疗带来误导效应的项目则不考虑。

2. 有利于制定预防措施　随着医学的发展和人们观念的更新，预防成为医疗保健中的重要环节。近年来的一些大型临床试验证实，积极开展心血管疾病的预防工作可以降低发病率，改善患者预后，甚至可以使病变逆转。循证医学表明：健康的生活方式如戒烟、坚持运动、合理饮食、良好心态有助于心血管疾病的预防；同时，对有适应证的对象，严格控制血压、使用他汀类药物均是有效的心血管疾病一级预防措施。而根据循证医学结果制定的冠心病二级预防措施 ABCDE 是：A 为阿司匹林（Aspirin）和血管紧张素转换酶抑制剂（ACEI），B 为血压控制（Blood Pressure Control）和 β 阻滞剂（β-blocker），C 为戒烟（Cigarette Qaitting）和降胆固醇（Cholesterol-lowering）；D 为合理饮食（Diet）和糖尿病控制（Diabetes Control），E 为运动（Exercise）和教育（Education）。这已成为医生临床实践中的指南。

3. 提供最佳治疗方案　根据循证医学思想制定的临床指南为医务人员提供了治

疗规范。如果患者情况比较复杂，医生依然可以提出治疗问题，然后寻找证据，进行分析，在与患者沟通后，找出最适合该患者的治疗方案。例如，高龄人群高血压试验（HYVET）证明在高龄人群中进行降压治疗（目标血压150/90mmHg）可以使患者获益，解决了既往对此问题的疑惑。

4. 有助于预后的判断　某些疾病的预后，在教科书上并没有直接的答案。例如，一名因癫痫发作的男性患者，过去无类似发作。近期无外伤史，脑CT正常，脑电图为非特异性改变，患者迫切想知道其癫痫复发的可能性为多大。医生在问题提出后，收集并严格评价有关研究依据，将研究成果应用于该患者，告诉其年内复发的危险为43%-51%，3年为51%-60%，因此应坚持服药和定期复诊，患者对自己的预后就做到心中有数，提高其对治疗的依从性。

三、干部医疗保健工作中的循证卫生决策

1. 干部年度体检项目的确定　开展保健干部年度体检工作，是贯彻"预防为主"方针、加强健康指导的重要措施。体检项目设置既要考虑到疾病筛查、监测的目的，兼顾到老年人疾病特点；又要考虑卫生资源的有限性，满足有效、有益、经济的原则。所以，在体检项目的设置上，我们要充分利用循证医学，进行卫生决策。例如，肿瘤筛查，结肠癌的早期筛查只有20%的人愿意去做，而已经有足够的证据证明，在合适的人群中，进行结肠癌的筛查，可以降低结肠癌死亡率。干部保健管理部门应该进行相应研究，结合我国国情，制定出合适的体检项目。

2. 干部保健工作中诊疗规范的制定和应用　为降低医疗服务质量的差异，各保健单位应结合自身情况和治疗指南，制定并明确规定保健工作的就诊程序、诊疗规范。研究表明，诊疗规范的制定和应用，有助于减少医疗差错，有助于提高医疗服务质量，有助于循证医学在临床实践中的应用，有助于医生规避行医风险。

3. 保健对象的循证管理　干部保健对象多数为老年人，具有衰老，脏器功能减低，免疫功能低下和肢体活动障碍等特点；同时老年人常多病并存，治疗难度较大。保健对象的丰富生活经历和社会阅历、子女的高需求性等社会特点使保健对象的管理更加复杂。因此，保健对象的疾病管理应为个体化诊疗与多学科团队诊疗紧密结合的管理方式。同时，干部保健各部门切实做到密切合作，保证保健对象在健康评估、预防、治疗和康复过程中的分层管理和无缝隙连接，将大大提高医疗保健水平。

四、循证思想对医患双方的影响

1. 有助于保健医生水平的提高　学习循证医学有利于临床医生利用最佳的临床研究证据提高自身专业技能和业务素质，培养直接从医学研究中汲取最新，最可靠知识的能力，将促进临床医疗决策科学化，规避临床风险，管理部门应通过有效的教育手段，加强保健医生的培训和教育，引导从事干部医疗保健的医务人员学习和应用循证医学知识，提高利用循证医学证据的能力。

2. 有助于医患之间的沟通　循证医学宗旨是以患者为中心，强调患者的价值，强调患者对临床决策的参与，患者需要在充分知情（包括治疗方案的选择种类、费用、预后等）的情况下，对自己疾病的诊断、治疗作出选择，参与医生的医疗决策。患者对治疗方案的参与，有助于患者对相关知识的全面了解，有助于医师和患者之间建立起互信、理解、支持的桥梁，有助于患者对治疗的全力配合从而达到最佳治疗效果，并减少医患矛盾。

干部医疗保健的核心是多学科团队的诊疗方式以及预防、诊断、治疗及康复为一体的无缝隙全过程诊疗。在干部医疗保健工作中贯彻和落实循证医学的思想和精神，这将有助于干部保健事业的蓬勃发展和水平提升。

（厉玉杰）

第六节　做好新时期干部医疗保健工作的思考

新时期干部医疗保健工作面临重大挑战。随着老干部年龄进一步增大，其衰老程度已不只限于过去看不清、听不清、记不清、说不清的状况，而更多存在复杂、多变的疾病诊疗风险，衰老、病残、孤独的照料需求，院前急救增多的救治常态等情况。新问题的出现，无疑给干休所医疗保健工作带来诸多新的困难与挑战。新形势下，如何做好老干部的医疗保健工作，是当前重要的任务与关键。

一、核心是要不断提升医护人员的综合素质

干休所医护人员是老干部健康的全时维护者、呵护者，在为老干部医疗保健服务中责任重大，其能力素质很大程度上决定着老干部的健康长寿和晚年幸福。为此，注重基本素质的经常性培养，即坚定的理想信念，忘我的敬业精神，端正的医德医风，敏锐的创新意识，精湛的医疗技术，扎实的工作作风。近十多年来，不管人员怎么进出调整，始终注重滴水漫灌，持续培养人才的理念没有变，走出去学习、请进来指导的方式没有变，齐心敬业尽责，热情服务的氛围没有变，较好地建设了一支既懂政策又会管理，既爱老年康养服务又具有较高素质的保健队伍。日常工作中，医护人员把掌握的全科知识技能以及平时练出的对老干部健康状况"一口清"本领，熟练运用于为老干部健康服务的全过程，较好地保证了医疗保健工作良性运转。

二、关键是要敢于推动干休所卫生工作转型升级

当前，高龄老干部疾病复杂多变，衰老、残损、残障、失智、失能，照料困难等逐年增多，孤独，恐惧的心理更为凸显，过去传统的、单一性的医疗保健服务模式，已远远与老干部的现实健康需求不相适应。对此，在认真分析评估每名老干部健康状况的基础上，根据共性与个性问题，大力推进医疗服务的转型升级。

（1）实现服务内涵转型，即向重医疗轻康复、重生理轻心理，向预防、医疗、康复及心理一体化转变。在做好院前救治，慢病控制的基础上，加大康复护理与关怀照料工作量，每年常态办好关怀照料、院前急救两个培训班。通过培训，使照料者能够掌握康复护理，关怀照料的基本方法，基本技能和应对突发事件的急救措施。培育一支善于沟通交流、会做心理工作的队伍，定期上门对空巢，独居以及有心理障碍的老干都进行聊天，摸清他们的心理问题，有针对性进行疏导。同时加大预防保健力度，根据季节性，疾病易发的时间性等特点规律，以综合性的保障措施做好疾病预防。①拓展健康教育的对象，更新健康教育的内容和方法。针对老干部年事高、自理差、行动难，健康教育接受能力不明显的实际，将健康教育的对象由以老干部为主逐步转变为以照料者为主。以康复护理、关怀照料为主要内容，采取上门面对面宣传、辅导，创办健康动态简报等形式，进行贴近老干部实际的健康教育。教育

对象的延伸，教育内容的完善，教育方法的更新，不但调节了老干部的心理，同时也培养了一批既能掌握常见疾病，具备在康复护理和关怀照料方面的基本知识，又有一定护理方法和技巧的照料者，更好服务于老干部；②进一步做好疾病筛查。高质量地做好年度体检工作，并将体检结果与往年逐一进行比对，有效避免误诊、漏诊，消除部分人员认为老干部年龄高、疾病治疗困难、健康体检无意义的错误认识；③做好季节性及季节转换期的疾病预防。不同季节有不同的发病特点和规律，季节转换是促使老人基础疾病变化及加重的重要时间节点。根据这一规律，我们按照分级保健做好医疗、护理工作，每个季节都为每名老干部制定个体化的预防保健方案，强化执行，动态调整。每年开展冬病夏治，膏方进补，有效增强老干部的抗病能力。在冬春、秋冬这两个季节转换及时加强疾病监测，调整治疗方案，避免疾病进展。对生活不能自理、长期卧床的老干部依据病情开设家庭病床。强化"五防一保"工作的落案，广泛宣传，让照料者真正认识到做好这项工作对老干部来说，有时比服药、打针更重要的深刻道理；加大对防护性设施的投入，对老干部经常活动的公共和家庭场所，安装扶手及防滑设施，设置座椅；建立对老干部全天跟踪监护，尤其在集会、洗澡、参观见学等重大活动中的保障，切实杜绝摔跤及意外的发生。

（2）实现服务方式转型服务端口前移至老干部家中，变被动为主动，实行全方位的上门服务。

（3）实现服务手段转型升级充分发挥急救呼救中心及卫生信息局域网管理的优势，加强与军、地医院急救中心及胸痛中心的协作，开辟绿色通道，确保老干部遇到急危重症时，第一时间得到救治。加强对老干部个人健康信息的管理，积极为老干部在慢病控制及急救时提供重要的医疗信息。

三、基本是要会妥善处理和化解新的矛盾问题

医疗服务保障中的矛盾问题纷繁复杂，过去这些矛盾问题多发生在老干部与医护人员之间，随着老干部年龄进一步增大，多数老干部已无精力纠结问题。当前，新的矛盾问题多出现在医护人员与子女之间。

1. 供需失衡引发的矛盾　主要就是老干部提出的医疗需求超出合理保障的范围，现行政策不能满足其要求。

2. 急诊救治过程中的矛盾　主要表现为缺乏沟通技巧，接诊态度失当、急救意

识不强，仪器设备故障等。

3. 医护人员与子女之间的矛盾　表现在老干部疾病多，病情发展快，有些子女对老干部病情了解认识不足，医护人员平时与子女沟通交流少，一旦遇到突发意外情况，子女一时难以接受，易引起纠纷。

4. 医疗经费使用矛盾　处理与化解这些矛盾问题必须采取具体问题具体分析。

（1）加强政策法规，制度宣传，合理运用政策，法规去说服老干部及家庭成员，求得理解支持。

（2）在分析老干部及其家属子女提出的问题时一定要讲良心、讲孝心、讲爱心，处理这些矛盾问题时要动真情、求实效、快落实，遇到矛盾问题不推、不拖、不躲。

（3）纠治院前急救常见问题。每天交班讲评，克服麻痹思想，时常用教训警醒。

（4）加强平时与子女之间的沟通交流，使之了解老干部健康状况，疾病治疗与转归，以及经费保障情况，消除顾虑，融洽感情，求得共识。

总之，随着老干部年龄的进一步增高，疾病多、病情重、医疗需求高，医疗保健工作的难度大，新的矛盾问题多。但不论怎样，只要我们心怀敬仰、着眼需求搞好服务，就一定能够实现老干部健康长寿，晚年幸福。

（厉玉杰）

参考文献

[1] 翁开源，王浩.医院管理学 [M].北京：人民军医出版社，2015.

[2] 申俊龙，汤少梁.新编医院管理教程 [M].2 版.北京：科学出版社，2014.

[3] 曹建文，刘越泽.医院管理学 [M].3 版.上海：复旦大学出版社，2013.

[4] 周子君.医院管理学 [M].北京：北京大学医学出版社，2013.

[5] 方鹏骞.现代医院管理教程 [M].北京：科学出版社，2012.

[6] 黄明安，袁红霞.医院管理学 [M].北京：中国中医药出版社，2011.

[7] 曹荣桂.医院管理新编 [M].北京：北京大学医学出版社，2009.

[8] 王晶晶.关于医院固定资产管理的思考 [J].辽宁医学院学报（社会科学版），2008（3）：26.

[9] 王淑霞.医院规范化管理操作范本 [M].北京：人民邮电出版社，2008.

[10] 王明旭.医患关系学 [M].北京：科学出版社，2008.

[11] 李亚萍.我国公立医院后勤管理社会化现状和发展趋势分析 [J].医学与社会，2008，15（2）：50-52.

[12] 沈远东.创建研究型中医医院的理论思考与初步实践 [J].中医药管理杂志，2008，16（8）：569-573.

[13] 庄俊汉，罗乐宣，王跃平.现代医院管理 [M].北京：军事医学科学出版社，2007.

[14] 刘文华.现代医院管理 [M].北京：人民军医出版社，2007.

[15] 瞿晓敏.护理伦理学 [M].上海：复旦大学出版社，2007.

[16] 吴蓬，等.药事管理学 [M].4 版.北京：人民卫生出版社，2007.

[17] 张莉.浅谈医院财务管理 [J].现代会计，2007（2）：44-46.

[18] 贾林斌，辛文霞，傅茂笋.试论项目管理方法在解决医院重点学科建设突出问题

中的应用 [J]. 中国卫生事业管理，2006（11）：666-667.

[19] 陆怀远. 现代医院经营理念与实践 [J]. 现代医药卫生，2005，21（8）：28-29.

[20] 陈洁. 医院管理学 [M].3 版. 北京：人民卫生出版社，2005.

[21] 陆怀远. 现代医院经营理念与实践 [J]. 现代医药卫生，2005，21（8）：28-29.

[22] 郭克莎，孔杰，王洪伟. 人力资源 [M]. 北京：商务印书馆出版社，2003.

[23] 曹荣桂. 医院管理学 [M]. 北京：人民卫生出版社，2003.

[24] 张新军，黄晓丽，王业钊，等. 循证医学实践与干部医疗保健工作 [J]. 华西医学，2003，18（2）:196-197.

[25]Stoner J，Freeman E，Gilber Jr D. 刘学，等，译. 管理学教程 [M]. 北京：华夏出版社，2001.

[26]Muir G，唐金陵. 循证医疗卫生决策 [M]. 北京：北京大学医学出版.